HAUSAPOTHEKE
UND
REZEPTUR

VON

PROF. DR. **L. KOFLER** UND PRIV.-DOZ. DR. **A. MAYRHOFER**
INNSBRUCK WIEN

MIT 33 TEXTABBILDUNGEN

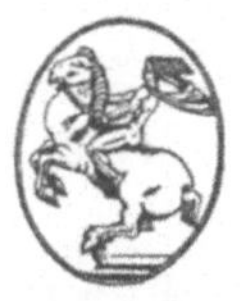

WIEN UND BERLIN
VERLAG VON JULIUS SPRINGER
1929

ISBN-13: 978-3-7091-5658-2 e-ISBN-13: 978-3-7091-5699-5

DOI: 10.1007/ 978-3-7091-5699-5

Vorwort.

In dem vorliegenden kleinen Buche haben wir versucht, eine kurze Anleitung für die Einrichtung und den Betrieb einer ärztlichen Hausapotheke und für die darin ausführbare Rezeptur zu geben. Unseres Wissens lag bisher keine derartige für hausapothekenführende Ärzte bestimmte Anleitung vor. Die Ärzte waren daher gezwungen, sich das für die Hausapotheke notwendige Wissen und Können aus Arzneiverordnungsbüchern und pharmazeutischen Lehr- und Handbüchern herauszusuchen, wobei es für den Arzt oft schwer war zu entscheiden, welche Rezepturarbeiten in der Hausapotheke durchführbar sind. Diese Mühe soll dem Arzte durch unser Büchlein erspart werden. Wir haben uns bemüht, alles für die Führung einer ärztlichen Hausapotheke Wissenswerte in übersichtlicher Form zusammen zu stellen. Die Schwierigkeit lag dabei vor allem in der richtigen Auswahl; grundsätzlich setzten wir die eingehende Kenntnis der Wirkungsweise und nur geringe Kenntnisse der chemischen und physikalischen Eigenschaften der Arzneimittel voraus. Erleichtert wurde für uns die Abfassung des Buches durch persönliche Erfahrungen im Unterricht und in Kursen für hausapothekenführende Ärzte, durch die eigene Tätigkeit in einer Apotheke, die seit Jahrzehnten viele ärztliche Hausapotheken mit Arzneimitteln versorgt, und durch Aussprache mit vielen hausapothekenführenden Ärzten. Trotz grundsätzlicher Einigkeit hatten wir aber im einzelnen manche Meinungsverschiedenheiten zu überwinden, ob dieser oder jener Punkt mehr oder weniger ausführlich zu behandeln sei und wir wären daher Ärzten mit Hausapotheken für weitere Anregungen aus ihrer eigenen Erfahrung sehr dankbar.

Wenn das kleine Buch den Ärzten mit Hausapotheke ein Ratgeber sein könnte und überdies dazu beitrüge, die individuelle Arzneiverschreibung wieder zu heben, so wäre sein Zweck erreicht.

Die Abbildungen wurden zum Teile aus „Grundzüge der praktischen Pharmazie" von Mylius-Brieger entnommen (7, 12, 21, 24, 27, 29, 30—33), zum Teile wurden uns die Klischees von den Firmen C. Franke (1—5, 17, 22 und 23) und H. Steinbuch (6, 8—11, 13—16, 18—20, 25 und 26) in dankenswerter Weise zur Verfügung gestellt.

Innsbruck-Wien, im Sommer 1929.

Inhaltsverzeichnis.

Seite

Einleitung 1
Spezialitäten der Hausapotheke 5
Einrichtung der Apotheke 7
Aufbewahrung der Arzneimittel 8
Verzeichnis der Arzneikörper 11
  1. Tabelle B (D. A. B. 6) oder Tabula I (Ph. A. VIII) 11
  2. Tabelle C (D. A. B. 6) oder Tabula II (Ph. A. VIII) 12
  3. Ohne besondere Vorsichtsmaßregeln aufzubewahrende Arzneikörper 14
Material und Geräte zur Herstellung und Abgabe der Arzneizubereitungen 21
  Rezepturtisch und Geräte 21
  Maße und Gewichte 30
    Wagen 30
      Tarawage 30
      Handwagen 33
    Gewichte 36
      Volumgewichte 37
      Tropfengewichte 38
Arzneimittel der Hausapotheke 42
Rezepturarbeiten 121
  Rezepturerleichterungen 121
  Flüssige Arzneiformen 124
    Lösungen (Solutiones) und Mixturen 124
    Infusa und Decocta 130
    Sterile Lösungen 133
    Emulsionen 137
    Saturationen 139
  Feste Arzneiformen 139
    Gemischte, ungeteilte Pulver 140
    Elaeosacchara 142
    Abgeteilte Pulver 142
    Teegemische (Species) 148
    Pillen 150
  Weiche Arzneiformen 156
    Salben, Unguenta 156
    Linimente 161
    Suppositoria, Globuli vaginales, Bougies 162
Irrationelle und inkompatible Mischungen 165
Verschiedene manuelle Fertigkeiten 168
  Reinigen von Gefäßen und Geräten 168
  Reinigung gebrauchter Korke 170
  Verbinden von Arzneiflaschen 170
  Öffnen eingeklemmter Glasstopfen 171
Arzneitaxen 172
Sachverzeichnis 174

Einleitung.

Jeder Arzt muß beim Verschreiben eines Rezeptes mehrere Dinge beachten; der Arzt mit Hausapotheke muß sich aber außerdem noch die Frage vorlegen, ob er imstande ist, das verschriebene Rezept selbst zuzubereiten. Manche Arten der Verschreibung, die in Apotheken ohne Schwierigkeiten ausgeführt werden können, kommen für die Rezeptur in der Hausapotheke nicht in Betracht. Auf diesen Umstand wird in dem vorliegenden Buch weitgehend Rücksicht genommen und insbesondere wird in dem Abschnitte „Arzneimittel der Hausapotheke“ bei jedem Mittel angegeben, welche Arzneiformen und Kombinationen in der Hausapotheke daraus herstellbar sind.

Noch ein zweiter Punkt unterscheidet die Rezeptur des Arztes mit Hausapotheke von der eines andern Arztes: der Wegfall der Kontrolle durch eine zweite Person, den Apotheker. Ein durch Versehen des Arztes offenkundig für den Kranken gefährliches Rezept, z. B. durch Überschreiten der Maximaldosis, Entstehung einer explosiven Mischung, darf vom Apotheker nicht ausgeführt werden. Durch diese Kontrolle ist schon manches Unglück verhütet worden. Für den Arzt mit Hausapotheke fällt diese Sicherung fort. Dies ist in den folgenden Abschnitten sorgfältig berücksichtigt, und zwar einerseits durch Warnung vor naheliegenden Irrtümern, zum Beispiel unverträglichen Mischungen usw., anderseits durch Aufzählen von durchführbaren Rezepten. Es ist bei den einzelnen Mitteln naturgemäß nicht möglich jede einzelne unverträgliche Kombination aufzuzählen; dadurch würde die Übersichtlichkeit leiden und es könnte weniger eindringlich auf die naheliegenden Irrtümer hingewiesen werden. Bei jedem Mittel wird daher nur auf die wichtigsten Unverträglichkeiten usw. hingewiesen.

Wichtiger als diese Warnungen scheinen uns aber die positiven Hinweise auf die bei den einzelnen Mitteln in der Hausapotheke möglichen Arzneiformen und Kombinationen und die zahlreichen beigefügten Rezeptbeispiele. Unter den vom klinischen und pharmakologischen Standpunkte aus gleichwertigen Rezepten bemühten wir uns jene als Beispiele auszuwählen, die in der Hausapotheke am leichtesten ausführbar sind.

Mit Absicht wurden auch manche einfache, vielleicht überflüssig erscheinende Rezepte aufgenommen. Denn wir haben die Erfahrung gemacht, daß manche junge Ärzte einfache Mischungen, die zum Teile in den Apotheken vorrätig sind und im Handverkaufe abgegeben werden, nicht magistraliter verschreiben können. Solche Mischungen sind häufig gerade wegen ihrer Einfachheit in Lehrbüchern über Arzneiverordnung und in Rezepttaschenbüchern nicht zu finden. Für die anderen Ärzte hat dies ja keine Bedeutung, weil der Apotheker auch ohne genaue Magistraliter-Verschreibung solche Mischungen, z. B. Salizylspiritus in der üblichen Konzentration abgibt. Der Arzt mit Hausapotheke muß aber die Bereitungsvorschrift auch dieser einfachen Mischungen kennen oder leicht finden können.

Bei allen Mitteln werden die gebräuchlichen Synonyma aufgezählt. Dies geschieht deshalb, weil in manchen älteren Rezepten vielfach solche Synonyma benützt werden, die den Ärzten oft nicht geläufig sind. Mit Vorliebe bedienen sich auch die Spezialitäten-Erzeuger der Synonyma oder in anderen Fällen der chemischen Bezeichnung, z. B. Trimethylxanthin anstatt Koffeins, um dadurch vor den Ärzten die Zusammensetzung der Mittel möglichst zu verschleiern. Durch Nachschlagen im Sachverzeichnisse dieses Buches kann man sich nun darüber unterrichten, was das Synonymum zu bedeuten hat und ob das betreffende Mittel in der eigenen Hausapotheke vorrätig ist.

Der Arzt mit Hausapotheke muß auch auf die Signatur der von ihm abgegebenen Arzneimittel größeres Gewicht legen als andere Ärzte. In öffentlichen Apotheken fragen die Patienten häufig, wie sie das verschriebene Mittel einzunehmen haben, namentlich dann, wenn es nur die Signatur „Nach Bericht" trägt. Da in der Hausapotheke der Arzt aber selbst die notwendige Auskunft geben muß, wurde im Abschnitt „Arzneimittel der Hausapotheke" bei allen Rezepten eine ausreichende Signatur beigefügt. Bei Tees wurde z. B. angegeben, wieviel davon für eine Tasse zu verwenden und wie der Tee zu bereiten ist.

Bei der Auswahl der unter die „Arzneimittel der Hausapotheke" aufgenommenen Arzneimittel waren mehrere Gesichtspunkte maßgebend. Substanzen, die ein längeres Aufbewahren nicht vertragen, wurden nach Möglichkeit durch andere ersetzt. Mittel mit mehrfacher Verwendungs- und Kombinationsmöglichkeit wurden im Allgemeinen bevorzugt, ebenso Mittel, durch die sich öfter gebrauchte Spezialitäten ersetzen lassen. Die allermeisten der besprochenen Mittel sind in den Arzneibüchern, insbesondere in der 6. Ausgabe des Deutschen Arzneibuches offizinell. Wir stellen uns nicht etwa vor, daß der Arzt alle besprochenen Mittel in seiner Hausapotheke vorrätig hält, sondern wir empfehlen, darunter eine Auswahl zu treffen. Spezialitäten und Arzneimittel, die in gebrauchsfertiger, abgepackter Form in den Handel kommen, wurden nicht aufgenommen. Naturgemäß wird der Arzt in der Hausapotheke zahlreiche dieser Mittel vorrätig halten; eine Besprechung dieser Arzneimittel schien uns aber überflüssig, weil sie in der Hausapotheke nicht weiter verarbeitet werden und ihre Aufbewahrung und Abgabe keine besonderen Kenntnisse erfordert. Durch die absichtliche Auslassung dieser Mittel gibt der Abschnitt „Arzneimittel der Hausapotheke“ kein vollständiges Bild des gesamten Arzneivorrates der Hausapotheke.

Die chemischen und physikalischen Eigenschaften der einzelnen Mittel wurden nur so weit beschrieben, als es zur Vermeidung von Verwechslungen und für die sachgemäße Aufbewahrung und die Rezeptur erforderlich schien; demgemäß wurden auch die chemischen Formeln nur in einzelnen Fällen beigefügt. Diese rein praktischen Gesichtspunkte bringen es mit sich, daß die Beschreibung der einzelnen Mittel nicht immer nach einheitlichem Schema erfolgen konnte.

Die in den Tabellen auf Seite 11—20 und bei der Besprechung der Arzneimittel angegebenen Mengen stellen lediglich Richtlinien dar, die manchem Arzt vielleicht bei der Neueinrichtung einer Hausapotheke oder bei der Nachschaffung von Standgefäßen und Arzneimitteln willkommen sein dürften.

Die Einrichtung der Hausapotheke und die Rezepturarbeiten wurden mit Absicht sehr eingehend und ohne Voraussetzung irgend welcher pharmazeutischer Kenntnisse beschrieben. Dabei wurde stets ausdrücklich hervorgehoben, welche Rezepturarbeiten in der Hausapotheke durchführbar oder nicht durchführbar sind, sodaß wir hoffen können, daß es dem Arzte an Hand dieser Anleitungen auch ohne praktische Unterweisung möglich sein wird, in der Hausapotheke einfache Rezepturarbeiten durchzuführen. Pillen, Suppositorien und Emulsionen wurden in die Besprechung aufgenommen, obwohl wir uns bewußt sind, daß es nach einer schriftlichen Anweisung allein nicht gut möglich ist, diese Arzneiformen in der Hausapotheke herzustellen. Es schien uns aber doch empfehlenswert, das Wesentlichste über diese drei Arzneiformen zusammenzufassen, weil es für den Arzt von Interesse ist, auch Einiges über die Arzneiformen zu wissen, die er in fertigem Zustande aus einer öffentlichen Apotheke bezieht.

Aus dem dargelegten Zwecke des Buches geht hervor, daß es sich nicht um eine Arznei*verordnungs*lehre, sondern um eine Arznei*bereitungs*lehre handelt. Wir wollen keine Ratschläge geben, *welche* Mittel der Arzt verordnen soll, sondern *wie* er sie in der Hausapotheke zubereiten kann. Wenn also beispielsweise in dem Abschnitte „Arzneimittel der Hausapotheke" Kampfer besprochen wird, während Hexeton nicht erwähnt ist, soll dies nach keiner Richtung ein Werturteil bedeuten. Der Kampfer mußte besprochen werden, weil der Arzt einige seiner Eigenschaften kennen muß, wenn er ihn bei der Rezeptur in der Hausapotheke verwenden will. Das Hexeton wurde nicht besprochen, weil es in gebrauchsfertiger abgepackter Form im Handel ist, seine Handhabung also keine pharmazeutischen Kenntnisse erfordert.

Spezialitäten der Hausapotheke.

Pharmazeutische Spezialitäten sind Arzneizubereitungen oder auch einfache Arzneistoffe, die in einer für den Verbraucher bestimmten, durch Namen, Form und Inhaltsmengen charakterisierten Packung in den Handel kommen.

Da die Abgabe einer Spezialität in der Hausapotheke keinerlei pharmazeutische Kenntnisse erfordert und außerdem die Zahl der Spezialitäten eine ungeheure und täglich wachsende ist, kann und muß von einer Besprechung der einzelnen Spezialitäten in diesem Buche Abstand genommen werden. Einige allgemeine Bemerkungen über die Spezialitäten der ärztlichen Hausapotheke sind aber doch notwendig.

Die Bestrebungen namhafter Pharmakologen und Kliniker zur Abwehr der zahlreichen überflüssigen Spezialitäten sind bekannt. Es ist aber ebenso bekannt, daß diese Bestrebungen bisher wenig Erfolg hatten und daß die immer mehr zunehmenden Verschreibungen von Spezialitäten an Stelle von Magistraliter-Rezepten auch dem Ärztestande als solchem schadet und dem Kurpfuschertume nützt. Der treffende Vergleich Wiechowsky's zwischen pharmazeutischen Spezialitäten und fertig gekauften Kleidungsstücken läßt sich auf die Hausapotheke angewendet noch weiter ausführen. Wenn der Arzt für ein bestimmtes Kapital Arzneimittel in seiner Hausapotheke vorrätig halten will, so ist die Auswahl der den Kranken zur Verfügung stehenden Mittel eine viel größere, wenn die einfachen Stoffe, insbesondere die Mittel der Arzneibücher vorrätig gehalten werden und nicht die gemischten abgepackten Mittel in Form der Spezialitäten. So kann ja auch der Schneider vielfacheren individuellen Ansprüchen gerecht werden, wenn er für das ihm zur Verfügung stehende Kapital Kleiderstoffe und nicht fertige Kleider auf Lager hält.

Es ist ja bekannt, daß eine große Anzahl von Spezialitäten aus denselben oder ähnlichen Mischungen bestehen, die auch aus den Arzneibuchpräparaten zusammengestellt werden können.

Eine weitere für die Hausapotheke wichtige Frage ist die der Haltbarkeit der Spezialitäten. Während über die Haltbarkeit der offizinellen Arzneibuchpräparate vielfache Erfahrungen und genaue Angaben vorliegen, machen bei den pharmazeutischen Spezialitäten die Erzeuger nur in den seltensten Fällen derartige Angaben. In Wirklichkeit erleiden viele komplex zusammengesetzte Spezialitäten ziemlich rasch einsetzende Veränderungen, die den therapeutischen Wert vermindern oder vernichten können. Dieser Übelstand macht sich in der Hausapotheke noch viel mehr geltend, als in einer Apotheke mit großem Verbrauche und schnellem Umsatze.

Die Mehrzahl der Spezialitäten ist einem raschen Wechsel unterworfen, kaum langsamer als die Kleidermoden. Neue Spezialitäten werden bald durch neuere, angeblich noch bessere verdrängt. Der Arzt, der in seiner Hausapotheke einen großen Vorrat an Spezialitäten auf Lager hielte, wäre daher bald gezwungen, seinen Kranken Mittel zu verordnen, die nach den Berichten der allerneuesten Spezialitäten-Literatur nicht mehr auf der Höhe der Zeit stehen, wenn er sich materiell nicht allzusehr schädigen wollte. Den Vorwurf, an seinen Kranken nicht gleich die neueste Spezialität versucht, sondern zuerst das Urteil mehrerer Kliniken und Krankenhäuser über den wirklichen Wert des neuen Mittel abgewartet zu haben, kann der Arzt leicht auf sein Gewissen nehmen; denn es wird sich bei diesem Vorgehen nur sehr selten der Fall ereignen, daß er seinen Kranken längere Zeit ein wirklich gutes Mittel vorenthält.

Nicht alle pharmazeutischen Spezialitäten sind mit dem gleichen Maße zu messen. Schon die oben gegebene Definition nennt „Arzneizubereitungen oder auch einfache Arzneistoffe“. Die „Arzneizubereitungen“ bilden das weitaus größere Heer der Spezialitäten und von diesen war bisher hauptsächlich die Rede. Die aus „einfachen Arzneistoffen“ bestehenden Spezialitäten sind vom Standpunkte der Hausapotheke etwas anders zu beurteilen; hier handelt es sich häufig darum, zu entscheiden, ob es zweckmäßiger ist, das betreffende Arzneimittel in der für den Verbraucher bestimmten abgepackten Form oder lose vorrätig zu halten. Bei Aspirin oder bei Veronal ist es ohne Zweifel zweckmäßig, neben der losen Substanz in Pulverform auch die abgepackten Röhrchen oder Schachteln mit Tabletten, also die Spezialität vorrätig zu halten.

In Österreich ist der Verkehr mit pharmazeutischen Spezialitäten durch die Spezialitätenverordnung vom 26. August 1920 geregelt. Darnach sind alle als Spezialitäten zu betrachtenden Arzneimittel beim Bundesministerium für soziale Verwaltung (Volksgesundheitsamt) zur Anmeldung zu bringen. Auf Grund einer dort vorgenommenen fachtechnischen Überprüfung wird die Spezialität entweder zugelassen oder abgewiesen. Eine zugelassene Spezialität erhält eine amtliche Registernummer und wird in das Verzeichnis der registrierten Spezialitäten eingetragen. Jede in Österreich in den Handel gebrachte Packung der betreffenden Spezialität muß diese Registernummer tragen. Außer den zugelassenen und registrierten Spezialitäten dürfen in den Apotheken und auch ärztlichen Hausapotheken nur noch solche vorrätig gehalten werden, für die ausdrücklich eine Befreiung von der Registrierung ausgesprochen wurde und welche ausdrücklich als solche amtlich kund gemacht wurden. Bei diesen kann es sich nur um Abpackungen chemisch-einheitlicher Körper in dosierter Form handeln, die nur einen wirksamen Bestandteil enthalten. Nach der österreichischen Spezialitätenordnung gelten Desinfektionsmittel, serotherapeutische, organotherapeutische Präparate, Impfstoffe und Bakterienpräparate nicht als pharmazeutische Spezialitäten, wenn nicht wirksame Mittel anderer Art beigemengt sind. Durch diese gesetzliche Regelung und das Verbot der nichtregistrierten Spezialitäten ist dem Kranken und dem Arzte ein gewisser Schutz vor überflüssigen und unzweckmäßigen Spezialitäten geboten.

Einrichtung der Apotheke.

Von den in den Apothekenbetriebsordnungen der verschiedenen Länder vorgeschriebenen Räumen kommt für den eine Hausapotheke führenden Arzt in erster Linie die Offizin in Betracht. Darunter wird der Raum verstanden, in dem sich in der öffentlichen Apotheke der Verkehr mit dem Publikum abwickelt, wo also neben dem Handverkaufe auch der größte Teil der Rezeptur zu erledigen ist. Die gesetzlichen Bestimmungen bezüglich Lokal, Einrichtung etc. gelten auch für die Hausapotheke. Als wichtigste Punkte wären in dieser Beziehung folgende zu nennen.

Die Aufbewahrung der Arzneimittel.

Die auf Vorrat zu haltenden Arzneimittel und Drogen werden, wenn sie pulverförmig sind, in weithalsigen Pulvergläsern, flüssige in Standflaschen, dickflüssige oder salbenförmige in Tiegeln aus Porzellan auf eigens dazu bestimmten Stellagen — vom Apotheker Regale genannt — aufbewahrt. Um von vornherein Verwechslungen von Giften mit unschädlichen Arzneimitteln aus dem Wege zu gehen, ist bei der Einordnung der einzelnen Stoffe eine strenge Scheidung nach dem Gesichtspunkte der Wirksamkeit getroffen. Die verschiedenen Arzneibücher unterscheiden bestimmte Gruppen, die in eigenen Tabellen festgelegt sind.

Die als Gifte bezeichneten Arzneimittel sind in Tabelle I (Pharm. Austriac. VIII) und Tabelle B, Anlage IX (D. A. B. 6) zusammengestellt. Sie sind unter Verschluß in Gläsern aufzubewahren, die mit weißen Buchstaben auf schwarzem Grunde signiert sind. (Venena oder Claudenda der Ph. A. VIII.)

Die starkwirkenden Arzneimittel sind in Tabelle II (Pharm. Austriac. VIII) und Tabelle C (D. A. B. 6), Anlage X, zusammengestellt. Auch sie sind von den übrigen gesondert aufzubewahren (Separanda). Die Gefäße sind mit roten Buchstaben auf weißem Grunde zu signieren. (Ph. A. VIII.)

(Betreffs der Aufbewahrung des Morphiums und der Morphiumpräparate bestehen in Preußen besondere Verordnungen.)

Alle übrigen Arzneimittel sind in den Stellagen nach Pulvern, Flüssigkeiten, Extrakten, Salben etz. geordnet in alphabetischer Reihenfolge einzureihen.

Nach den gleichen Gesichtspunkten gliedert sich die Einteilung der nicht offizinellen Arzneimittel. Die für den Hausapotheken führenden Arzt wichtigeren Arzneimittel sind nach diesem Prinzip bei der Aufzählung der notwendigen Gefäße zusammengestellt.

Bei der Anschaffung der Regale ist auf diese Bestimmungen Rücksicht zu nehmen. Es muß also ein kleiner versperrbarer Kasten für die Gifte (Venena) und ein größerer für die starkwirkenden Arzneikörper (Claudenda) vorhanden sein. Der Gift-

Nachträge und Berichtigungen

Seite 11, nach Zeile 23 ist einzuschalten:

Mit Rücksicht auf die notwendige Einheitlichkeit mußte die in dem folgenden Verzeichnis angegebene Größe der Standgefäße auch bei einzelnen Substanzen gewählt werden, bei denen an sich größere Gefäße zweckmäßiger gewesen wären. Hinzugefügt sei, daß überschüssige, pulverförmige Arzneivorräte ebenfalls in Glasgefäßen (nicht in Papiersäcken) aufzubewahren sind.

Seite 73, Zeile 16 von oben: *lies* 0.1 *statt* 0.01.

Seite 95, Zeile 7 von oben: *lies* Antipyrinum *statt* Antypirinum.

Seite 95, Zeile 4 von unten: *lies* Physostigmin *statt* Physostogmin.

Kofler-Mayrhofer, Rezeptur.

kasten kann auch in den anderen unter Beobachtung der mitgeteilten Vorsichtsmaßregel eingebaut sein.

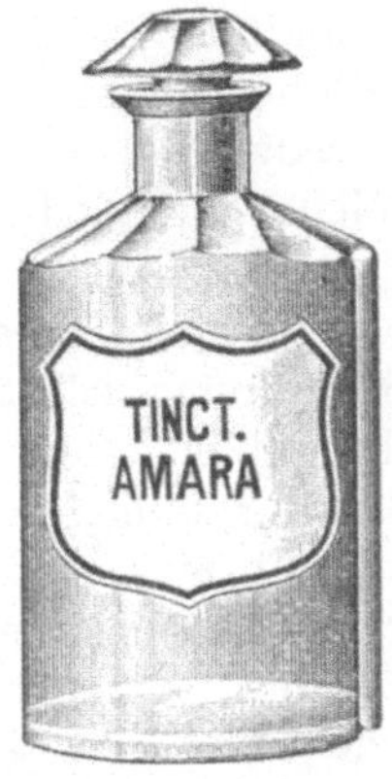

Abbildung 1. Standflasche, ovalgriffig.

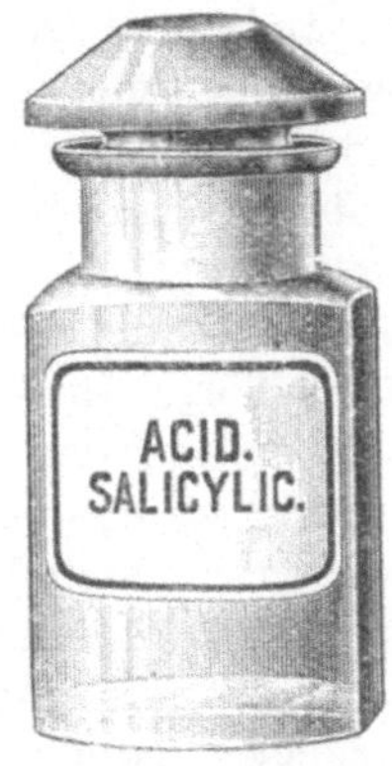

Abbildung 2. Pulverglas, ovalgriffig.

An den unteren Teilen der Stellagen werden zur Aufbewahrung von Drogen pflanzlicher Natur (Kräuter, Wurzeln, Rinden etc.), Pflastern, Oblatenkapseln, Spezialitäten und ähnlichen Din-

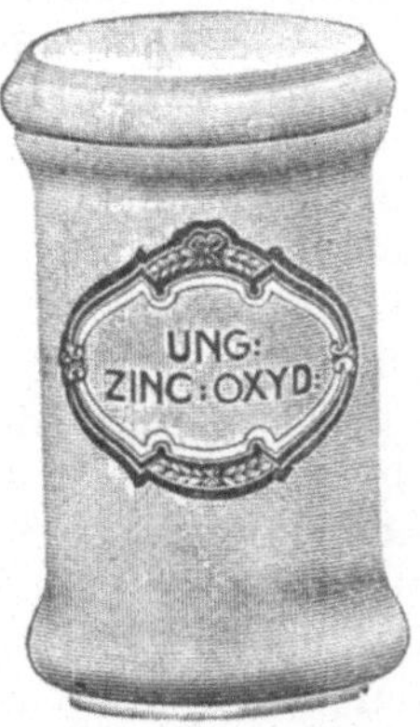

Abbildung 3. Standgefäß aus Porzellan.

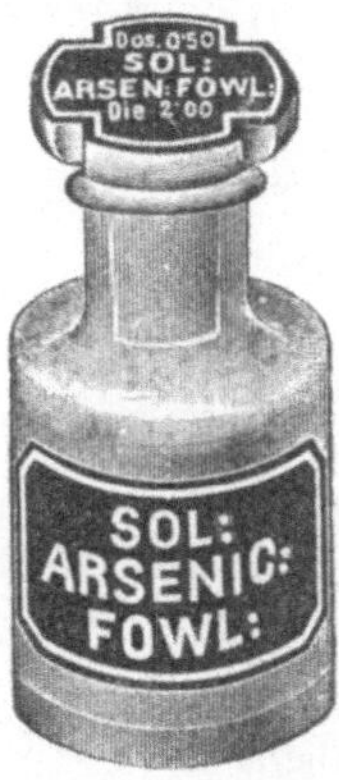

Abbildung 4. Standgefäß der Tabelle B.

gen den Vorräten entsprechend dimensionierte Schubladen eingebaut. Diese Schubladen dürfen nur einen Artikel enthalten und der Inhalt ist an der Stirnseite der Schublade durch ein

Emailschild mit eingebrannter Schrift zu deklarieren. Auch in diesem Falle gilt die bereits wiederholte Klassifizierung in Venena, Separanda und gewöhnliche Arzneimittel. Die für pflanzliche Drogen mit flüchtigen oder aromatischen Inhaltsstoffen bestimmten Schubladen sind mit einem Blecheinsatz zu versehen, der nach oben durch einen in einem Gelenk beweglichen Deckel verschlossen ist.

Die Anschaffungskosten für die notwendigen Standflaschen. Pulvergläser, Tiegel für Extrakte und Salben sind selbstverständlich von der Sorte des Glases oder Porzellanes und von der Feinheit der Ausführung abhängig. Gefällig und für einfache Anforderungen genügend wären folgende Formen:

Standflaschen in runder oder ovalgriffiger Form aus feinstem weißem Glas mit gut eingeschliffenen Stopfen (Abbildung 1).

Pulvergläser, runde oder ovalgriffige Form, mit gut eingeschliffenen Stopfen (Abbildung 2).

Standgefäße für Extrakte oder Salben aus feinstem Porzellan, zylinderförmig, mit überfallendem oder geschweiftem überfallendem Deckel (Abbildung 3).

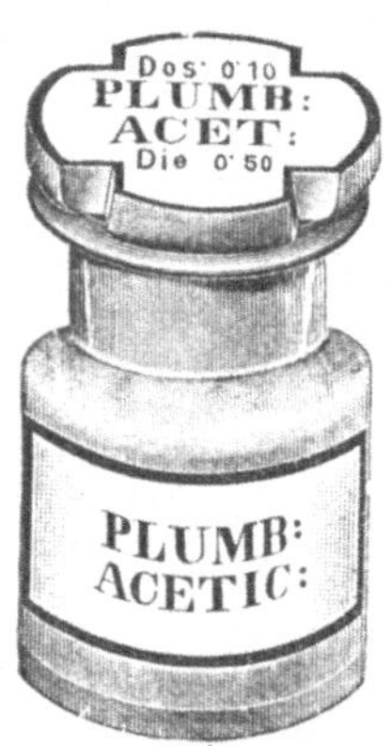

Abbildung 5. Standgefäß der Tabelle C.

Das Emailschild mit Schrift ist auf dem Glase eingebrannt und muß den vorher erörterten Bestimmungen entsprechen, das ist für Tabula I (Ph. A. VIII) und Tabelle B (D. A. B. 6) weiße Schrift auf schwarzem Schilde, kreuzförmiger Stopfen und Maximaldosis (Abbildung 4), für Tabula II (Ph. A. VIII) und Tabelle C (D. A. B. 6) rote Schrift auf weißem Schild mit kreuzförmigen Stopfen mit Signatur und Maximaldosis (Abbildung 5).

Für lichtempfindliche Substanzen müssen die Gefäße aus gelbem Glase hergestellt sein. Standflaschen für starke Säuren und Dämpfe entwickelnde Flüssigkeiten (Ammoniak) müssen mit aufgeschliffener Glaskappe versehen sein.

Anschließend seien die im Späteren ausführlicher besprochenen Arzneimittel mit Angabe der für die Hausapotheke zweckmäßigen Form und Größe der Gefäße angeführt. Bemerkt sei, daß für Mengen von 5—10 Gramm als kleinste Standgefäße solche mit zirka 35 Gramm Fassungsraum gewählt wurden, da es schwer durchführbar wäre, kleinere Gefäße mit den entsprechenden Schriften zu versehen. Bei Pulvern können dann kleinere Mengen (2—5 Gramm) in Phiolen im Standgefäße untergebracht werden. Das Fassungsvermögen der übrigen Standgefäße ist ebenfalls etwas größer gewählt, da ja der Vorrat nicht bis zum letzten Reste aufgebraucht werden kann, dadurch aber die Möglichkeit gegeben ist, die Ergänzung des Vorrates noch vor vollständigem Aufbrauchen durchzuführen. Außerdem ist es im Interesse eines gefälligen Eindruckes der Einrichtung, die Standgefäße möglichst gleichmäßig zu gestalten, also zu viele Größenunterschiede zu vermeiden.

Verzeichnis der Arzneikörper.

Legende für die verschiedenen Tabellen: Die erste Zahl nach dem Medikament zeigt an, wieviel Gramm oder Dezigramm von dem betreffenden Arzneikörper am zweckmäßigsten in der Hausapotheke vorrätig zu halten sind. Die zweite Zahl in der Klammer bedeutet den Fassungsraum des Gefäßes in Gramm oder Kubikzentimeter Wasser, in welchem dieser Vorrat unmittelbar oder in einer Phiole aufzubewahren ist; beispielsweise: 20.0 (in 35) heißt: von einem Medikament sind 20 Gramm in einem 35 Kubikzentimeter fassenden Gefäße aufzubewahren.

1. Tabelle B (D. A. B. 6) oder Tabula I (Ph. A. VIII).

a. Pulvergläser.

Atropinum sulfuricum	1.0 (in 35)	
Atropini sulfurici trituratio 1 + 9 = 10	5.0 (in 35)	
Hydrargyrum bichloratum D.A.B. 6 = Hydrargyrum bichloratum corrosivum Ph.A. VIII	10.0 (in 35)	
Hydrargyrum oxydatum via humida paratum D.A.B. 6 = Hydrargyrum oxydatum flavum Ph.A. VIII	20.0 (in 35)	lichtempfindlich
Hydrargyrum praecipitatum album D. A.B. 6 = Hydrargyrum bichloratum ammoniatum Ph.A. VIII	25.0 (in 35)	lichtempfindlich
Physostigminum salicylicum	0.5 (in 35)	Besonders Lösungen sind vor Licht geschützt aufzubewahren

Pastilli Hydrargyri bichlorati D.A.B. 6 = Pastilli Hydrargyri bichlorati corrosivi Ph.A. VIII. 50 Stück zu 1 oder 2 Gramm	(in 140)	lichtempfindlich
Pastilli Hydrargyri oxycyanati D.A.B. 6. 50 Stück zu 1 oder 2 Gramm . . .	(in 140)	lichtempfindlich

b. Standflaschen.

Liquor Kalii arsenicosi D.A.B. 6 = Solutio arsenicalis Fowleri Ph.A. VIII	100.0 (in 140)	

2. Tabelle C (D. A.B. 6) oder Tabula II (Ph. A. VIII).

a. Pulvergläser.

Acidum diaethylbarbituricum (Veronal)	20.0 (in 35)	
Acidum phenylaethylbarbituricum (Luminal)	10.0 (in 35)	
Anaesthesin	5.0 (in 35)	lichtempfindlich
Apomorphinum hydrochloricum . . .	1.0 (in 35)	lichtempfindlich
Argentum nitricum crystallisatum . .	5.0 (in 35)	lichtempfindlich
Argentum nitricum fusum	5.0 (in 35)	lichtempfindlich
Argentum proteinicum (Protargol) . .	10.0 (in 35)	lichtempfindlich
Cocainum hydrochloricum	5.0 (in 35)	
Codeinum phosphoricum	5.0 (in 35)	
Coffeinum	5.0 (in 35)	
Coffeinum-Natrium benzoicum	25.0 (in 35)	
Coffeinum-Natrium salicylicum . .	25.0 (in 35)	
Extractum Belladonnae siccum D.A.B. 6	5.0 (in 35)	für das Deutsche Reich
Extracti Belladonnae trituratio 1+1=2 (Ph.A. VIII)	10.0 (in 35)	für Österreich
Extractum Opii	20.0 (in 35)	
Folia Digitalis titrata	25.0	in amtlich gegeprüften Orinalgefäßen
Hydrargyrum chloratum D.A.B. 6=Hydrargyrum chloratum mite Ph.A. VIII	25.0 (in 35)	lichtempfindlich
Jodoformium	10.0 (in 35)	
Jodum	10.0 (in 35)	
Morphium hydrochloricum	5.0 (in 35)	
Morphii hydrochlorici trituratio 1+9=10	20.0 (in 35)	
Natrium phenylaethylbarbituricum (Luminal-Natrium)	10.0 (in 35)	

Novocainum hydrochloricum	5.0 (in 35)	
Opium pulveratum D.A.B. 6 = Pulvis Opii praeparatus Ph.A. VIII. . .	10.0 (in 35)	
Papaverinum hydrochloricum	2.0 (in 35)	
Pilocarpinum hydrochloricum	2.0 (in 35)	
Pulvis Ipecacuanhae opiatus	10.0 (in 35)	
Radix Ipecacuanhae pulverata	10.0 (in 35)	
Radix Ipecacuanhae concisa	25.0 (in 35)	
Santoninum	10.0 (in 35)	lichtempfindlich
Sulfonalum	20.0 (in 35)	
Chloralum hydratum	50.0 (in 70)	lichtempfindlich
Guajacolum carbonicum	50.0 (in 70)	
Phenacetinum D.A.B. 6 = Acetphenetidinum Ph.A. VIII.	50.0 (in 70)	
Phenyldimethylpyrazolonum salicylicum D.A.B. = Antipyrinum salicylicum Ph.A. VIII.	50.0 (in 70)	lichtempfindlich
Secale cornutum D.A.B. 6 = Fungus Secalis Ph.A. VIII.	50.0 (in 70)	
Theobromino-natrium salicylicum (Diuretin)	50.0 (in 70)	lichtempfindlich
Dimethylaminophenyldimethylpyrazolonum (Pyramidon)	100.0 (in 140—150)	lichtempfindlich
Phenyldimethylpyrazolonum D.A.B. 6 = Antipyrinum	100.0 (in 140—150)	lichtempfindlich
Plumbum aceticum crystallisatum . . .	100.0 (in 140—150)	
Zincum sulfuricum	250.0 (in 300)	

b. Standflaschen.

Bromoformium	20.0	in kleinen gut schließenden Flaschen vor Licht geschützt aufzubewahren
Extractum Secalis cornuti fluidum . . .	25.0 (in 35)	
Kreosotum	25.0 (in 35)	
Nitroglycerinum solutum	10.0 (in 35)	lichtempfindlich
Oleum Chenopodii anthelminthici . . .	10.0 (in 35)	
Oleum Sinapis	5.0 (in 35)	lichtempfindlich
Solutio Morphii hydrochlorici 1+99 = 100	20.0 (in 35)	
Suprareninum hydrochloricum	2—3 Orig.-Fläschchen à 10 cm³	
Tinctura Digitalis	50.0 (in 70)	(in brauner Flasche)

Tinctura Ipecacuanhae	50.0 (in 70)	
Tinctura Strophanthi	50.0 (in 70)	
Tinctura Strychni	50.0 (in 70)	
Aqua Amygdalarum amararum D.A.B. 6= Aqua Laurocerasi Ph.A. VIII . . .	100.0 (in 150)	lichtempfindlich
Kreosotum carbonicum	100.0 (in 150)	im D.A.B. 6 nicht in Tabelle C
Phenolum liquefactum D.A.B. 6 = Acidum carbolicum liquefactum Ph.A. VIII	100.0 (in 150)	lichtempfindlich
Tinctura Jodi	100.0 (in 150)	lichtempfindlich
Tinctura Opii simplex	100.0 (in 150)	
Chloroformium	250.0 (in 300)	lichtempfindlich
Formaldehyd solutus	250.0 (in 300)	lichtempfindlich
Liquor Ammonii caustici D.A.B. 6.=Ammonia Ph.A. VIII.	200.0 (in 300)	
Liquor Cresoli saponatus D.A.B. 6. (Lysol)	250.0 (in 300)	
Acetum Sabadillae	500.0 (in 700)	

c. Porzellantiegel: Höhe cà 75 cm

Extractum Belladonnae solutum 1+1=2 Ph.A. VIII.	10.0	Ein 10 Gramm Fläschchen wird mit der Extraktlösung im Porzellantiegel aufbewahrt

3. Ohne besondere Vorsichtsmaßregeln aufzubewahrende Arzneikörper.

a. Pulvergläser.

Acidum phenylchinolincarbonicum (Atophan)	30.0 (in 35)	
Adalin	20.0 (in 35)	
Bromural	20,0 (in 35)	
Chininum hydrochloricum	10.0 (in 35)	lichtempfindlich
Mentholum	10.0 (in 35)	

Anmerkung: Im D. A. B. 6 sind noch Extractum Filicis, Extractum Hydrastis fluidum, Liquor Plumbi subacetici in Tabelle C aufgenommen. In der Ph. A. VIII sind dieselben nicht in Tabula II angeführt.

Methylenum caeruleum	10.0 (in 35)	lichtempfindlich
Natrium jodatum	25.0 (in 35)	
Pepsinum	25.0 (in 35)	
Tannalbinum	25.0 (in 35)	
Tubera Salep ruditer tusa	20.0 (in 35)	
Bismutum subgallicum (Dermatol) . .	50.0 (in 70)	
Bismutum subnitricum	50.0 (in 70)	
Ferrum reductum	50.0 (in 70)	
Hexamethylentetraminum (Urotropin) .	50.0 (in 70)	
Kalium jodatum	50.0 (in 70)	
Kalium permanganicum D.A.B. 6 = Kalium hypermanganicum Ph.A. VIII .	50.0 (in 70)	lichtempfindlich
Kalium sulfoguajacolicum	50.0 (in 70)	
Manna	50.0 (in 70)	
Natrium benzoicum	50.0 (in 70)	
Rhizoma (Radix) Rhei pulveratum . .	50.0 (in 70)	
Pastilli Phenolphthaleini à 0.1	50 Stück (in 70)	
Pastilli Phenolphthaleini à 0.5	50 Stück (in 70)	
Acidum boricum pulveratum	100.0 (in 150)	
Acidum tartaricum pulveratum	100.0 (in 150)	
Ammonium chloratum	100.0 (in 150)	
Calcium chloratum crystallisatum . . .	100.0 (in 150)	
Calcium glycerino-phosphoricum . . .	100.0 (in 150)	
Calcium lacticum	100.0 (in 150)	
Camphora	100.0 (in 150)	
Carbo medicinalis	100.0 (Originalschachtel)	
Faex medicinalis	100.0 (in 150)	
Ferrum carbonicum saccharatum . . .	100.0 (in 150)	
Gummi arabicum pulveratum	100.0 (in 150)	
Pilulae ferri carbonici	300 Stück	Nach dem D. A B. 6 sind die Pillen immer frisch zu bereiten
Kalium bromatum	100.0 (in 150)	
Magnesium sulfuricum siccum	100.0 (in 150)	
Magnesium carbonicum	50.0 (in 150)	
Magnesium oxydatum	50.0 (in 150)	
Magnesium peroxydatum	50.0 (in 150)	
Natrium bromatum	100.0 (in 150)	
Natrium chloratum	100.0 (in 150)	
Natrium salicylicum	100.0 (in 150)	lichtempfindlich

Oleum Cacao raspatum	50.0	(in 150)	Kühl, vor Licht geschützt aufzubewahren
Phenylum salicylicum	100.0	(in 150)	
Pilulae Jalapae D.A.B. 6	100 Stück	(in 150)	
Pilulae laxantes Ph.A. VIII	100 Stück	(in 150)	
Radix Liquiritiae pulverata	100.0	(in 150)	
Sulfur depuratum	100.0	(in 150)	
Tartarus depuratus D.A.B. 6 = Kalium hydrotartaricum Ph.A. VIII	100.0	(in 150)	
Acidum acetylosalicylicum (Aspirin)	200.0	(in 300)	
Acidum salicylicum	100.0	(in 300)	
Acidum tannicum	100.0	(in 300)	
Alumen	250.0	(in 300)	
Amylum Oryzae	200.0	(in 300)	
Amylum Tritici	200.0	(in 300)	
Borax = Natrium boracicum	250.0	(in 300)	
Calcium carbonicum praecipitatum	250.0	(in 300)	
Fructus Myrtilli	250.0	(in 300)	
Kalium chloricum	250.0	(in 300)	
Magnesium sulfuricum	250.0	(in 300)	
Saccharum Lactis	250.0	(in 300)	
Pastilli Santonini à 0.025	100 Stück	(in 300)	
Zincum oxydatum	250.0	(in 300)	
Kalium sulfuratum (pro balneo)	500.0	(in 700)	
Sal Carolinum factitium	500.0	(in 700)	In Österreich von der Oemag in Schachteln á 100 Gramm erhältlich. Nur eine Schachtel darf jeweils offen sein
Saccharum pulveratum	500.0	(in 700)	
Talcum	500.0	(in 700)	
Natrium bicarbonicum	1000.0	(in 1000)	
Calcium sulfuricum ustum	2000.0	(in Glas oder gut verschlossener Blechbüchse)	

b. Standflaschen.

Oleum Foeniculi	5.0	(in 35)
Oleum Menthae piperitae	10.0	(in 35)
Oleum Santali	10.0	(in 35)
Balsamum Copaivae	50.0	(in 70)

Balsamum peruvianum	50.0 (in 70)	
Collodium	50.0 (in 70)	
Extractum Hydrastis fluidum	50.0 (in 70)	Im D. A. B. 6 in Tabelle C aufgenommen
Liquor Ferri sesquichlorati D.A.B. 6 = Ferrum sesquichloratum solutum Ph. A. VIII	50.0 (in 70)	lichtempfindlich
Methylium salicylicum	50.0 (in 70)	
Tinctura Myrrhae	50.0 (in 70)	
Tinctura Valerianae aetherea	50.0 (in 70)	
Acidum hydrochloricum dilutum . . .	100.0 (in 150)	
Acidum lacticum	100.0 (in 150)	
Extractum Chinae fluidum	100.0 (in 150)	
Extractum Condurango fluidum . . .	100.0 (in 150)	
Extractum Liquiritiae fluidum	100.0 (in 150)	
Extractum Thymi fluidum	100.0 (in 150)	
Linimentum saponato-camphoratum . .	5 Fläschchen à 30 Gramm	
Liquor Aluminii acetico-tartarici (Alsol)	100.0 (in 150)	
Liquor Ammonii anisatus	100.0 (in 150)	
Liquor Ferri oxychlorati dialysati D.A. B. 6 = Ferrum hydrooxydatum dialysatum liquidum Ph.A. VIII	100.0 (in 150)	lichtempfindlich
Oleum Amygdalarum	100.0 (in 150)	
Oleum camphoratum (10%ig)	100.0 (in 150)	
Oleum Olivarum	100.0 (in 150)	
Oleum Terebinthinae rectificatum . . .	100.0 (in 150)	
Spiritus Melissae compositus D.A.B. 6 = Spiritus aromaticus Ph.A. VIII .	100.0 (in 150)	
Spiritus Menthae piperitae	100.0 (in 150)	
Spiritus Sinapis	100.0 (in 150)	
Tinctura aromatica	100.0 (in 150)	
Tinctura Chinae composita	100.0 (in 150)	
Tinctura Cinnamomi	100.0 (in 150)	
Tinctura Ferri pomati D.A.B. 6 = Tinctura Pomi ferrata Ph.A. VIII . . .	100.0 (in 150)	
Tinctura Gallarum	100.0 (in 150)	
Tinctura Ratanhiae	100.0 (in 150)	
Tinctura Rhei vinosa	100.0 (in 150)	
Tinctura Valerianae	100.0 (in 150)	
Glycerinum purum	250.0 (in 300)	
Liquor Capsici compositus Ph.A. VIII .	250.0 (in 300)	

Liquor Plumbi subacetici D.A.B. 6 = Plumbum aceticum basicum solutum Ph.A. VIII	250.0	(in 300)	Im D. A. B. 6 in die Tabelle C aufgenommen
Oleum Arachidis	250.0	(in 300)	
Oleum Lini	250.0	(in 300)	
Oleum Sesami	250.0	(in 300)	
Paraffinum liquidum	250.0	(in 300)	
Spiritus aethereus D.A.B. 6 = Spiritus Aetheris Ph.A. VIII	200.0	(in 300)	
Spiritus camphoratus	200.0	(in 300)	
Spiritus saponatus	250.0	(in 500)	
Spiritus Saponis kalini	250.0	(in 300)	
Tinctura amara	250.0	(in 300)	
Aether	200.0	(in 500)	lichtempfindlich
Aqua Calcariae D.A.B. 6 = Aqua Calcis Ph.A. VIII	500.0	(in 500)	
Aqua carminativa Ph.A. VIII	300.0	(in 500)	
Hydrogenium peroxydatum D.A.B. 6 = Hydrogenium hyperoxydatum Ph.A. VIII	500.0	(in 700)	lichtempfindlich
Oleum Ricini	500.0	(in 700)	
Sirupus Kalii sulfoguajacolici	500.0	(in 500)	
Spiritus D.A.B. 6 = Spiritus Vini Ph.A. VIII	500.0	(in 700)	
Spiritus dilutus D.A.B. 6 = Spiritus Vini dilutus Ph.A. VIII	500.0	(in 700)	
Acetum pyrolignosum crudum	1000.0	(in 1200)	
Aqua destillata	1000.0	(in 1200)	
Aqua fontis	1000.0	(in 1200)	
Liquor Aluminii acetici D.A.B. 6 = Aluminium aceticum solutum Ph.A. VIII	1000.0	(in 1200)	
Oleum Jecoris Aselli	1000.0	(in 1200)	

c. Porzellantiegel.

Unguentum Argenti colloidalis . . .	50.0	(in 70)	Höhe des Tiegels ca. 75 Millimeter
Unguentum Hydrargyri album (5%ig)	100.0	(in 120)	Höhe des Tiegels ca. 90—115 Millimeter
Unguentum Hydrargyri cinereum . . .	100.0	(in 120)	
Unguentum Hydrargyri flavum 5% .	100.0	(in 120)	

Unguentum Acidi borici	250.0 (in 280)	Höhe des Tiegels ca. 120—150 Millimeter
Unguentum Zinci	250.0 (in 280)	
Vaselinum album	200.0 (in 280)	
Extractum Filicis*	20.0 (in 280)	
Ammonium sulfoichthyolicum**	100.0 (in 600—700)	Höhe des Tiegels ca. 180—190 Millimeter
Sirupus Aurantii***	100.0 (in 600—700)	
Sirupus Mannae***	100.0 (in 600—700)	
Sirupus Rubi Idaei***	500.0 (in 600—700)	
Sirupus simplex***	500.0 (in 600—700)	
Lanolinum = Adeps Lanae hydrosus Ph.A. VIII	500.0 (in 600—700)	
Sapo kalinus	500.0 (in 600—700)	
Vaselinum flavum	500.0 (in 600—700)	

d. Schubladen.

Radix Primulae concisa	50.0	(In Schubladen, die 10 cm hoch, 15 cm breit und 20 cm tief sind.)
Rhizoma Rhei concisa	50.0	
Radix Senegae concisa	50.0	
Cortex Frangulae concisa	100.0	
Folia Menthae piperitae	100.0	
Pulvis aerophorus, weiße und blaue Kapseln	50 Paar	
Pulvis aerophorus laxans D.A.B. 6 = Pulvis aerophorus Seidlitzensis Ph.A. VIII, weiße und blaue Kapseln	10 Paar	
Flores Sambuci	250.0	(In Schubladen, die 10 cm hoch, 20 cm breit und 20 cm tief sind.)
Folia Salviae	250.0	
Folia Uvae Ursi	250.0	
Fructus Juniperi	250.0	
Fructus Sennae	250.0	
Herba Absinthii	250.0	
Herba Centaurei	250.0	
Herba Equiseti	250.0	

---

* Das Vorratsfläschchen mit dem Extrakte wird mit einem Korkstopfen verschlossen in den Porzellantiegel gestellt. Im D. A. B. 6 ist Extractum Filicis in Tabelle C aufgenommen.

** Ein Teil des Vorrates wird in ein weithalsiges Fläschchen gefüllt, mit einem Kork verschlossen und in den Tiegel gestellt.

*** Vom Arzneimittel wird ein Teil des Vorrates in ein kleineres Fläschchen gefüllt, mit einem Korkstopfen verschlossen und in den Porzellantiegel gestellt. Durch rascheres Aufbrauchen dieser geringen Sirupmengen werden Gärungserscheinungen am ehesten vermieden.

Lichen islandicus	250.0	(In Schubladen, die 10 cm hoch, 20 cm breit und 20 cm tief sind.)
Radix Althaeae concisa	250.0	
Radix Liquiritiae concisa	200.0	
Radix Ononidis concisa	250.0	
Radix Valerianae concisa	250.0	
Semen Sinapis pulveratum	250.0	
Species diureticae	250.0	
Species laxantes	250.0	
Cortex Quercus concisa	500.0	(In Schubladen, die 10 cm hoch, 30 cm breit und 20 cm tief sind.)
Flores Chamomillae (vulgaris)	500.0	
Flores Tiliae	250.0	
Folia Sennae	500.0	
Semen Foenugraeci	500.0	
Semen Lini	500.0	
Species pectorales	500.0	
Placenta Seminis Lini pulverata	1000.0	

Mit dieser Zusammenstellung ist selbstverständlich der zu verwendende Arzneischatz nicht erschöpft. Je nach den therapeutischen Prinzipien des Arztes und den für die einzelnen Länder sich ergebenden Notwendigkeiten kann manches davon gestrichen oder anderes neu aufgenommen werden. Das Gleiche gilt für die in dieser Zusammenstellung angegebenen Vorratsmengen.

Nicht offizinelle, weniger häufig gebrauchte Präparate können in einem eigenen Kasten in den Originalgefäßen unter Beobachtung der auf Grund der Wirksamkeit vorgeschriebenen Einteilung aufbewahrt werden. Dasselbe wäre über zahlreiche, hier nicht berücksichtigte Arzneimittel wie Ampullen, Capsulae amylaceae, Capsulae gelatinosae, Collemplastra, Pastillen, Sera, Spezialitäten etc. zu sagen. Unbedingte Notwendigkeit ist jedoch in allen diesen nur kurz erörterten Fällen eine deutliche, dauerhafte und einwandfreie Signierung, damit auf diese Weise unangenehme Verwechslungen vermieden werden können.

Die Aufbewahrung der verschiedenen Arzneimittel muß den Vorschriften der Arzneibücher entsprechen. Die verschiedenen Arten der Aufbewahrung werden bei den einzelnen Arzneimitteln besprochen. Allgemein kann gesagt werden, daß für diese Zwecke nur helle, trockene Räume Verwendung finden können. Jedoch ist der Einwirkung direkten Sonnenlichtes möglichst aus dem Wege zu gehen; helle Räume mit diffusem Tageslichte sind daher am geeignetsten.

Die vorhandenen Arzneimittel müssen in Bezug auf Reinheit und Wirksamkeit den gesetzlichen Vorschriften entsprechen. Für ihre Qualität haftet bei vorschriftsmäßiger Aufbewahrung nicht der Arzt, sondern die Apotheke, aus der die Arzneimittel bezogen wurden.

Der Ergänzung der Arzneivorräte in den Standgefäßen ist ebenfalls ein gewisses Augenmerk zuzuwenden. Als Regel hat sowohl bei den pulverförmigen, als auch flüssigen Arzneimitteln (insbesonders bei zersetzlichen oder dem Verderben unterliegenden, wie fetten Ölen, Sirupen u. dgl.) zu gelten, daß der im Standgefäße vorhandene Anteil vorerst vollständig aufgebraucht und dann erst der frische Vorrat in das gereinigte Gefäß nachgefüllt wird. Soll frisches Pulver dennoch in ein Standgefäß mit einem geringen älteren Reste eingefüllt werden, so ist zuerst der Rest aus dem Gefäße zu entfernen, hierauf das frische Pulver einzufüllen und auf dieses der ältere Rest aufzufüllen.

Material und Geräte zur Herstellung und Abgabe der Arzneizubereitungen.

Rezepturtisch und Geräte.

Da der Rezepturtisch (Abbildung 6) zur Anfertigung der Arzneien und zu deren Adjustierung bis zur Abgabe bestimmt ist, so ist auf seine zweckentsprechende Einrichtung besonderes Gewicht zu legen. Bei der Auswahl des Platzes für den Rezepturtisch ist darauf zu achten, daß das Tageslicht womöglich von links einfällt, außerdem soll dafür noch eine eigene künstliche Beleuchtung vorgesehen sein. Hinter dem Rezepturtische oder ganz in dessen Nähe sei eine Wasch- und Spülgelegenheit angebracht. Der Rezepturtisch, der ungefähr 96 Zentimeter hoch sein muß, wird in der Weise eingeteilt, daß er zwei bis drei Fächer zur Aufnahme einerseits des reinen, anderseits des gebrauchten Geschirres und der sonstigen Geräte besitzt. Zu beiden Seiten der Fächer und auch ober ihnen seien Schubladen von verschiedener Höhe und Breite zur Aufnahme der in der Rezeptur gebrauchten Gegenstände angebracht. Die Platte des Rezepturtisches erhält am besten einen Linoleumbelag. Die Hinterseite des Rezepturtisches kann in Form eines Kastens mit Doppeltüre zur Aufnahme der Glasgeräte wie Medizinflaschen, Salbentiegel, Infundierbüchsen, Mensuren usw. dienen.

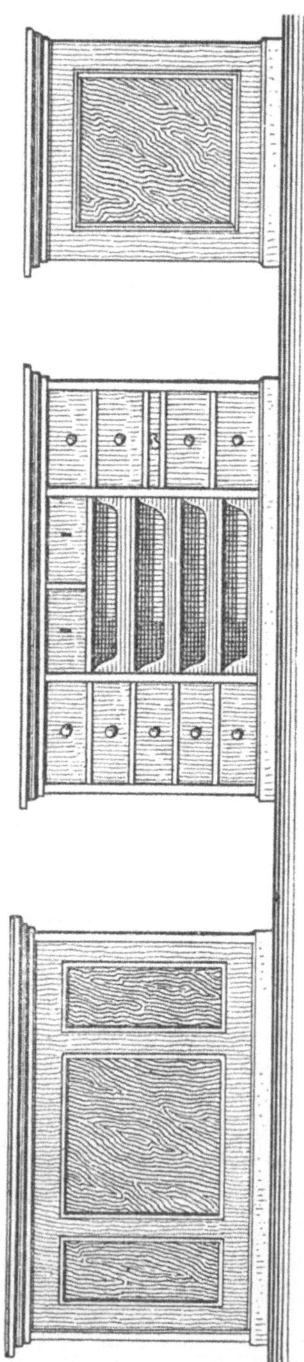

Abbildung 6. Rezepturtisch.

Auf der Platte des Rezepturtisches wird die Tarawage horizontal genau ausgerichtet aufgestellt, an der rechten Seite des Tisches werden an Haken, die an der Außenwand angebracht sind, die Handwagen aufgehangen. Die kleinen Schubladen des Tisches der Tarawage dienen zur Aufnahme der Kartenblätter, Bindfaden, Korkzange, Schere, Löffel, Falzbeine zum Glätten der Pulverkapseln etc.

Kartenblätter aus Pergament, weiß oder braun, 100 Stück im Formate 60/90 Millimeter, werden zum Abteilen von Pulvern verwendet.

Bindfaden oder Rezepturspagat, gewöhnlich in Knäueln oder auf Holzspulen aufgewickelt, einfärbig oder in den Farben blau-weiß, rot-weiß usw., wird am einfachsten in der mittleren kleinen Lade der Tarawage aufbewahrt und der Faden durch ein kleines Loch in der Lade herausgeführt. Der Bindfaden dient lediglich zur Adjustierung bei der Abgabe der Arzneimittel, z. B. zum Verbinden der Arzneiflaschen, um ein Herausfallen des Korkes zu verhindern, Verbinden der Tropffläschchen u. dgl.

Gewöhnliche Schere aus Stahl, Länge 140—180 Millimeter.

Korkzange aus Stahl zum Quetschen der Medizinflaschenkorke (Abbildung 7).

Falzbein zum Glätten der Pulverkapseln.

Löffel, doppelt, aus Bein oder Horn, für Substanzen, die Metall angreifen (z. B. Jod), sowie Löffel aus Neusilber. Länge: 120, 150, 180 Millimeter. Zusammen: 2 Horn-, 3 Neusilberlöffel (Abbildung 8).

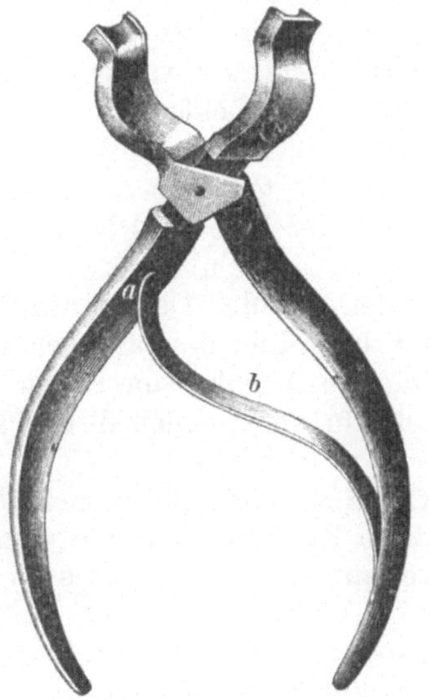

Material zur Adjustierung der fertiggestellten Arzneimittel (aufbewahrt in den Laden des Rezepturtisches).

Etiketten verschiedener Größe, geschnitten, gummiert, ohne oder mit verschiedenen Aufschriften wie: Nach Bericht, Alle .... Stunden .... löffel zu nehmen, ... mal täglich .... löffel zu nehmen, Salbe, Einreibung, Äußerlich. Für den inneren Gebrauch auf weißem, für den äußeren Gebrauch auf rotem Papier mit schwarzem Druck. — Je nach Bedarf in verschiedenen Größen.

Abbildung 7. Korkzange. a b: Feder zum Auseinanderhalten.

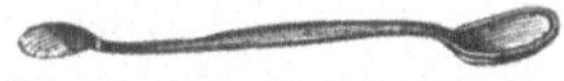

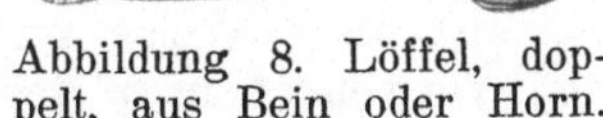

Abbildung 8. Löffel, doppelt, aus Bein oder Horn.

Maschinenfalzkapseln zur Expedition von abgeteilten Pulvern aus weißem Kanzleipapier, und zwar Größe in Millimeter 26/90 5000 Stück, 27/102 2000 Stück, solche aus Ceratpapier zur Expedition von abgeteilten, hygroskopischen Pulvern, 27/102 1500 Stück.

Papiersäcke aus weißem dünnem Papier zur Expedition von größeren Mengen pulverförmiger Arzneimittel, Tees, Kräuter etc. in Mengen von 10—500 Gramm. Die Größe der Säcke wird in den verschiedenen Preislisten nach dem Inhalte, in Millimetern und mit eigenen Nummern angegeben.

P u l v e r s c h a c h t e l n u n d P u l v e r s c h u b e r, für den Fall, als man eine größere Menge einer pulverförmigen Substanz oder eines Pulvergemisches nicht in einem Papiersäckchen abgeben will; namentlich in der Privatrezeptur nimmt man runde Pulverschachteln, die ebenfalls nach ihrem Fassungsraum mit bestimmten Nummern bezeichnet vom Fabrikanten in den Preislisten geführt werden. Vom gleichen Aussehen, nur etwas niederer sind die runden Pillenschachteln zur Dispensation von Pillen. Bei beiden unterscheidet die Arzneitaxe zwei Gattungen; die billigeren werden als runde Pulver-(Pillen)schachteln ohne Falz, die teureren als solche mit Falz bezeichnet. Bei den einen greift der Rand des Schachteldeckels über den Rand des zur Aufnahme der Substanz bestimmten Teiles der Schachtel, bei den andern ist der Deckel durch einen am unteren Teile der Schachtel befindlichen Falz genau aufsitzend gemacht. Für eine einfachere Abgabe von Pillen und Salben werden auch Holzschachteln in verschiedenen Größen verwendet. Bei der Dispensation von Augensalben ist jedoch von Holzschachteln abzuraten, da vielleicht Holzsplitterchen die Salbe verunreinigen könnten; für diese Zwecke verwende man ausschließlich kleine Glas- oder Porzellantiegel. P u l v e r s c h u b e r verschiedener Größen werden zur Abgabe abgeteilter Pulver und auch solcher in Oblaten oder auch zur Abgabe von Suppositorien verwendet. Die die Pulver enthaltende Schachtel ist nach Art einer Schublade in der äußeren Hülle aus starker Pappe verschiebbar.

K o r k s t o p f e n (Medizinkorke) müssen in sehr guter Qualität vorhanden sein, da aus porösen Korken beim Verstopfen der Flasche leicht Korkteilchen in die Flüssigkeit gelangen und diese auf diese Weise verunreinigt wird. Für enghalsige Flaschen verwendet man gespitzte Medizinkorke, für weithalsige Gläser sogenannte Opodeldokkorke. — Beim Verkorken der Medizingläser suche man einen strenge passenden Kork aus, nötigenfalls wird der Kork vor dem Einpassen in die Flasche mit der Korkzange allmählich der ganzen Länge nach geknetet. Der Kork wird in die Flasche noch bevor sich in ihr Flüssigkeit befindet, eingepaßt; dabei wird der Hals des Glases mit Daumen und Zeigefinger der linken Hand gefaßt, hierauf mit der rechten Hand der ausgewählte Kork vorsichtig hineingedreht. Auf diese Weise werden Verletzungen bei etwaigem Springen des Flaschenhalses am besten vermieden. Vor der Abgabe der mit der Flüssigkeit gefüllten und verkorkten Flasche prüfe man durch Umdrehen der Flasche, ob der Kork auch vollkommen schließt, sowie auch durch Betrachten des Flascheninhaltes gegen das Licht, ob keine Korkteilchen oder andere Verunreinigungen in der Flüssigkeit herumschwimmen.

Im öffentlichen Apothekenbetriebe wird die verkorkte Flasche noch mit Papier verbunden. Dazu verwendet man entweder sogenanntes Tekturpapier oder Tekturkapseln. Als Tekturpapier verwendet man gewöhnlich steiferes, färbiges Papier, als Unterlage kommt dünnes weißes oder auch färbiges Papier. Dieses auf den Kork aufgelegte Papier wird in kleinen Falten über Kork und Flaschenhals gefaltet, hierauf unter dem Wulste des Flaschenhalses mit dem Rezepturbindfaden festgebunden, der wegstehende Teil des Papieres wird nach dem Aufkrempeln mit der Schere im Kreise weggeschnitten. Das Falten der Tekturen erfordert Übung. Um gefällige Verschlüsse rasch zu erhalten, sind maschinell gefaltete Tekturen im Handel, die einfach über den Kork gestülpt werden und nach dem Zubinden unter dem Wulste des Flaschenhalses zugeschnitten werden (Abbildung 9). Beim Verbinden der Flasche ist es angezeigt, mit dem Bindfaden eine Schlinge zu machen und nicht einen Knoten zu knüpfen. Der Bindfaden soll auch nicht zu kurz abgeschnitten werden, da sonst ein Wiederverbinden unmöglich wird.

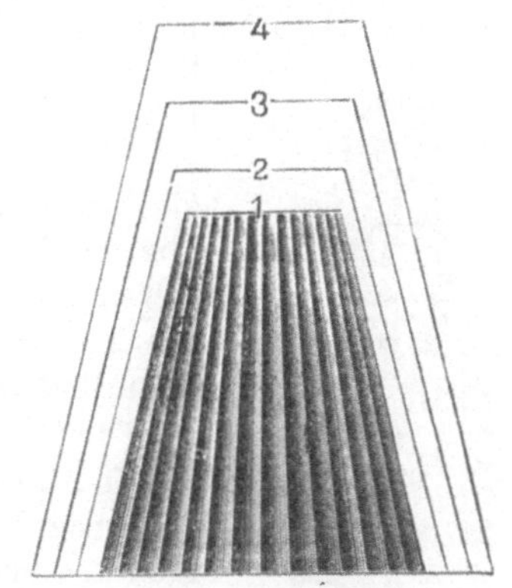

Abbildung 9. Faltentektur. 1—4 verschiedene Größen.

Medizinflaschen von farblosem Glase sind gewöhnlich in zwei Qualitäten im Handel. Die billigere Sorte ist aus sogenanntem grünen, die bessere aus weißem Glase hergestellt. Das Glas der grünen Flasche zeigt infolge der weniger sorgfältigen Reinigung einen leichten grünen Stich, das weiße ist farblos. Für lichtempfindliche Flüssigkeiten kommen außerdem noch Flaschen von gelbem Glase in Betracht. Der Fassungsraum der verschiedenen Flaschen ist am Boden des Gefäßes in Kubikzentimetern, auf Wasser berechnet, angegeben. Es bedeutet z. B. die

Zahl 150 am Boden des Gefäßes einen Fassungsraum von 150 ccm. Der Form nach unterscheiden wir runde und sechseckige Flaschen; dabei kann die obere Öffnung zum Füllen und Entleeren der Flasche eng oder weit sein, man spricht dann von enghalsigen oder weithalsigen Flaschen. Die sechseckigen Flaschen sind im Deutschen Reich (nicht in Österreich) zur Abgabe von Flüssigkeiten zum äußerlichen Gebrauch vorgeschrieben. Die weithalsigen Flaschen werden bei Substanzen von dickflüssiger, gallertförmiger oder salbenartiger Konsistenz verwendet.

Die Salbentiegel haben ebenso wie bei den Medizinflaschen den Fassungsraum am Boden des Gefäßes angegeben. Die gewöhnlichsten Tiegel sind aus porzellanähnlichem Steingut hergestellt, sie besitzen keine Deckel, sondern unterhalb des oberen Randes eine vertiefte Rinne (Verbandreifen), in welche beim Verbinden des Tiegels mit Papier der Bindfaden zu liegen kommt. Gewöhnlich werden aber heute braune Glastiegel verwendet, die mit Metalldeckeln versehen sind.

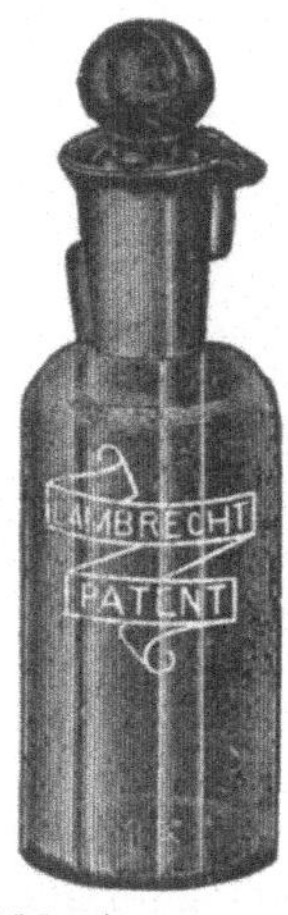

Abbildung 10.
Tropfglas.

Tropfgläser (Abbildung 10) dienen zur Abgabe von in Tropfenform zu nehmenden Medikamenten an Privatparteien; sie zeigen ebenfalls am Boden in Ziffern den Fassungsraum. Im Flaschenhals eingeschliffen sitzt der Stopfen, der mittels der darauf befindlichen Vertiefungen mit den am Hals befindlichen Ausbuchtungen (einerseits zum Austreten der Flüssigkeit, gegenüber zum Eintritt des entsprechenden Luftvolumens) korrespondierend zum Ausfließen der Flüssigkeit eingestellt werden kann. Durch entsprechendes Drehen, bis die Ausflußöffnungen nicht mehr übereinanderliegen, wird das Ausfließen verhindert. Die entsprechende Stellung ist auch an der an der oberen Seite des Stopfens befindlichen Rille zu erkennen. Bei der Abgabe von Tropfen in Tropffläschchen wird der Stopfen in dieser Stellung fixiert und zur Verhütung des Herausfallens mittels eines Bindfadens befestigt, der in Form eines sogenannten Champagnerknotens um Hals und Stopfen geschlungen wird.

In den Laden des Rezepturtisches aufbewahrt werden auch die sogenannten Spateln (Abb. 11); sie sind aus Eisen, Horn, Glas od. dgl. und bilden Stäbe, die an ihren beiden Enden zu an den Ecken abgerundeten Platten verbreitert sind. Sie dienen zum Entnehmen salbenförmiger Arzneimittel aus den Vorratsgefäßen und finden auch bei der Herstellung von Salben Verwendung. In Hausapotheken wird man mit Spateln aus Eisen in der Länge von je einer von 15, 20 und 24 Zentimetern, sowie einer aus Horn oder Bein in der Länge von 15 Zentimeter das Auslangen finden. Die Spatel aus Horn oder Bein findet bei der Herstellung von Salben Verwendung, deren Bestandteile Eisen angreifen (z. B. Salben mit Quecksilbersalzen, Jod, Silbernitrat). Die Spatel aus Bein kann auch das Falzbein zum Glätten der Pulverkapseln ersetzen.

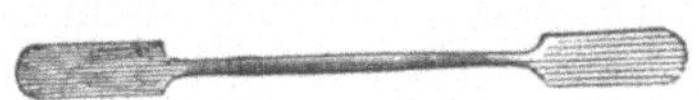

Abbildung 11. Spatel aus Eisen, poliert, doppelt.

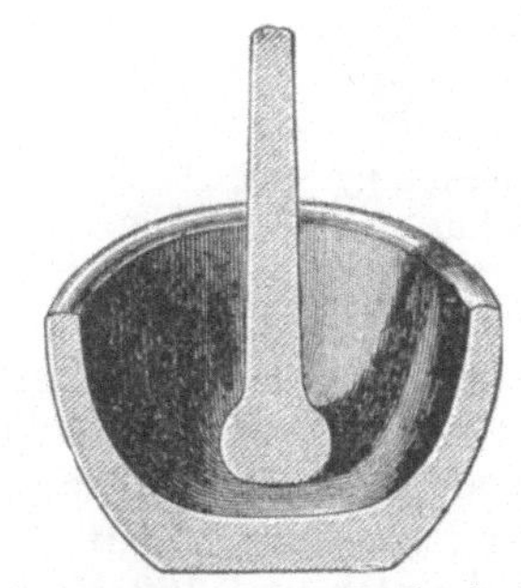

Abbildung 12. Reibschale aus Porzellan ohne Ausguß.

In den u n t e r e n F ä c h e r n des Rezepturtisches werden die für die Herstellung von Arzneimittelgemischen häufig gebrauchten Geräte wie Reibschalen und Patenen aufbewahrt. Im S c h r a n k e des Rezepturtisches können neben den Medizinflaschen auch Infundierbüchsen, Mensuren, Trichter aufbewahrt werden. Ebenfalls in leicht erreichbarer Höhe sollen sich die für die Herstellung von Infusen und Dekokten notwendigen Kochpfannen, ein Schnellkochapparat, ferners die in der Rezeptur weniger häufig gebrauchten Apparate wie Oblatenverschlußapparat, Rezeptursieb, Pillenmaschine, unter Umständen auch ein Apparat zum Ausgießen von Suppositorien befinden.

Unter R e i b s c h a l e n versteht man Schalen aus starkem weißem Porzellan oder auch aus starkem, weißem Glase, die zur Herstellung von Pulvern oder auch Salben — die Reibschalen aus starkem weißen Glas werden mit Vorliebe zur Herstellung von Augensalben verwendet — dienen und zu diesem Zwecke mit einer kleinen Keule aus demselben Material, dem sogenannten P i s t i l l, versehen sind. Das Pistill dient einerseits zum Zerkleinern grobkörniger Substanzen, andererseits zum Mischen von Pulvern oder salbenartigen Massen.

Die Reibschalen sind mit oder ohne Ausguß im Handel, die

Innenseite ist glasiert oder rauh (Abbildung 12). Für die Zwecke der Hausapotheke dürften die mit Ausguß, innen rauh, je eine im Durchmesser von 8, 12 und 18 Zentimetern genügen.

Als Patenen bezeichnet man halbkugelförmige Schalen mit oder ohne Ausguß (Abbildung 13) aus Eisen, Messing, Neusilber usw., die hauptsächlich zum Schmelzen salbenartiger Sub-

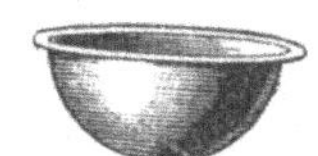

Abbildung 13. Patene ohne Ausguß.

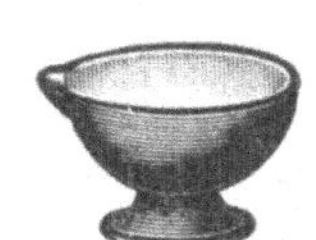

Abbildung 14. Wägbare Reibschale mit Fuß.

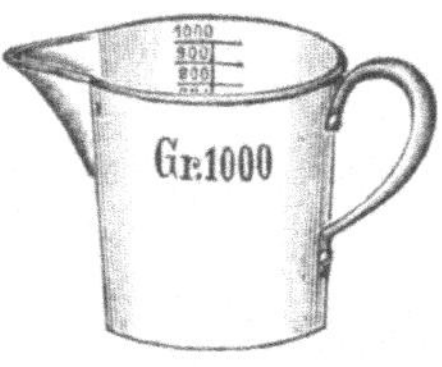

Abbildung 15. Mensur.

stanzen (Wachs, Talg etc.) Verwendung finden. Ein Mittelding zwischen Patenen und Reibschalen bilden die wägbaren Reibschalen mit Fuß (Abbildung 14), emailliert, mit Ausguß, zu welchen auch Pistille aus Holz erhältlich sind. (Vorrat je eine Patene aus Eisen mit Ausguß mit einem Durchmesser von 90 Millimeter und 150 Millimeter. Eine Reibschale aus Eisen mit Ausguß und Fuß, emailliert samt Pistill aus Ahornholz, Durchmesser 100 Millimeter.)

Zur Herstellung von Lösungen sind in der pharmazeutischen Praxis Mensuren, zur Herstellung von Aufgüssen Infundierbüchsen im Gebrauche.

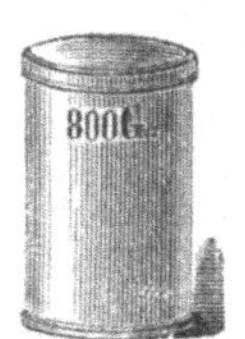

Abbildung 16. Infundierbüchse.

Mensuren sind „konische" oder zylindrische Gefäße mit Ausguß, aus Zinn, zumeist aus Porzellan, Glas oder Email hergestellt. Die eingegossene Flüssigkeitsmenge kann mit Hilfe einer im Innern des Gefäßes angebrachten Skala abgelesen werden (Abbildung 15). Vorrat: Je ein Stück aus Porzellan mit eingebrannter Skala mit 50, 200 und 500 Gramm Inhalt.

Infundierbüchsen sind zylindrische Gefäße mit Dekkel, gewöhnlich aus Porzellan, die zum Abmessen des aufzugießenden heißen Wassers im Innern graduiert sind (Abbildung 16). Man wird mit je einer von 200 und 500 Gramm Inhalt auslangen. Zum Erhitzen des Wassers und für Aufgüsse etc.

und zur Bereitung von Abkochungen genügen Pfannen aus emailliertem Eisen (außen blau, innen weiß) mit Ausguß und Eisenstiel zu ½ und 1 Liter Inhalt, auch Pfannen aus Aluminium eignen sich sehr gut für diese Zwecke.

Zum Filtrieren von Lösungen, sowie auch zum Einfüllen von ätzenden Flüssigkeiten, die die Unterlage angreifen oder beschmutzen können, verwendet man Trichter aus Glas (im Winkel von 60°, oben und unten abgeschliffen, je ein Stück mit 60, 70, 80 und 120 Millimeter Durchmesser). Flüssigkeiten mit gröberen Verunreinigungen (größere Flocken, Korksplitter etc.) können auch durch Filtration mittels Baumwolle in Filtriertrichtern aus Glas mit zylindrischer Röhre (Abbildung 17) gereinigt werden. Dieses Verfahren ist besonders bei Mixturen, die verunreinigt erscheinen, vor der Abgabe zu empfehlen. Vorrat: Je eine Filtrierröhre mit einem Durchmesser von 25 und 35 Millimeter.

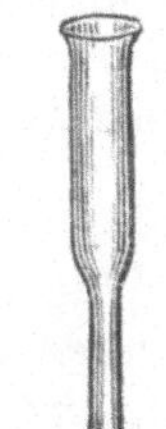

Abbildung 17. Filtriertrichter aus Glas.

Zum Durchseihen von Dekokten oder Infusen ist nach dem D. A. B. 6 Mull zu verwenden. Für ähnliche Zwecke verwendet man auch grobfädige, gut ausgekochte Leinentücher (sogenannte Koliertücher) gewöhnlich in der Größe 30 × 30 Zentimeter.

Größere Mengen gemischter Pulver, die besonders spezifisch leichte Substanzen (wie z. B. Magnesiumcarbonat oder Zinkoxyd) enthalten, sind zwecks gleichmäßiger Verteilung der verschiedenen Bestandteile durchzusieben. Diesem Zwecke dienen kleine Siebe aus emailliertem Metall, sogenannte Rezeptursiebe (Abbildung 18); sie haben gewöhnlich einen Durchmesser von 120 Millimetern, emaillierten Deckel und Untersatz. Für feine Pulver kommt ein Sieb mit Maschenweite 26 Maschen pro Quadratzentimeter in Betracht. Die Siebe werden gewöhnlich mit drei auswechselbaren verschiedenen Siebeinlagen geliefert.

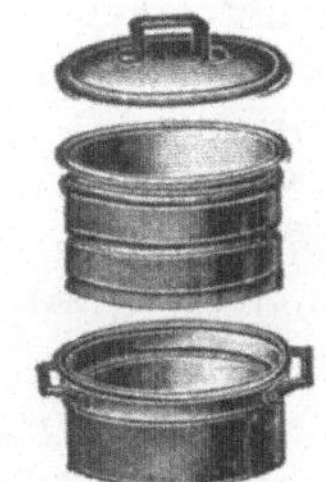

Abbildung 18. Rezeptursieb.

Maße und Gewichte.

Die Herstellung der Arzneien auf Grund eines vorschriftsmäßig verschriebenen Rezeptes geschieht hauptsächlich nach Gewichtsmengen, seltener nach Volummengen. Für die Wägungen dienen Wagen, von denen für den Rezepturbetrieb besonders die Tarawagen und Handwagen in Betracht kommen. Kommen bei flüssigen Arzneigemischen ganz geringe Mengen von Flüssigkeiten als Bestandteile in Verwendung, so wird auch die Tropfenform als Maßeinheit gewählt; in einzelnen anderen Fällen, besonders bei Flüssigkeiten wässeriger Natur (Infusa, Decocta), wird die Menge unter Zugrundelegung des Volumens als Maßeinheit in graduierten Gefäßen gemessen.

Wagen.

Die Wagen und Gewichte, wie sie zur Arzneibereitung verwendet werden, gelten als Präzisionsinstrumente und unterliegen als solche der behördlichen Kontrolle auf ihre Empfindlichkeit, Tragfähigkeit und Richtigkeit. Die Überprüfung muß alle zwei Jahre durch die zuständigen Eichämter durchgeführt werden. In die überprüften Wagen und Gewichte werden, wenn sie für die Weiterverwendung noch tauglich sind, der Eichstempel mit der Jahreszahl eingestanzt. Die Wagen und Gewichte sind der Abnutzung in hohem Grade unterworfen, sie müssen daher sorgfältig behandelt werden. Verunreinigungen durch Säuren etc. sind peinlichst zu vermeiden und beschmutzte Wagen und Gewichte sofort mit einem weichen Wollappen gründlich zu reinigen. Eine gründliche Reinigung der Metallbestandteile der Wagen sowie der Messinggewichte darf nicht mit den gewöhnlichen Putzmitteln, z. B. Sidol etc., erfolgen. Gewichte werden am vorteilhaftesten mit Seifenwasser gewaschen und dann sorgfältig getrocknet. Die Wagebalken werden mit einem weichen Tuche oder Leder abgewischt, die Schneiden und Lager der Tarierwagen werden mit einem Pinsel ausgeputzt. Die Hornschalen und Metallschalen der Tarawagen können bei stärkerer Verunreinigung mit Wasser oder Alkohol gewaschen werden, jedoch ist vor ihrer Benutzung darauf zu achten, daß sie vollkommen trocken seien, da durch angezogene Feuchtigkeit Ungenauigkeiten entstehen könnten.

Tarawage.

Die Tarawagen dienen besonders zum Abwägen von Flüssigkeiten und Salben, von in Schachteln oder Säckchen verabfolgten Pulvern und Kräutermischungen. Bei der Tarawage (Abbildung 19) ruht der Wagebalken auf einem festen Stativ, das bei besseren Wagen auf einem mit kleinen Laden versehenen Kästchen montiert ist. Die Laden dienen zur Aufbewahrung von Löffeln, Kartenblättern, Bindfaden und ähnlichen häufig gebrauchten kleinen Utensilien. Der Wagebalken trägt an seinen Enden die Wagschalen, die mit ihren Lagern auf den am Ende des Wagebalkens befindlichen Schneiden ruhen. Die Zunge des Wagebalkens ist meistens nach unten gekehrt, da auf diese Weise der Ausschlag leichter beurteilt werden kann. Zum Schutze der Wagschalen werden in diese Einsätze in Form runder, flacher Schalen aus Hartgummi oder ähnlichem Material gebracht. Allerdings ist in diesem Falle wegen der zumeist verschiedenen Schwere dieser Einsätze die Wage nicht in der Gleichgewichtslage. Dies tut jedoch weiter nichts an der Sache, denn es muß bei Wägungen immer die Gleichgewichtslage hergestellt werden. Um mitunter verhängnisvolle Wägeirrtümer zu vermeiden, ist es ratsam, die Wage vor dem jedesmaligen Gebrauche darauf zu untersuchen, ob die Schneide des Wagebalkens und die Lager der Wageschalen ordnungsgemäß auf dem Lager oder den Schneiden ruhen. Ist die Wage in dieser Beziehung nicht in Ordnung, so kann es infolge der vollkommen gestörten Gleichgewichtsverhältnisse zu großen Wägungsdifferenzen kommen, während bei entsprechender Obsorge dem Übel durch Einhängen der Lager rasch abgeholfen werden kann. Über das einwandfreie Funktionieren der Wage kann man sich durch leichtes Einspielen der Wagezunge nach Abnehmen der Schutzeinsätze von den Wageschalen überzeugen.

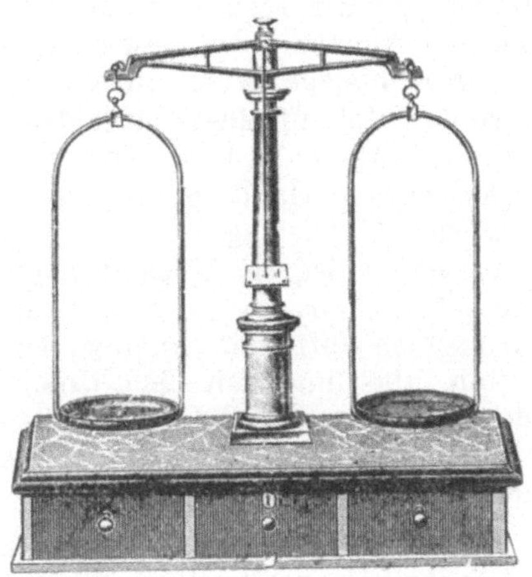

Abbildung 19. Tarawage mit Wagkasten.

Um auf der Tarawage eine bestimmte Gewichtsmenge Flüssigkeit in eine Flasche einzuwägen, muß vorher die Flasche tariert werden; man stellt sie auf die rechte Wagschale. (Unter rechter Wagschale ist diejenige zu verstehen, welche, wenn der Wägende vor der Wage, die Zunge der Wage gegen sich gekehrt, steht, der rechten Hand zunächst liegt. Dies sei deshalb besonders angeführt, da Wägungen auf analytischen Wagen im umgekehrten Sinne durchgeführt werden.) Auf die linke Schale bringt man soviele Tariergranaten, Porzellankörner oder Bleischrot, bis Gleichgewicht herrscht. Um diese Manipulation rasch durchzuführen, drückt man sanft mit dem Zeigefinger der linken Hand auf die linke Wagschale und spürt beim Auflegen der Tariergranaten mit der rechten Hand durch den abnehmenden Gegendruck die Abnahme des Gewichtsunterschiedes. Die vollkommene Gleichgewichtslage wird durch den Ausschlag der Wagzunge kontrolliert. Ist auf diese Weise das Gefäß tariert, so legt man auf die linke Wagschale die entsprechende Gewichtsmenge und gießt mit der rechten Hand in dünnem Strahle soviel Flüssigkeit ein, bis wiederum Gleichgewichtslage herrscht. Um ein Überwägen zu vermeiden, ist die Flüssigkeit vorsichtig in dünnem Strahle einzugießen, dabei beobachtet man die allmählich abnehmende Gleichgewichtsdifferenz analog der vorherbeschriebenen Manipulation, allerdings mit dem Unterschiede, daß jetzt der Zeigefinger der linken Hand durch sanften Druck auf die rechte Schale das Abnehmen der Gewichtsdifferenz durch das Gefühl beobachtet.

Es sei von vornherein bemerkt, daß man zur Vermeidung der Verunreinigung der Signaturen der Standgefäße lege artis die Signatur beim Ausgießen der Flüssigkeit nach oben gekehrt hält. Das Ausgießen in dünnem Strahle hat neben der Gewähr, ein Überwägen zu vermeiden, noch den Vorteil, daß bei dicken Flüssigkeiten (Ol. Ric., Bals. Copaiv.) ein Verstopfen des Flaschenhalses und damit ein Überrinnen der Flüssigkeit vermieden wird. (Um im dünnen Strahle gießen zu können, muß das Standgefäß entsprechend hoch über die Flasche gehalten werden.)

Werden Pulver auf der Tarawage in Schachteln abgewogen, so wird ebenfalls zuerst die Schachtel tariert und dann nach Auflegen der vorgeschriebenen Gewichtsmenge das Pulver mit einem Löffel aus dem Standgefäße portionenweise in die Schachtel gebracht.

Die Tarierkörner werden am besten in einem Becher mit Ausgußschnabel neben der Tarawage aufbewahrt und beim Austarieren eines Gefäßes aus diesem vorsichtig in ein auf der linken Wagschale stehendes kleines Gefäß gegossen. Es ist nicht angezeigt, auch auf der rechten Wagschale mit Tarierkörnern zu arbeiten, da die Körner, wenn sie auf der Wagschale zerstreut liegen, beim Aufstellen der Flasche oder Schachtel unter diese zu liegen kommen können, ein Umstand, der für die Standsicherheit des für die Aufnahme des Arzneimittels bestimmten Gefäßes beim Wägen unvorteilhaft ist.

Das Austarieren der Gefäße mit Gewichten ist für den in Wägungen weniger Geübten deshalb nicht ratsam, weil einerseits dadurch die nachherige Kontrolle der für die eigentliche Wägung verwendeten Gewichtsmengen erschwert wird, anderseits auch infolge der immerhin beschränkten Anzahl der Gewichte im Gewichtssatze ein oft unnötiges Umrechnen notwendig wird.

Die Wage darf niemals höher als mit dem Höchstgewichte, auf das sie geeicht ist, belastet werden. (Tragkraft der gewöhnlichen Tarawagen 1 Kilogramm.) Nach durchgeführter Wägung kommen die Gewichte in den Gewichtskasten, die Wage wird durch Aufsetzen des Tarierbechers auf die linke Wagschale zur Ruhe gebracht, dadurch wird jede unnötige Schwingung vermieden. Die etwa im Lager noch weiterschwingende rechte Schale wird mit der Hand in ihren Schwingungen abgebremst und auf diese Weise zur Ruhe gebracht.

Handwagen.

Die Handwagen sind zum Unterschiede von Tarawagen zur Wägung nicht fix auf einer Standsäule aufgehängt, sondern werden in der Hand frei gehalten. Die Wagschalen sind bei diesen Wagen gewöhnlich aus Horn und halbkugelförmig vertieft; sie sind mit drei Schnüren an je einem achterförmig zusammengebogenen Haken befestigt. Von den beiden auf diese Weise gebildeten Ringen des Hakens hält der eine die Schnüre zusammen, der andere hängt in einem Doppelringe, bei welchem der noch freie Ring im Lager des Wagebalkens spielt; die Lager werden dadurch hergestellt, daß durch die an den Enden des Wagebalkens befindlichen rechteckigen Durchbohrungen senkrecht zur Längsrichtung des Wagebalkens Stahlstifte gesteckt sind. Der Wagebalken trägt nach oben die Wagzungen und schwingt auf einer Stahlschneide im Lager einer Metallgabel, die an ihrem oberen Ende einen S-förmig gebogenen Haken hat. An diesem wird die

Wage bei der Wägung gehalten (Abbildung 20). Aufbewahrt werden die Handwagen entweder liegend in einer Schublade oder hängend auf einem Haken an der Wand eines Regales oder des Rezepturtisches. Das Aufhängen zwecks Aufbewahrung geschieht aber nicht am S-förmig gebogenen Haken am Ende der Metallgabel, da dadurch die Wage nicht ruhen könnte, sondern gewöhnlich in nachstehender Weise: Der Wagebalken wird mit der rechten Hand geneigt, dann wird von den beiden nach abwärts hängenden Schalen die untere in die obere hineingelegt und nun die so zusammengelegte Wage auf dem zum Aufhängen bestimmten Haken gehängt. Der Haken kommt dabei an die Stelle zu liegen, wo die obere Wagschale in das Lager des Wagebalkens eingehängt ist.

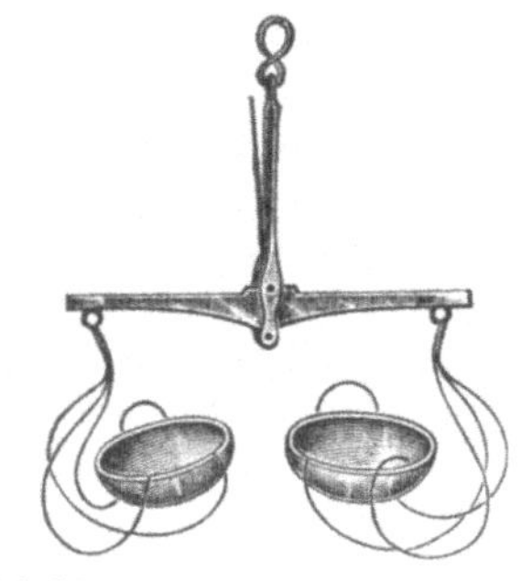

Abbildung 20. Präzisionshandwage.

Für Wägungen mit der Handwage kommen hauptsächlich feste Substanzen in Betracht, die aus den Standgefäßen mit Metall- oder Hornlöffeln entnommen werden. Um das Ankleben von kleinen Substanzmengen an den Hornschalen und dadurch Substanzverluste zu vermeiden, ist darauf zu sehen, daß die Schalen vollkommen trocken und rein sind. Beim Hineinwägen der Substanz in die Schalen ist auch darauf zu achten, daß das Pulver nicht über die Wagschnüre hineingebracht wird, da auf diese Weise ebenfalls Beschmutzung und Substanzverlust eintreten könnte. Stark riechende, stark giftige Substanzen und solche, die die Schalen angreifen könnten, werden auf eigenen, in die Wagschalen zum Schutze eingelegten Papierstücken abgewogen. Um die Gleichgewichtsverhältnisse der Wage nicht zu stören, schneidet man aus einem Bogen Papier zwei gleich große und gleich schwere quadratische Papierstücke, legt das eine zusammengeknüllt in die linke Wagschale zu den Gewichten, das zweite ausgebreitet als Schutzeinlage in die rechte Wagschale. Beim Hineinwägen der Substanz ist diese in einem kleinen Häufchen vorsichtig in die Mitte dieses Papiereinsatzes zu bringen. Ist das Pulver genau abgewogen, so wird die Einlage samt Pulver vorsichtig aus der Wagschale herausgenommen und das Pulver seiner weiteren Verwendung zugeführt.

Die kunstgerechte Haltung der Handwage beim Wägen ist aus nebenstehender Abbildung (Abbbildung 21) zu ersehen. Dadurch, daß die Wagzunge zwischen zwei Fingern spielt, fühlt man mit den beiden Fingern, ob man noch zu wenig oder schon zu viel auf die Wage gegeben hat und kann durch das Gefühl auch approximativ das Minus oder Plus an Substanz abschätzen. Bei Gleichgewicht muß die Wagzunge genau in der Messinggabel einspielen.

Um ein lebhaftes Schwingen der Wagschalen beim Wägen hintanzuhalten, tut man gut, die Wage nach Auflegen der Gewichte durch Aufsetzen auf den Tisch vorerst sozusagen zu arretieren, dann vorsichtig hochzuheben und nun erst in die in Ruhe befindliche rechte Wagschale die Substanz einzuwägen.

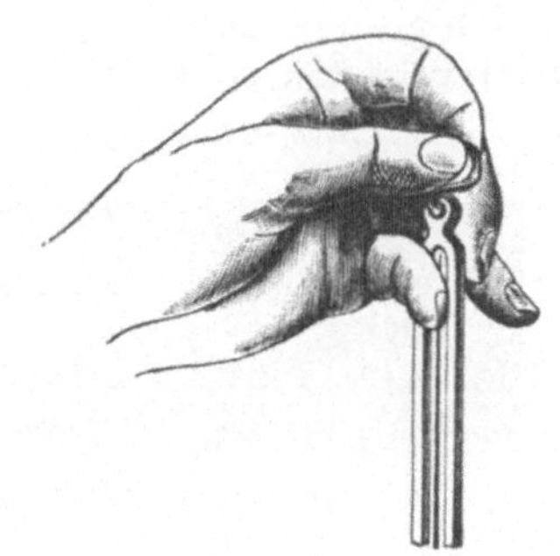

Abbildung 21. Haltung der Hand beim Wägen mit der Handwage.

Zur möglichst quantitativen und raschen Entfernung der abgewogenen Menge hält man wie vorher die Wage in der linken Hand, läßt aber dabei die Schalen auf der Tischplatte ruhen, ergreift mit Daumen und Zeigefinger der rechten Hand die rechte Schale am Rande, kippt die Schale zur Entfernung des Pulvers und klopft dabei einigemale kräftig mit dem freien Mittelfinger an den Rand der Schale. Das Pulver gleitet dabei, je nach der Neigung der Schale, langsamer oder rascher auf das Kartenblatt oder in das Säckchen, das zur Aufnahme der Substanz bestimmt ist. Auch bei dieser Manipulation ist darauf zu achten, daß die abgewogene Menge zwischen die Schnüre hindurch entleert werde, da durch die Berührung mit den Schnüren Beschmutzung und Substanzverlust die nächste Folge sein würden.

Für den Hausapotheke führenden Arzt werden im allgemeinen zwei Typen von Handwagen genügen.

1. Wagen mit einer Maximalbelastung bis 20 Gramm, auf denen die Mengen über 1.0 bis 20.0 gewogen werden.

2. Wagen mit einer Tragkraft bis 4 Gramm, auf denen Bruch-

teile von Grammen (Zentigramme und Dezigramme) gewogen werden.

Für geringe Substanzmengen unter einem bis zwei Zentigramm ist es vorteilhaft Verreibungen (Triturationen) in bestimmten Verhältnissen zu benützen (Rezepturerleichterung).

Gewichte.

Die in der Apotheke verwendeten Gewichte sind Präzisionsgewichte, müssen daher mit dem Präzisionsstempel (als Zeichen ein sechseckiger Stern *) versehen sein und unterliegen ebenso wie die Wagen der behördlichen Kontrolle (Eichung). Da die gewöhnlich verwendete Tarawage eine Maximalbelastung von einem Kilogramm zuläßt, so kann mit einem Gewichtssatze in der Reichweite bis zu einem Kilogramm das Auslangen gefunden werden. Der Satz setzt sich aus den aus Messing gearbeiteten

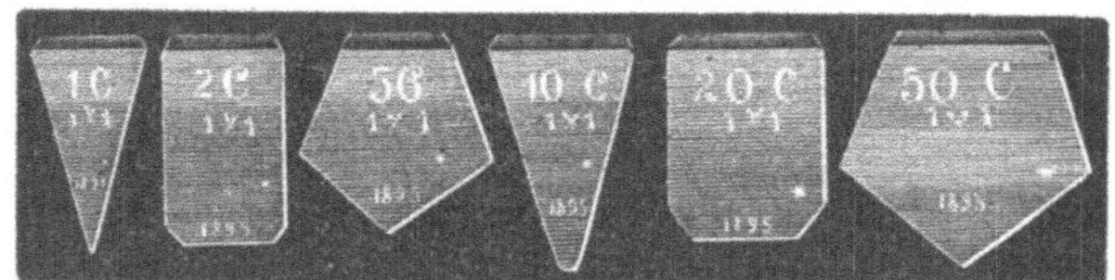

Abbildung 22. Zentigrammgewichtssatz.

Grammgewichtssatz und den Centigrammgewichtssatz zusammen. Der Grammgewichtssatz enthält: ein Gewicht zu 500 Gramm, ein Gewicht zu 200 Gramm, zwei Gewichte zu 100 Gramm, ein Gewicht zu 50 Gramm, ein Gewicht zu 20 Gramm, zwei Gewichte zu 10 Gramm, ein Gewicht zu 5 Gramm, ein Gewicht zu 2 Gramm, drei Gewichte zu 1 Gramm. Der Zentigrammgewichtssatz besteht aus folgenden Gewichten, u. zw. ein Gewicht zu 50 Zentigramm, ein Gewicht zu 20 Zentigramm, zwei Gewichte zu 10 Zentigramm ein Gewicht zu 5 Zentigramm, ein Gewicht zu 2 Zentigramm, drei Gewichte zu 1 Zentigramm. Die Zentigrammgewichte sind aus weißem, die Dezigrammgewichte aus rotbraunem Metall angefertigt. Die einzelnen Serien sind auch durch die Form unterscheidbar. Die Gewichte zu 0.01 und 0.1 Gramm zeigen dreieckige, 0.02 und 0.2 Gramm viereckige, 0.05 und 0.5 Gramm fünfeckige Form (Abbildung 22).

Mit diesen Gewichten kann bei unmittelbar aufeinanderfolgenden Wägungen in dasselbe Gefäß nur durch Kombination auf Grund rechnerischer Überlegung das Auslangen gefunden werden. In welcher Weise in diesem Falle vorzugehen ist, soll ein Beispiel klarlegen. In eine mit Tariergranaten bereits austarierte Flasche sollen von vier verschiedenen Flüssigkeiten je 17 Gramm eingewogen werden.

Erste Wägung: es werden 10 Gramm + 5 Gramm + 2 Gramm = 17 Gramm aufgelegt.

Zweite Wägung: es werden 20 Gramm + 1 Gramm + 1 Gramm aufgelegt, von den bei der ersten Wägung aufgelegten Gewichten 5 Gramm weggenommen (22 — 5 = 17).

Dritte Wägung: es werden 50 Gramm aufgelegt, von den bei der ersten und zweiten Wägung aufgelegten Gewichten werden 20 Gramm + 10 Gramm + 2 Gramm + 1 Gramm weggenommen (50 — 33 = 17).

Vierte Wägung: es werden 10 Gramm + 5 Gramm + 2 Gramm (die bei der zweiten und dritten Wägung von der Wage heruntergenommen wurden) aufgelegt. Es ergibt sich als Summe der aufgelegten Gewichte 106 Gramm, als Summe der weggenommenen Gewichte 38 Gramm. Für die effektive Wägung verbleiben somit 68 = 4 × 17 Gramm.

Volumgewichte.

Bei Flüssigkeiten wie Wasser, deren spezifisches Gewicht = 1, werden häufig die für die Herstellung eines Flüssigkeitsgemisches oder einer Lösung notwendigen Mengen gemessen, da ja die verwendete Anzahl Kubikzentimeter der gleichen Menge an Grammen (10 ccm Wasser bei einer Temperatur von 4° C gleich 10 g) entspricht. Für derartige Messungen sind in der Apotheke Mensuren vorrätig. Sollen auf dem Prinzipe der Volummengen Flüssigkeiten, die ein höheres oder niedrigeres spezifisches Gewicht als Wasser aufweisen, untereinander oder mit Wasser gemischt werden, so ist das Verfahren nur in jenen Fällen einwandfrei, wo nicht das Gewicht, sondern lediglich das Volumen, also der Gehalt nach Volumprozenten berücksichtigt ist. In allen jenen Fällen, wo das Gewicht betont ist, muß bei derartigen Mischungen gewogen werden, da ja Flüssigkeiten, die spezifisch leichter als Wasser sind, für die gleiche Gewichtsmenge wie Wasser ein größeres Volumen und umgekehrt spezifisch schwerere Flüssigkeiten ein kleineres Volumen zeigen. Ein Beispiel: 10 ccm Spir. Vini conc. Ph. A. VIII (spez. Gew. = 0.830—0.834) haben ein Gewicht von 8.3—8.34 Gramm; umgekehrt haben 10 g Spir. Vin. conc. ein Volumen von 12.05 ccm.

Ganz kurz erwähnt sei hier das Zusammenmischen von Alkohol und Wasser, um einen Alkohol von bestimmtem Prozentgehalt zu erhalten. Der Alkoholgehalt von alkoholischen Flüssigkeiten wird sowohl in Gewichtsprozenten als auch in Volumprozenten angegeben. Der Verkauf und die Besteuerung geschieht gewöhnlich nach dem Volumen in Literprozenten. Für die offizinellen pharmazeutischen Präparate ist der Alkohol des Handels (95—96 Vol%) zu verdünnen. Als offizinell sind in dem deutschen Arzneibuch und der österreichischen Pharmakopoe aufgenommen:

Spiritus (D.A.B. 6) mit 91.29—90.09 Volumprozent oder 87.35—85.80 Gewichtsprozent Alkohol.

Spiritus dilutus (D.A.B. 6) mit 69—68 Volumprozent oder 61—60 Gewichtsprozent Alkohol.

Spiritus Vini (Ph.A. VIII) mit 91.2—90 Volumprozent oder 87.2—85.6 Gewichtsprozent Alkohol.

Spiritus Vini dilutus (Ph.A. VIII) mit 69—68 Volumprozent oder 61—60 Gewichtsprozent Alkohol.

Nach der Ph.A. VIII ist 95%iger Weingeist zur Herstellung von Tinct. Jodi zu verwenden, absoluter Alkohol (eventuell durch Entwässern mit geglühten Kupfersulfat herzustellen) ist in der österreichischen Pharmakopöe bei der Bereitung von Oleum phosphoratum vorgeschrieben.

Bei den verhältnismäßig kleinen Mengen von diesen Arzneimitteln, die für den Hausapothekenbetrieb in Betracht kommen, ist es rationeller und sicherer, besonders Spir. Vini conc. von einer verläßlichen Bezugsquelle zu beziehen, da einerseits die Herstellung geringer Mengen immer mit größeren Verlusten verbunden und ungenau ist, anderseits aber auch die Kontrolle auf den Alkoholgehalt durch die vorgeschriebene Gehaltsbestimmung dem Arzte mit dem in der Hausapotheke zur Verfügung stehenden Mitteln nicht möglich ist.

Tropfengewichte.

Im engen Zusammenhange bezüglich der Relation zwischen dem Gewichte und Volumen auf Grund des spezifischen Gewichtes steht die Einverleibung mancher Arzneimittel in Tropfenform. Allerdings spielt bei dieser Medikation auch noch die Größe der Tropfen eine große Rolle, so daß darüber ebenfalls einiges zu bemerken wäre. Bei Flüssigkeiten, die einer Arzneizubereitung in Mengen unter einem Gramm zugesetzt werden, wird meistens von einer Wägung auf der Tarawage abgesehen und die vorgeschriebene Flüssigkeitsmenge in Form einer bestimmten Anzahl von Tropfen dem Arzneigemische einverleibt. Viele Arzneimittel werden vom Arzt auch häufig nur in Tropfenmengen als Zusatz zu Mixturen verschrieben oder es wird der Patient angewiesen, von der verschriebenen Arzneizubereitung eine bestimmte Anzahl von Tropfen einzunehmen. Diese Form der Dosierung kann zu manchen Ungleichheiten führen, wenn dabei nicht folgende Faktoren in den Kreis der Überlegungen einbezogen werden. Bei ein und derselben Flüssigkeit spielen die Temperatur der Flüssigkeit, die Form und Größe der Ausflußöffnung des Gefäßes, aus dem getropft wird, die Schnelligkeit des Zufließens zur Ausflußöffnung und Abtropfens, bei verschiedenen Flüssigkeiten, neben diesen Faktoren noch das spezifische Gewicht und die Oberflächenspannung für das Gewicht einer bestimmten Anzahl von Tropfen eine große Rolle. Da nun die Art der Dosierung und die Berechnung der Maximaldosen auf dem Prinzipe der Wägung ermittelt sind, so ist diesen Umständen in allen Fällen Rechnung zu tragen und es ist notwendig, diese Ungleichheiten durch Beobachtung nachstehender Ratschläge möglichst zu verringern.

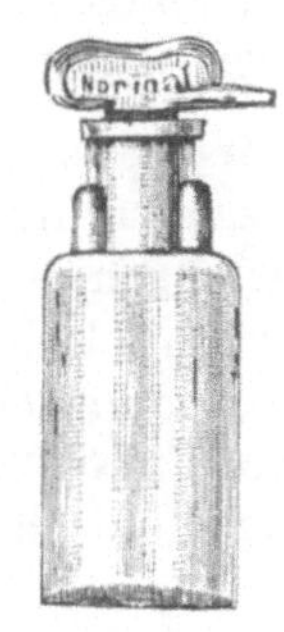

Abbildung 23. Normaltropfglas nach Dr. Traube und Dr. Eschbaum.

Für das Abzählen von Tropfen bei Flüssigkeiten oder Lösungen, deren Mengen in einer gewissen Anzahl von Tropfen einer Mixtur beigemischt werden oder wo das Gewicht (unter einem Gramm) durch eine bestimmte Anzahl von Tropfen erreicht werden soll, sind genau nach den Beschlüssen der internationalen Konferenz in Brüssel 1902 dimensionierte Tropfenzähler zu benützen. Diese sind in der Weise konstruiert, daß das Ausflußrohr eine enge Ausflußöffnung und eine eben geschliffene Abtropffläche von 3 Quadratmillimeter besitzt und 20 Tropfen destilliertes Wasser bei 15^{0} mit diesem Zähler getropft 1.0 Gramm wiegen. Für diese Zwecke sind Normaltropfpipetten, ferner Fläschchen, in welche eine mit einer Gummikappe versehene Pipette eingeschliffen ist, sowie auch Tropffläschchen unter dem Namen Viginti-Normaltropfglas im Handel (Abbildung 23).

Bezüglich der Berechnung von tropfenweise verordneten Arzneimitteln gelten gewöhnlich folgende Normen.

Gleich einem Gramm werden gerechnet, von:

Fetten Ölen Schweren ätherischen Ölen Tinkturen Verdünnten Mineralsäuren Wässerigen Flüssigkeiten	20 Tropfen
Den übrigen ätherischen Ölen Chloroform Essigäther Ätherweingeist	25 Tropfen
Reinem Äther	50 Tropfen

Wie aus der nachstehenden Tabelle hervorgeht, zeigen aber die Zahlen innerhalb dieser Flüssigkeitstypen noch große Abweichungen; als Richtschnur seien die für 1.0 bei 15° mit dem vorgeschriebenen Tropfenzähler ermittelten Werte einer Anzahl von Medikamenten nach „Hagers: Handbuch der pharmazeutischen Praxis" angegeben. Bemerkt sei, daß auch hier die Genauigkeit noch mit einer Fehlergrenze von ± 5% behaftet ist.

Ein Gramm = Tropfen

Acidum aceticum dilutum	33	Liquor Ammonii anisatus	54
Acidum carbolicum liquefact.	36	Liquor Kalii arsenicosi	32
Acidum hydrochloricum	20	Oleum Amygdalarum dulce	41
Acidum hydrochloricum dilutum	20	Oleum camphoratum	45
Aether (0.720)	84	Oleum Crotonis	45
Aether aceticus	35	Oleum Menthae piperitae	51
Aqua Amygdalarum amar.	39	Oleum Ricini	44
Aqua destillata	20	Oleum Sinapis	44
Aqua Laurocerasi	39	Paraffinum liquidum	45
Balsamum Copaivae	38	Sirupus simplex	18
Chloroformium	53	Spiritus	61
Formaldehyd solutus	32	Spiritus Aetheris	65
Glycerin	26	Spiritus dilutus	55
		Spiritus Menthae piperit.	60
		Spiritus Sinapis	57

Ein Gramm = Tropfen.

Tinctura amara . . .	54	Tinctura Opii simplex .	45
Tinctura Digitalis . . .	54	Tinctura Rhei vinosa . .	30
Tinctura Ipecacuanhae .	54	Tinctura Strophanthi . .	54
Tinctura Jodi	60	Tinctura Strychni . .	54

Die Methode, direkt aus den Standflaschen zu tröpfeln ist in den Apotheken ebenfalls in Gebrauch, erfordert jedoch Übung und Beobachtung bestimmter Vorsichtsmaßregeln. Auch bei entsprechender Übung ist die gleiche Tropfengröße nicht immer zu erreichen und daher ist dieses Verfahren bei stark wirkenden Arzneien infolge der ihm anhaftenden Ungenauigkeiten zu vermeiden. Soll aus Standflaschen getröpfelt werden, so darf die Flasche nicht über drei Viertel gefüllt sein; vor dem Tröpfeln zieht man den mit der Flüssigkeit befeuchteten Stöpsel über den Rand des Flaschenhalses, um auf diese Weise einen Kanal für die abtröpfelnde Flüssigkeit zu schaffen, stützt dann zur Erhöhung der eigenen Standfestigkeit beide Ellenbogen auf den Tisch und neigt nun die in der rechten Hand befindliche Flasche vorsichtig, bis die Flüssigkeit den Rand des Flaschenhalses erreicht hat. Um das Abfallen der Tropfen regeln zu können, hält man nun den Stöpsel mit der linken Hand an den Flaschenrand, so daß die Tropfen von diesem abfallen müssen (Abbildung 24).

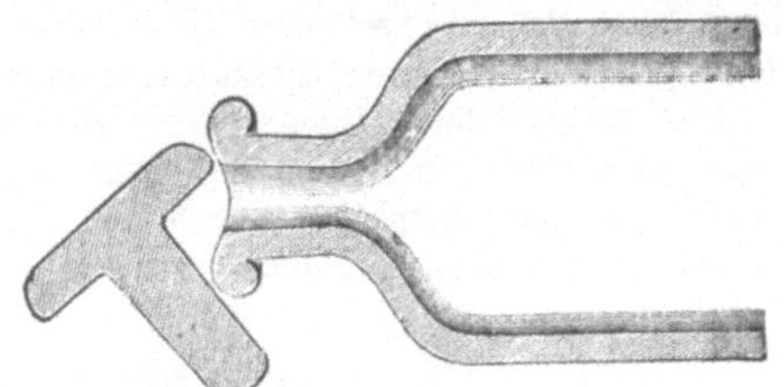

Abbildung 24. Stellung des Stöpsels beim Tröpfeln.

Als Maße für die einzunehmenden Dosen dienen auch rein empirische Angaben, wie Eßlöffel, Kinderlöffel etc. Da jedoch diese Maße zur Grundlage bei Berechnung der Dosierung und Ermittlung allfälliger Maximaldosenüberschreitungen dienen, so werden zur Errechnung für diese Maße allgemeine Mittelwerte angenommen. Man errechnet:

1 Eßlöffel = 15 ccm
1 Kinderlöffel oder Dessertlöffel = 8—10 ccm
1 Teelöffel oder Kaffeelöffel = 5 ccm
1 Tropfen = 0.05 ccm
1 Weinglas = 100—120 ccm
1 Teetasse = 120—150 ccm

Arzneimittel der Hausapotheke.

Erklärung der Abkürzungen und Vorbemerkungen.

W. Z. = Warenzeichen; der Name des Mittels genießt Wortschutz.
D.A.B. 6 = Deutsches Arzneibuch, 6. Ausgabe.
Ph.A. VIII = Pharmakopoea Austriaca, Editio VIII.
F.M.B. = Formulae magistrales Berolinenses.

Die größten Einzel- und Tagesgaben (Maximaldosen) sind dort, wo sie im D.A.B. 6 und in Ph.A. VIII übereinstimmen, ohne besondere Bemerkung angegeben; dort, wo keine Übereinstimmung besteht oder nur das eine der beiden Arzneibücher eine Maximaldosis anführt, ist jedesmal angegeben, aus welchem Arzneibuche die Maximaldosen stammen.

Arzneimittel, die in diesem Abschnitte unter dem gesuchten Namen nicht auffindbar sind, werden zweckmäßig im Sachverzeichnisse gesucht. Dies wird sich namentlich bei jenen Mitteln als notwendig erweisen, die in Anlehnung an die 6. Ausgabe des Deutschen Arzneibuches unter ihrem chemischen Namen eingereiht wurden, z. B. Antipyrin unter Phenyldimethylpyrazolonum. Im Sachverzeichnisse werden alle in diesem Abschnitte angegebenen Synonyma angeführt, sodaß ein rasches Finden des gewünschten Präparates möglich ist.

Die hinter den Namen der einzelnen Arzneimittel in Klammern angegebenen Mengen sollen lediglich einen Anhaltspunkt dafür geben, wieviel von dem betreffenden Mittel zweckmäßig bestellt oder in der Hausapotheke vorrätig gehalten wird.

Acetum pyrolignosum crudum.

Roher Holzessig (1000 g). Braune, saure, nach Essigsäure (6%) und Teer riechende Flüssigkeit. — Acetum pyrolignosum rectificatum, gereinigter Holzessig, gelbliche Flüssigkeit.

Rp. Acet. pyrolign. crud. 200.0; D. S. 2 Eßlöffel auf ein Liter Wasser zur Spülung.

Acetum Sabadillae.

Sabadill-Essig, Läuse-Essig (500 g). Auszug aus Sabadillsamen, hergestellt mit einem Gemische von Wasser, Weingeist und Essigsäure. Gelbbraune Flüssigkeit.

Rp. Acet. Sabad. 50.0; D. S. Äußerlich. Die Kopfhaut einreiben, anschließend ein Flanellverband.

Acidum acetylosalicylicum.

Aspirin (W. Z.), Acetylsalizylsäure, Acetylin (W. Z.) (200 g). Weiße Kristallnädelchen von schwach säuerlichem Geruch und Geschmack. In Wasser schwer, in Weingeist leicht löslich. Im Handel gibt es neben guten Präparaten auch Präparate von Acidum acetylosalicylicum, die stark nach Essigsäure riechen, was eine teilweise Zersetzung anzeigt. Das teurere Original-Aspirin wird von den meisten Krankenkassen nicht gezahlt. Acetylsalizylsäure kann mit verschiedenen anderen Pulvern gemischt werden, z. B. Phenacetin, Atophan und Codein. — Im Handel gibt es auch Tabletten und Compretten zu 0.5 und 1.0. — Wasserlösliche Präparate sind das „Aspirin löslich" (Bayer), das ist das Kalziumsalz des Aspirins; ferner Apyron und Hydropyrin (das sind das Magnesium- und das Lithiumsalz der Azetylsalizylsäure) u. a. Pulver-Mischungen mit Natrium bicarbonicum sind zu vermeiden, da sie sich verflüssigen.

Rp. Acid. acetylosal. 0.5 (—1.0); D. tal. dos. Nr. X; S.....

Acidum boricum.

Borsäure (100 g). Glänzende, farblose, sich fettig anfühlende, schuppenförmige Kristalle oder ein weißes Pulver. Es ist zweckmäßig, das Pulver vorrätig zu halten, Pulvis acid. boric. — Borsäure ist in kaltem Wasser 1 : 25, in heißem leichter löslich; löslich ferner in Weingeist und Glyzerin. Zum Einblasen in Ohr und Nase, als Streupulver usw. dient nur das feine Pulver allein oder in Mischungen. 1- bis 4%ige wässerige Lösungen zu Verbänden, Augen-, Scheiden-, Blasen-, Magen- (1%), Ohren-, Nasenspülungen, als Mundwasser und Gurgelwasser usw. Die Lösungen werden mit destilliertem Wasser am besten in der Wärme hergestellt; sie können, wenn nötig, sterilisiert werden. Eine wässerige, z. B. 3%ige Lösung kann auch vorrätig gehalten werden. Über die Herstellung und Verwendung dieser Lösung siehe Seite 122. Als Salbe kommt entweder das offizinelle 10%ige Ung. Acid. boric. in Betracht oder aber auch konzentriertere (bis 30%ige) oder verdünntere Salben. Zur Borsäure können auch verschiedene Zusätze, z. B. Kokain gemacht werden.

Rp. Acid. bor. 3.0, Aq. dest. ad 100.0; M. D. S. Borwasser (3%).

Rp. Acid. bor. 0.5, Aq. dest. 16.5, Spirit., Glycer. aa 12.0; M. D. S. Äußerlich (z. B. zum Betupfen schmerzender und entzündeter Brustwarzen).

Acidum diaethylbarbituricum.

Veronal (W. Z.), Diaethylbarbitursäure, Diaethylmalonylharnstoff (20 g). Farblose, durchscheinende, geruchlose Kristallblättchen von schwach bitterem Geschmacke. Löst sich in etwa 170 Teilen Wasser von 20° und in 17 Teilen siedendem Wasser, leicht in Weingeist. Veronal bildet mit Alkalien leicht wasserlösliche Salze; unter diesen ist das Natrium diaethylbarbituricum oder Medinal (W. Z.) im Verhältnis 1:4

wasserlöslich. Kann in Pulverform mit anderen Schlafmitteln und Analgeticis kombiniert werden. Im Handel auch in Tabletten zu 0.5 g.

Rp. Acid. diaethylbarb. 0.1—0.5; D. tal. dos. Nr. VI; D. S. 2 Stunden vor dem Schlafengehen 1 Pulver in heißer Flüssigkeit. Größte Einzelgabe (D.A.B. 6) 0.75; größte Tagesgabe 1.5.

(Dosen bis zu 5.0 gelten als leichte, Mengen bis zu 10.0 als mittelschwere und bis zu 20.0 als schwere Vergiftungen; nichtsdestoweniger wurden aber auch schon tödliche Vergiftungen mit einer Dosis von 4.0 beobachtet.)

Acidum hydrochloricum dilutum.

Acidum muriaticum dilutum, verdünnte Salzsäure (100 g). Wird hergestellt aus Acidum hydrochloricum durch Verdünnen mit gleichen Teilen destillierten Wassers. Ist eine klare, farblose Flüssigkeit, die 12.5% HCl enthält.

Rp. Acid. hydrochl. dil. 20.0; D. ad vitr. gutt.; S. Vor (oder nach) der Mahlzeit 10—20 Tropfen in ¼ Glas Wasser.

Rp. Acid. hydrochl. dil. 5.0, Tinct. Rhei vin., Tinct. Chin. comp. aa 10.0; M. D. S. 3mal täglich 5—12 Tropfen (zur Anregung des Appetits).

Rp. Acid. hydrochl. dil. 2.0, Aq. font. 180.0, Sir. Rubi Id. ad 200.0; D. S. 2stündlich 1 Eßlöffel (zum Durstlöschen bei Fieberkranken).

Das an Stelle von Salzsäure nicht selten verwendete Acidol ist salzsaures Betain, ein kristallinisches Pulver, das sich in Wasser unter Abspaltung von Salzsäure leicht löst. Im Handel in Form von Tabletten zu 0.5 oder gemischt mit Pepsin als Acidolpepsintabletten.

Acidum lacticum.

Milchsäure, Gärungsmilchsäure (100 g). Klare, farblose oder schwachgelbliche, fast geruchlose, sirupdicke, hygroskopische Flüssigkeit mit rein saurem Geschmack. Mit Wasser und Weingeist in jedem Verhältnisse mischbar. Zu Hühneraugentinkturen (siehe Acidum salicylicum).

Acidum phenylchinolincarbonicum.

Atophan (W. Z.), Artamin (W. Z.), Finarthrin (W. Z.), Phenylchinolinkarbonsäure (30 g). Gelblich-weißes Pulver von bitterem Geschmack, in Wasser fast unlöslich. Als Pulver allein oder in Mischungen, z. B. mit Aspirin oder Natrium bicarbonicum oder in Tabletten zu 0.5.

Acidum salicylicum.

Salizylsäure, Orthooxybenzoesäure (100 g). Leichte, weiße, nadelförmige, geruchlose Kristalle oder weißes Pulver von süßlich-saurem, kratzendem Geschmack. In kaltem Wasser schwer, dagegen in Weingeist und Äther leicht löslich.

Rp. Acid. salic. (0.25—) 0.5 (—2.5), Spir. dil. ad 50.0; M. D. S. Salizylspiritus.

Rp. Acid. salic. 2.5, Ol. Oliv. ad 50.0; M. D. S. Äußerlich zum Einfetten von Borken.

Rp. Acid. salic. pulv., Acid. bor. pulv. aa 5.0; ; M. D. S. Salizylborsäurepulver. — (Die Salizylsäure wird zuerst in der Reibschale zu einem feinen Pulver verrieben und dann wird die Borsäure in Pulverform zugesetzt und gemischt.)

Pulvis salicylicus cum Talco, Salizylstreupulver (bei Schweißfüßen, Intertrigo, Decubitus). Es enthält: Acidum salicylicum pulverisatum 3 Teile, Amylum Tritici 10 Teile, Talcum 87 Teile.

Rp. Acid. salic. 2.0, Collod. elast. 20.0; D. S. Salizylkollodium.

Rp. Acid. salic., Acid. lact. aa 1.0, Collod. elast. 8.0; D.S. Hühneraugenkollodium. (Die Salizylsäure wird zuerst im Kollodium gelöst, dann wird die Milchsäure zugesetzt.)

Rp. Acid. salic. 3.0, Vasel. ad 30.0; M. D. S. Salizylsalbe. — Die Salizylsäure wird in der Reibschale verrieben, in möglichst wenig Weingeist gelöst und dann sofort mit dem Vaselin gemischt.

Sebum salicylatum (Salizyltalg), gelblich-weiße, halbweiche Masse, bestehend aus Salizylsäure 2 Teilen, Benzoesäure 1 Teil, Hammeltalg 97 Teilen. Wird am besten fertig bezogen. Soll keinen ranzigen Geruch aufweisen.

Acidum tannicum.

Tannin, Gerbsäure (100 g). Gerbstoff aus den kleinasiatischen Galläpfeln oder den sogenannten chinesischen und japanischen Gallen. Weißes oder schwach gelbliches, leichtes Pulver oder glänzende, kaum gefärbte, lockere Masse. Löslich in gleichen Teilen Wassers, in zwei Teilen Weingeist, leicht löslich in Glyzerin. Wässerige Tanninlösungen schimmeln leicht, können daher nicht länger aufbewahrt werden. Da Gerbsäure mit Eisen- und Eisensalzen dunkel gefärbte Verbindungen (Tinte) liefert, sollen Gerbsäurelösungen nicht mit Eisenpatenen, Eisenspateln usw. in Berührung gebracht werden. Auch andere Schwermetallsalze geben mit Tannin Fällungen; ferner entstehen Fällungen mit den meisten Alkaloiden, Gelatine, Eiweiß, Gummi arabicum und Pflanzenschleimen. Tanninlösung beschmutzt die Wäsche. Tanninflecke lassen sich mit Bleiessig entfernen.

Rp. Acid. tann. 5.0, Aq. font. 25.0, Glycerin. 20.0; M. D. S. Zum Pinseln.

Rp. Acid. tann. 5.0, Glycerin. 25.0; M. D. S. Äußerlich (Frostbeulen). — Zur Lösung des Tannins in Glyzerin muß erwärmt werden, am besten in einer Porzellanschale.

Acidum tartaricum.

Weinsäure (100 g). Farblose, durchscheinende, säulenförmige, oft in Krusten zusammenhängende Kristalle oder weißes, kristallinisches Pulver. Als Acid. tart. crist. und Acid. tart. pulveris. im Handel. Löslich in 1 Teil Wasser und 4 Teilen Weingeist.

Adalin (WZ).

Bromdiäthylazetylharnstoff (20 g). Weißes, fast geruch- und geschmackloses, kristallinisches Pulver. In Wasser wenig löslich. In Pulver (0.5—1.0). Im Handel auch in Tabletten zu 0.5.

Aether.

Aether sulfuricus, Schwefeläther, Äthyläther (200 g). Klare, farblose, leicht bewegliche, eigenartig riechende, brennend schmeckende Flüssigkeit, leicht flüchtig und sehr leicht entzündlich, daher Vorsicht! Licht und Luft wirken auf den Äther zersetzend ein, wobei u. a. Peroxyde, Aldehyde und Säuren entstehen. Viele Arzneibücher führen Äther in zwei Reinheitsgraden „Äther" und „Aether pro narcosi". Der Narkoseäther, bei dem vollständige Reinheit von schädlichen Zersetzungsprodukten gefordert wird, kommt in braunen, fast ganz gefüllten, gut verschlossenen Flaschen in den Handel, die nicht mehr als 150 ccm fassen. Er ist kühl und vor Luft geschützt aufzubewahren.

Alsol (WZ).

Wortgeschützter Name für Aluminium acetico-tartaricum (100 g). Das Salz selbst bildet farblose, wasserlösliche Stücke von säuerlichem Geruch. Im Handel auch als 50%ige Lösung, Liquor Alsoli (W. Z.). Siehe auch unter Liquor Aluminii acetico-tartarici.

Alumen.

Alaun, Kali-Alaun, Kalium-Aluminiumsulfat (250 g). Farblose, durchscheinende, harte Kristalle oder weißes Pulver. Löslich in 9 Teilen Wasser; fast unlöslich in Weingeist. Die wässerige Lösung reagiert sauer und schmeckt stark zusammenziehend. Für die Herstellung von Lösungen und Mischungen mit anderen Pulvern wird zweckmäßig Alaun in Pulverform vorrätig gehalten. Alkalien, ferner Blei- und Kalziumsalze erzeugen in Alaunlösungen einen Niederschlag, sind daher zu vermeiden. Als Gurgelwasser und zu Spülungen der Scheide usw. wird eine 0.5—2%ige wässerige Lösung verwendet; die Lösung kann häufig vom Kranken selbst hergestellt werden. Man expediert den Alaun in einem Papiersack oder in einer Schachtel.

Rp. Aluminis 30.0 (—50.0); D. S. Eine Messerspitze voll in einem Glas Wasser aufzulösen; zum Gurgeln.

Zu Einblasungen in den Larynx, als Schnupfpulver usw. kann Alaun mit 1—2 Teilen Zucker gemischt werden. Als Streupulver z. B. bei Schweißfüßen kann Alumen mit 9 Teilen Talcum gemischt werden.

Alumen ustum. Gebrannter Alaun wird durch Erhitzen hergestellt, wobei das Kristallwasser entweicht. Weißes Pulver oder weiße Krusten, in Wasser schwerer löslich als der Alaun.

Ammonium chloratum.

Ammoniumchlorid, Salmiak, Salmiaksalz (100 g). Weißes, kristallinisches Pulver von bitter-salzigem Geschmack. Verflüchtigt sich beim Erhitzen. Löst sich leicht in 3 Teilen kaltem Wasser. Am häufigsten verwendet in Form von Lösungen mit Succus Liquiritiae, als Zusatz zu Decoctum Senegae, Primulae und andern Expectorantien. (Siehe auch unter Succus Liquiritiae depuratus).

Amylum Oryzae.

Reisstärke (200 g). Weißes, feines, geruch- und geschmackloses Pulver. Unter den gebräuchlichen Stärkesorten ist die Reisstärke das feinste Pulver, da die einzelnen Stärkekörnchen sehr klein sind. Zu Streupulvern und Pasten.

Amylum Tritici.

Weizenstärke (200 g). Weißes, feines, geruch- und geschmackloses Pulver. Knirscht beim Reiben zwischen den Fingern. Zu Streupulvern und Pasten. Auch zu stopfenden Klystieren: 1—2 Teelöffel mit kaltem Wasser anrühren, mit kochendem Wasser übergießen und aufkochen; gegebenenfalls mit Zusatz von Adstringentien oder Tinctura Opii oder anderen Medikamenten.

Anaesthesin (WZ).

p-Aminobenzoesäureaethylester (5 g) Weißes, feines, kristallinisches Pulver. Schmeckt schwach bitter und ruft auf der Zunge eine vorübergehende Unempfindlichkeit hervor. In Wasser schwer, in Weingeist leicht löslich, ferner löslich in 50 Teilen Olivenöl. Lichtempfindlich.

Rp. Anaesthesini 0.25—0.5; D tal. dos. Nr. X; S. 2—3mal täglich 1 Pulver (vor der Mahlzeit in Oblaten).

Rp. Anaesthesini 1.0, Talci 10.0; M. D. S. Auf Beingeschwüre einmal täglich aufstreuen.

Rp. Anaesthesini 1.0 (—2.0), Vasel. albi ad 20.0; M. D. S. Salbe.

Antipyrin (WZ).

Wortgeschützter Name für Phenyldimethylpyrazolonum (siehe dort). Preisunterschied sehr gering. Im Handel auch in Tabletten zu 0.3 und 0.5.

Apomorphinum hydrochloricum.

Apomorphinhydrochlorid (1 g). Weißes oder grauweißes, aus Kriställchen bestehendes Pulver. Löslich in Wasser und Weingeist. Färbt sich an feuchter Luft bald grün, besonders unter Mitwirkung von Licht; daher gut verschlossen in braunem Glas vor Licht geschützt aufzubewahren. Besonders rasch zersetzen sich aber die wässerigen Lösungen unter Grünfärbung. Stark grüngefärbte Lösungen sollen nicht verwendet werden. Zusatz von wenig Salzsäure erhöht die Haltbarkeit der Lösungen. Davon wird bei Herstellung von Apomorphinlösungen für innerliche Verwendung Gebrauch gemacht. Ein zu großer Zusatz von Salzsäure bewirkt jedoch Abscheidung von Apomorphinhydrochloridkriställchen. Größte Einzelgabe (D.A.B. 6) 0.02, (Ph.A. VIII) 0.01; größte Tagesgabe 0.06 und 0.05.

Rp. Apomorph. hydrochl. 0.05, Aqu. dest. 5.0; M. D. ad vitr. nigr.; S. Zur subkutanen Injektion, $^1/_2$— 1 Spritze.

Sterilisieren der Lösung durch Hitze ist wegen der Zersetzlichkeit des Apomorphins nicht möglich. Es muß daher die Herstellung der Lösung mit sterilisiertem Wasser steril erfolgen. Zweckmäßig ist dabei die Verwendung von Compretten.

Rp. Apomorph. hydrochl. 0.03, Acid. hydrochl. dil. 1.0, Sir. simpl. 30.0, Aqu. dest. ad 150.0; M. D. S. Alle 3 Stunden 1 Eßlöffel. (Expektorans).

Aqua Amygdalarum amararum.

Bittermandelwasser (100 g). Enthält im Wesentlichen dieselben Bestandteile wie Aqua Laurocerasi (Kirschlorbeerwasser) und kann wie dieses in derselben Dosierung verwendet werden. Enthält 0.1% Blausäure. Früher hergestellt durch Wasserdampfdestillation aus bitteren

Mandeln oder aus frischen Kirschlorbeerblättern; nach D.A.B. 6 durch Auflösen von Benzaldehydcyanhydrin in Wasser zu bereiten. Das Mittel soll klar oder nur sehr schwach weißlich getrübt sein; es ist an seinem charakteristischen Bittermandelgeruch kenntlich. Es muß in dunkler Flasche vor Licht geschützt aufbewahrt werden. Größte Einzelgabe (D.A.B. 6) 2.0, (Ph.A. VIII) 1.5; größte Tagesgabe 6.0 und 5.0, Früher wurde durch Verdünnung mit Wasser 1 : 20 eine Aqua amygdalarum amararum diluta hergestellt, die heute kaum noch verwendet wird.

Aqua Calcariae.

Aqua Calcis, Kalkwasser, Liquor Calcis (500 g). Lösung von gebranntem Kalk in Wasser. Klare, farblose, stark alkalisch reagierende Flüssigkeit. Muß in gut verschlossenen, möglichst vollen Flaschen aufbewahrt werden, da sich unter Einwirkung der Kohlensäure der Luft Kalziumkarbonat ausscheidet und die Flüssigkeit unwirksam wird. — In Mischung mit Leinöl als Linimentum Calcis, Kalkliniment: Seite 161.

Rp. Aqua Calc., Ol. Lini aa 100.0; M. D. S. Äußerlich bei Verbrennungen. Vor dem Gebrauche umschütteln.

Aqua carminativa Ph. A. VIII.

Windwasser (300 g). Durch Wasserdampfdestillation einer Mischung von Pefferminzblättern, römischen Kamillen, Fenchel, Koriander, Kümmel und Orangenschalen gewonnen. Wässerige, klare, fast farblose Flüssigkeit von aromatischem Geruch und Geschmack.

Aqua carminativa regia, königliches Windwasser, wie das Aqua carminativa, aber mit Zusatz von Spiritus aromaticus, Cochenilletinktur und Sirupus simplex; daher von roter Farbe und süßem Geschmack. Aqua carminativa regia wird von manchen Krankenkassen nicht bezahlt.

Rp. Aqua carmin. 150.0; D. S. Eßlöffelweise.

Aqua destillata.

Destilliertes Wasser (1000 g). Es soll klar und farblos, ohne Geruch und Geschmack sein und Lakmuspapier nicht verändern. Auch ursprünglich einwandfreies destilliertes Wasser kann bei längerer Aufbewahrung Veränderungen erleiden, durch Aufnahme von Kohlensäure aus der Luft, durch Herauslösen von Substanzen (Alkalien) aus dem Glase und durch Entwicklung von Mikroorganismen. Die Kohlensäure kann durch Kochen vertrieben werden, ist aber für die meisten Rezepturzwecke ohne Belang. Es ist nicht zweckmäßig, in der Hausapotheke allzugroße Mengen destilliertes Wasser vorrätig zu halten.

Für die Herstellung von Dekokten, Infusen und vielen Lösungen ist es häufig nicht notwendig, destilliertes Wasser zu verwenden. Es genügt hier ein Leitungs- oder Brunnenwasser, das den Anforderungen entspricht, die man an ein Trinkwasser stellt. Je weicher das zur Verfügung stehende Wasser ist, desto besser ist es für Rezepturzwecke brauchbar und in desto mehr Fällen kann es das destillierte Wasser ersetzen. Die meisten Krankenkassen zahlen destilliertes Wasser nur dort, wo es unbedingt erforderlich ist. (Vergleiche darüber auch Seite 125.)

Argentum nitricum.

Silbernitrat, Höllenstein, Lapis infernalis (fusum 5.0 und cristall. 5.0). Im Handel Argentum nitricum fusum, in Form von Stäbchen und Argentum nitricum cristallisatum in Form von Kristallen. Bei Bestellung muß angegeben werden, welche Form gewünscht wird. Für Lösungen, Salben usw. werden meistens die Kristalle, als Ätzstift die Stäbchen verwendet. Die Ätzstifte sind auch in Fassungen von Holz, Hartgummi oder Metall zu haben. Argentum nitricum in Substanz oder Lösung ist in braunem Gefäß vor Licht geschützt aufzubewahren. Haut und Wäsche wird durch Silbernitrat geschwärzt. Aus Wäsche lassen sich frische Flecke durch Cyankalium oder durch konzentrierte Jodkaliumlösung und dann Natriumthiosulfatlösung entfernen.

Argentum nitricum ist in Wasser sehr leicht löslich. Daher können wässerige Lösungen in jeder gewünschten Konzentration hergestellt werden. Es darf nicht gleichzeitig mit organischen Substanzen (Oxydation), mit Chlor-, Brom-, Jodsalzen (Fällung) und manchen andern Substanzen verordnet werden. Es ist daher am zweckmäßigsten, die Silbernitratlösungen ohne andere Zusätze zu verwenden. Zur Herstellung ist destilliertes Wasser erforderlich.

Größte Einzelgabe (D.A.B. 6) 0.03, (Ph.A. VIII) 0.03; größte Tagesgabe 0.1 und 0.2.

Rp. Arg. nitr. 0.1, Aqu. dest. 10.0; M. D. ad vitr. nigr.; S. Augentropfen.

Rp. Arg. nitr. 0.02—0.4, Aqu. dest. ad 400.0; M. D. ad vitr. nigr. S. . . . . .

Bei Herstellung von Salben soll das Argentum nitricum in der Patene oder Reibschale zuerst in einer möglichst kleinen Menge Wasser gelöst und diese Lösung dann unter die Salbengrundlage gemischt werden. Als Salbengrundlage dient Vaselin oder Lanolin. Den Silbernitratsalben kann auch Balsamum peruvianum zugefügt werden.

Rp. Arg. nitr. 0.3, Vasel. flav. ad 30.0; M. D. S. Salbe. (Siehe auch unter Balsamum peruvianum).

Argentum proteinicum.

Albumosesilber, Protargol (W. Z.) (10 g). Feines, gelbes bis braunes, schwach metallisch schmeckendes, in Wasser leicht lösliches Pulver mit etwa 8% Silber. Vor Licht geschützt aufzubewahren. Argentum proteinicum reagiert in Lösung mit einer Reihe von Stoffen; es werden zweckmäßig nur wässerige Lösungen verwendet. Argentum proteinicum ist zwar im Wasser leicht löslich; wenn man aber wässerige Lösungen in der gewohnten Weise durch Übergießen des Pulvers mit Wasser herzustellen versucht, gelangt man schwer zum Ziele, da sich das Pulver am Boden des Gefäßes zusammenballt und vom Wasser nicht benetzt wird. Man verfährt daher in folgender Weise: man gibt in eine Porzellanschale $^2/_3$ des erforderlichen Wassers und streut das Protargol mit einem Kartenblatt auf die Wasseroberfläche. Nun läßt man ruhig stehen und vermeidet ein Umrühren oder Erwärmen. Wenn sich das Pulver gelöst hat, was in verhältnismäßig kurzer Zeit geschieht, gießt man die Flüssigkeit in eine Flasche und spült die Schale mit dem zur Gesamtmenge noch fehlenden Wasser nach. Die Lösungen sind nicht lange haltbar, sie sind jedesmal frisch zu bereiten und müssen in dunklen Flaschen abgegeben werden. — Protargol-Granulat ist sehr leicht löslich und erlaubt die Herstellung von Lösungen durch einfaches Übergießen der Substanz mit Wasser ohne besondere Vorsichtsmaßregeln.

Rp. Arg. protein. 0.5—2.0, Aqu. dest. ad 200.0; M. D. ad vitrum nigrum; S. Zur Einspritzung in die Harnröhre.

Rp. Arg. protein. 2.0, Aqu. dest. ad 20.0; M. D. S. Äußerlich. Von dieser Lösung 1 Tropfen in den Bindehautsack oder einige Tropfen in die Harnröhre zur Gonorrhoeprophylaxe.

Aspirin (WZ).

Wortgeschützter Name für Acidum acetylosalicylicum (siehe dort); ungefähr 4mal teurer. Als Pulver und Tabletten zu 0.5.

Atophan (WZ).

Wortgeschützter Name für Acidum phenylchinolincarbonicum (siehe dort). Ungefähr 3mal teurer. Als Pulver und Tabletten zu 0.5.

Atropinum sulfuricum.

Atropinsulfat (1 g). Alkaloid aus Atropa Belladonna u. a. Solanaceen. Weißes, kristallinisches, in Wasser leicht lösliches Pulver. Größte Einzelgabe 0.001, größte Tagesgabe 0.003.

Rp. Atrop. sulf. 0.1, Aqu. dest. ad 10.0; M. D. S. Atropinlösung, Augentropfen, Gift.

Alte, durch Pilze und Algen getrübte Lösungen sollen nicht mehr verwendet werden. Eine längere Haltbarkeit wird erzielt durch Zusatz von Borsäure nach folgender Vorschrift:

Rp. Atrop. sulf. 0.1, Acid. bor. pulv. 0.2, Aqu. dest. ad 10.0; M. D. S. Augentropfen, Gift. — Die Borsäure wird zuerst in Wasser gelöst, nötigenfalls unter Erwärmen, und dann das Atropin zugegeben. — Der Atropinlösung kann auch Kokain beigefügt werden.

Rp. Atrop. sulf. 0.02—0.05, Vasel. alb. 5.0; M. D. S. Augensalbe. — Das Atropin wird in wenigen Tropfen Wasser gelöst und dann unter das Vaselin verarbeitet.

Für innerlichen Gebrauch kommen Tropfen, Pulver und Pillen in Betracht, für die Herstellung der Hausapotheke nur die Tropfen und Pulver.

Rp. Atrop. sulf. 0.1, Aqu. dest. ad 10.0; M. D. ad vitr. guttat. S. Gift. — Ein Tropfen der Lösung entspricht ungefähr 0.0005 g Atropin.

Rp. Atrop. sulf. (0.0002—) 0.0005 (—0.001), Sacch. 0.3; M. D. tal. dos. Nr. X. S.... — Da sich diese kleine Atropinmenge mit den Behelfen der Hausapotheke nicht abwägen läßt, muß zuerst eine Verreibung mit Zucker im Verhältnis 1 : 10 hergestellt oder vorrätig gehalten werden (siehe Seite 123).

Für subcutane Injektion wird zweckmäßig Atropinlösung in Ampullen vorrätig gehalten. Im Handel sind Ampullen, Amphiolen, Tabletten und Compretten zu 0.0005, 0.001 und 0.002 erhältlich.

Balsamum copaivae.

Kopaiva-Balsam (50 g). Klare, gelbliche bis gelbbraune, ölige Flüssigkeit von würzigem Geruche und scharfem, bitterem Geschmacke. In Wasser unlöslich.

Rp. Bals. Copaiv. 0.5; D. tal. dos. Nr. XX in Capsul. gelat.; S. 3mal täglich 1—2 Kapseln zu nehmen. — Zweckmäßig werden die fertigen käuflichen Gelatinekapseln vorrätig gehalten.

Balsamum peruvianum.

Peru-Balsam (50 g). Dunkelbraune, dicke, angenehm nach Vanille riechende Flüssigkeit, mit Wasser nicht mischbar. Zur Wundbehandlung unverdünnt oder in Form von Salben.

Rp. Arg. nitr. 0.3, Bals. peruv. 3.0, Vasel. flav. 30.0; M. D. S. Salbe („Schwarzsalbe"). — Das Argentum nitricum wird zuerst in wenig Wasser gelöst, unter das Vaselin gemischt und dann wird der Perubalsam zugegeben. Anstatt Vaselin kann auch ein Gemisch von Vaselin und Lanolin verwendet werden.

Zum Einreiben, z. B. der Kopfhaut wird der Spiritus peruvianus F. M. B. verwendet:

Rp. Bals. Peruv. 10.0, Spir. vini conc. 40.0; M. D. S. Zum Einreiben.

Bei der Krätzebehandlung wird entweder Perubalsam allein bis 15.0 oder gemischt mit gleichen Mengen Weingeist oder Öl eingerieben. Beschmutzt die Wäsche.

Bismutum subgallicum.

Dermatol (W. Z.). Basisches Wismutgallat (50 g). Zitronengelbes, amorphes, geruch- und geschmackloses Pulver, in Wasser unlöslich.

Als Streupulver unverdünnt oder gemischt mit Amylum, Talcum, Zincum oxydatum, z. B.

Rp. Bism. subgall. 15.0, Amyl. Trit. 10.0, Talc. venet. 50.0; M. D. S. Streupulver (bei Fußschweiß, Intertrigo).

Rp. Bism. subgall. 3.0, Vasel. 30.0; M. D. S. Salbe.

Bismutum subnitricum.

Magisterium Bismuti, Wismutsubnitrat (50 g). Weißes, schweres, in Wasser unlösliches Pulver. Innerlich allein oder in Mischung mit Natrium bicarbonicum, Magnesium oxydatum, Magnesium carbonicum, Opium, Rheum, Extr. Belladonnae, z. B.

Rp. Bism. subnitr., Magnes. oxyd. aa 10.0; M. D. S. 3mal täglich 1 Messerspitze (Ulcus ventriculi).

Rp. Bism. subnitr. 0.3, Opii pulv. 0.03, Sacch. 0.5; M. D. tal. dos. Nr. X; S. 3mal täglich 1 Pulver.

Rp. Bism. subnitr. 10.0, Mucil. Gummi arab. 20.0, Aqu. font. ad 200.0; M. D. S. Vor dem Gebrauche umschütteln; 3mal täglich vor dem Essen einen Eßlöffel voll. — Das Bismutum subnitricum wird in der Reibschale mit der Mucilago und einem Teile des Wassers angerieben, in die Flasche gegossen und dann mit dem Reste des Wassers nachgewaschen.

Als Streupulver in Mischung mit Amylum, Zincum oxydatum, Talcum, z. B.

Rp. Bism. subnitr. 5.0, Zinc. oxyd., Amyl. Trit. aa 25.0; M. D. S. Streupulver.

Bismutum subsalicylicum.

Basisches Wismutsalizylat (50 g). Weißes, geruch- und geschmackloses, in Wasser und Weingeist unlösliches Pulver. Wird in ähnlicher Weise gebraucht wie das Bismutum subnitricum. Ist vor Licht geschützt aufzubewahren.

Borax.

Natrium boracicum, borsaures Natrium, Natriumborat, Natriumbiboracicum, Natrium tetraboracicum, $Na_2B_4O_7 + 10 H_2O$ (250 g). Harte, weiße Kristalle oder kristallinische Stücke oder weißes Pulver. Für die Hausapotheke eignet sich besser das Pulver. Löslich in etwa 25 Teilen Wasser von 20°, in etwa 0.7 Teilen siedendem Wasser; leicht löslich in Glyzerin; in Weingeist fast unlöslich. Die wässerige Lösung reagiert alkalisch. Zu vermeiden ist bei Boraxlösungen der Zusatz von Gummi, schleimigen Flüssigkeiten oder Säuren. Zu Pinselungen und Spülungen 2—5%ige wässerige Lösung.

Rp. Borac. 5.0, Glycer. 25.0; M. D. S. Zum Pinseln des Mundes (Soor, Aphthen).

Bromoformium.

Bromoform, Tribrommethan (20 g). Farblose, ölige, chloroformähnlich riechende Flüssigkeit von süßlichem Geschmack, sehr wenig in Wasser, leicht in Weingeist löslich. Vor Licht geschützt aufzubewahren. Größte Einzelgabe (D.A.B. 6) 0.5, größte Tagesgabe 1.5.

Rp. Bromoform. 5.0; D. ad vitr. guttat.; S. 3mal täglich soviel Tropfen, als das Kind Jahre zählt, in einem Teelöffel mit Wasser oder auf einem Stück Zucker zu nehmen.

Da bei dieser Art der Verschreibung die Dosierung und das Einnehmen nicht leicht ist (das Bromoform sinkt im Wasser unter), werden häufig Emulsionen oder Lösungen verordnet. Für die Herstellung der Hausapotheke kommt in Betracht:

Rp. Bromoform. 5.0, Spirit. 10.0; M. D. ad vitr. guttat.; S. 3mal täglich so viel Tropfen, als das Kind Jahre zählt, in einem Teelöffel mit Wasser oder auf Zucker zu nehmen.

Bromural (WZ).

Monobromisovalerianylharnstoff (20 g). Weißes, schwach bitter schmeckendes, kristallinisches Pulver, in Wasser bei Zimmertemperatur nur wenig, in Weingeist leicht löslich. In kochendem Wasser unter Zersetzung löslich. Im Handel auch in Tabletten zu 0.3 g.

Rp. Bromural 0.3; D. tal. dos. Nr. X; S.....

Calcium carbonicum praecipitatum.

Kalziumkarbonat, Kreide (250 g). Weißes, in Wasser unlösliches Pulver. Unter der Bezeichnung Calcium carbonicum praecipitatum pro usu externo führt D.A.B. 6 ein besonders feines Pulver, das äußerlich besonders als Zahnpulver dient; das Pulvis dentifricius der

Arzneibücher ist häufig nur Calcium carbonicum praecipitatum mit Zusatz von Pfefferminzöl. — Innerlich allein oder gemischt mit Natrium hydrocarbonicum, Magnesia usta usw. z. B.

Rp. Calc. carbon., Natr. bicarb. aa 20.0; M. D. S. Teelöffelweise zu nehmen.

Calcium chloratum.

Kalziumchlorid (100 g).

Calcium chloratum cristallisatum, $CaCl_2 . 6H_2O$, bildet farblose, zerfließliche, in Wasser leicht lösliche Kristalle von scharf salzigem Geschmack. Es enthält 6 Moleküle Kristallwasser und besteht daher aus etwa 50% Kalziumchlorid und 50% Wasser. Calcium chloratum siccum, $CaCl_2 . 2H_2O$, bildet eine weiße, poröse Masse, die mit großer Begierde aus der Luft Wasser anzieht. Es enthält 2 Moleküle Kristallwasser. Calcium chloratum fusum, $CaCl_2$, ist frei von Kristallwasser und enthält infolgedessen doppelt soviel Kalzium wie das Calcium chloratum cristallisatum. Diese Verhältnisse sind bei der Dosierung zu berücksichtigen. Von diesen Salzen wird für die Rezeptur zumeist das Calcium chloratum cristallisatum verwendet; doch ist das Arbeiten mit dieser Substanz infolge ihrer leichten Zerfließlichkeit erschwert. Die Gefäße müssen nach der Entnahme sofort wieder verschlossen und mit Paraffin zugeschmolzen werden. Handlicher ist daher der im D.A.B. 6 offizinelle Liquor Calcii chlorati mit annähernd 50% kristallisiertem = 25% wasserfreiem Kalziumchlorid; eine klare, farb- und geruchlose Flüssigkeit.

Rp. Liquor. Calc. chlorati 60.0 (oder die entsprechende Menge der anderen Präparate), Sir. simpl. 50.0, Aqu. dest. ad 300.0; M. D. S. 2mal täglich zwei Eßlöffel (= zusammen 6.0 Calc. chlor. crist.).

Rp. Liqu. Calc. chlorat. 20.0, Aqu. dest. ad 100.0; M. Sterilisa; D. S. 10—20 ccm intravenös (Tetanieanfall). — Die Sterilisation erfolgt durch Kochen.

Calcium glycerino-phosphoricum.

Glyzerinphosphorsaures Kalzium (100 g). Weißes, geruchloses Pulver von schwach bitterem Geschmack; in etwa 40 Teilen Wasser löslich. Dreimal täglich 0.2—0.5 in Wasser oder Sirup gelöst.

Calcium lacticum.

Milchsaurer Kalk, Kalziumlaktat (100 g). Weißes, fast geruchloses Pulver, in 100 Teilen Wasser langsam, in heißem Wasser leichter löslich. Der Geschmack ist weniger unangenehm als bei Calcium chloratum. Kann sowohl in abgeteilten Pulvern (zu 0.5), in Lösung und in Form der im Handel erhältlichen Tabletten (zu 0.5) verabreicht werden.

Calcium sulfuricum ustum.

Gebrannter Gips (2 kg). Weißes Pulver. In gut verschlossenem Gefäß (Glas oder Blechbüchse) aufzubewahren. Der zu Gipsverbänden gebrauchte Gips muß ein entsprechendes Erhärtungsvermögen besitzen. Zur Prüfung mischt man 10 Gramm Gips mit 5 Gramm Wasser; nach 10 Minuten Stehen muß die Masse erhärtet sein.

Camphora.

Kampfer (100 g). Aus dem Holze des Kampferbaumes oder synthetisch gewonnen. Farblose oder weiße, kristallinische Stücke oder weißes Pulver. Das Pulver wird auch als Camphora trita bezeichnet. Das Pulvern gelingt nur nach Befeuchtung mit etwas Alkohol oder Äther. Der Geruch des Kampfers ist eigenartig durchdringend, der Geschmack brennend scharf, hinterher etwas kühlend. Kampfer verflüchtigt sich schon bei Zimmertemperatur, rascher beim Erwärmen. Kampfer ist im Wasser nur sehr wenig, in Weingeist, Äther, Chloroform und fetten Ölen leicht löslich.

Rp. Camph. trit. 0.05—0.2, Sacch. 0.3; M. D. tal. dos. Nr. X ad chart. cerat.; S. 1—2stündlich ein Pulver in Oblaten. — Oder die Pulver werden in Capsulis amylaceis gegeben.

Oleum camphoratum, Kampferöl; 10%ige Lösung von Kampfer in Oliven- oder Sesamöl.

Oleum camphoratum forte, starkes Kampferöl; 20%ig; wird weniger häufig verwendet. — Zur Herstellung des Kampferöles wird der Kampfer mit dem Öl in einer verschlossenen Flasche unter wiederholtem Umschütteln am Wasserbad bis zur vollständigen Auflösung erwärmt. Das fertige Öl wird durch ein trockenes Filter filtriert. Das Kampferöl kann auch in fertigem Zustande bezogen und vorrätig gehalten werden. Zur Injektion muß es sterilisiert werden. Für Injektionszwecke sind auch Ampullen mit (1—2—5 Gramm) Kampferöl im Handel.

Kampfer wird auch als Zusatz zu Salben, z. B. gegen Frostbeulen verwendet, so das Unguentum camphoratum seu contra Perniones der F. M. B.

Rp. Camph. trit. 5.0, Vasel. flav. ad 50.0; M. D. S. Frostbeulensalbe. (Siehe auch Spiritus camphoratus.)

Carbo medicinalis.

Medizinische Kohle (100 g). Schwarzes, geruch- und geschmackloses Pulver. Man unterscheidet Carbo animalis, Carbo ligni, Carbo sanguinis usw., je nach dem Ausgangsmateriale. Wichtiger als das Ausgangsmaterial ist aber die Art der Herstellung der Kohle; denn die für die therapeutische Verwendung der Kohle maßgebende Eigenschaft ist ihre Adsorptionskraft. D.A.B. 6 gibt daher für die Carbo medicinalis nicht an, woraus sie hergestellt werden soll, stellt aber ganz bestimmte Forderungen an die Reinheit und Adsorptionsfähigkeit. Die Adsorptionsfähigkeit wird durch Schütteln mit einer Methylenblaulösung und einer Sublimatlösung geprüft. Da sich diese Prüfung in der Hausapotheke nicht leicht durchführen läßt, empfiehlt es sich für die Hausapotheke, ein zuverlässiges Präparat wie die Carbo medicinalis Merck zu beziehen, obwohl der Preis ein wesentlich höherer ist, als der mancher anderen Kohlepräparate.

Rp. Carb. medic. 30.0; D. S. Eßlöffelweise in Wasser verrührt. — Da die pulverförmige Kohle leicht verstaubt, stellen die Fabriken auch Tabletten und ferner Kohle in granulierter Form her (Merck).

Chininum hydrochloricum.

Chininhydrochlorid, Chininum muriaticum (10 g). Weiße, nadelförmige Kristalle von sehr bitterem Geschmack. In 34 Teilen Wasser und 3 Teilen Weingeist löslich. Lichtempfindlich.

Rp. Chinin. hydrochl. 0.3—0.5; D. tal. dos. Nr. X; S. 2—3mal täglich ein Pulver in Oblaten. — Besser werden die Pulver in Oblatenkapseln hergestellt. Im Handel sind auch Tabletten verschiedener Größe erhältlich; auch in Form von Schokoladetabletten für Kinder.

Rp. Chinin. hydrochl. 1.0, Urethan 0.5, Aqu. dest. ad 10.0; M. D. S. zur subkutanen Injektion. — Das Urethan wird zuerst in Wasser gelöst und dann erst das Chinin zugegeben. Der Urethanzusatz geschieht zu dem Zwecke, das Chinin in Lösung zu bringen. Die Lösung kann durch Kochen sterilisiert werden.

Zur subkutanen Injektion eignet sich auch gut das leicht lösliche Chininum dihydrochloricum carbamidatum, im Handel in Amphiolen zu 0.1 und 0.3.

Chloralum hydratum.

Chloralhydrat (50 g). Farblose, durchsichtige Kristalle von stechendem Geruche und kratzendem Geschmacke. Sehr leicht löslich in Wasser und Weingeist. Chloralhydratlösungen werden durch Alkalien unter Bildung von Chloroform zersetzt. Mischungen von Chloralhydrat mit manchen anderen Pulvern verflüssigen sich und sind aus diesem Grunde zu vermeiden, z. B. mit Phenacetin, Salol, Antipyrin, Pyramidon, Natrium salicylicum, Sulfonal. Chloralhydrat ist lichtempfindlich. Größte Einzelgabe 3.0, größte Tagesgabe 6.0.

Rp. Chloral. hydr. 4.0, Aqu. font., Sir. Cort. Aurant. aa 15.0; M. D. S. 1 Eßlöffel vor dem Schlafengehen.

Rp. Chloral. hydr. 15.0, Aqu. font. ad 150.0; M. D. S. 1 Eßlöffel in einer Tasse Tee zu nehmen.

Rp. Chloral. hydr. 2.0, Mucil. Gummi arab., 40.0, Aqu. font. ad 125.0; M. D. S. Zum Klysma.

Chloroform.

(250 g). Klare, farblose, flüchtige Flüssigkeit von eigenartigem Geruche, viel schwerer als Wasser; spezifisches Gewicht 1.5. In Wasser wenig löslich; mischbar mit Weingeist, Äther, fetten und ätherischen Ölen. Bei Zutritt von Sauerstoff ist Chloroform schlecht haltbar. Bei der Zersetzung bildet sich Salzsäure und das giftige Phosgen. Tränkt man Filtrierpapier mit derartig zersetztem Chloroform, so ist nach dem Verdunsten der stechende Geruch des Phosgens wahrnehmbar.

Chloroformium pro narcosi, Narkosechloroform, ist im Handel in braunen, höchstens 60 ccm enthaltenden, vollgefüllten und gut verschlossenen Originalflaschen (z. B. Schering, Anschütz) erhältlich. Es muß kühl und dunkel aufbewahrt werden.

An Chloroform, das für andere als Narkosezwecke verwendet wird, sind weniger strenge Anforderungen zu stellen. Zur Aufbewahrung soll aber auch hier ein braunes Glasgefäß dienen. Größte Einzelgabe 0.5, größte Tagesgabe 1.5.

Aqua chloroformiata, Chloroformwasser. 1 Teil Chloroform wird in 100 Teilen Wasser unter kräftigem Umschütteln aufgelöst und die Lösung durch ein mit Wasser benetztes Filter filtriert. Chloroformwasser ist nicht lange haltbar und soll bei Bedarf frisch bereitet werden.

Chloroform wird zu Einreibungen gemischt mit fetten Ölen, Oleum camphoratum, Spiritus camphoratus, Spiritus sinapisatus, Spiritus saponatus.

Rp. Chloroform., Ol. Hyoscyami aa 20.0; M. D. S. Einreibung.

Cocainum hydrochloricum.

Kokainhydrochlorid (5 g). Alkaloid. Weiße, in Wasser und Alkohol sehr leicht lösliche Kristalle von bitterem Geschmack; es erzeugt auf der Zunge vorübergehende Unempfindlichkeit. Die wässerigen Lösungen zersetzen sich bei längerem Erhitzen, namentlich wenn das Glas Alkali abgibt. Die Haltbarkeit der Lösungen wird durch Zusatz einer kleinen Menge Salzsäure erhöht. Soll der Kokainlösung Adrenalin zugefügt werden, so geschieht dies am besten kurz vor dem Gebrauche, und zwar bei Injektionslösungen nach dem Sterilisieren der Kokainlösung. ½stündiges Kochen ist in gutem Glas zur Sterilisierung der für Injektionszwecke bestimmten Lösungen erlaubt. Größte Einzelgabe 0.05, größte Tagesgabe 0.15.

Rp. Cocain. hydrochl. 0.2—0.4, Aqu. dest. ad 10.0; M. D. S. Augentropfen (ev. noch Adrenalinzusatz, 1 Tropfen der Lösung 1 : 1000).

Rp. Cocain. hydrochl. 0.2—2.0, (Acid. hydrochl. dil. gtt. I), Aqu. dest. ad 10.0; M. D. S. 2—20%ige Kokainlösung. Zum Bepinseln von Schleimhäuten. Vor Gebrauch nötigenfalls Adrenalinzusatz.

Rp. Cocain. hydrochl. 0.2—0.5, Vasel. ad 10.0; M. D. S. Kokainsalbe. — Das Kokain wird in einigen Tropfen Wasser gelöst und dann unter das Vaselin gemischt.

Kokain kann in Pulverform oder Salbe auch mit Acidum boricum gemischt werden. Für die innerliche Anwendung kommen Lösungen oder Pulver (in Oblaten) in Betracht.

Rp. Cocain. hydrochl. 0.1—0.2, Aqu. dest. 100.0, Sir. Aurant. 50.0; M. D. S. 3 mal täglich 1 Eßlöffel.

Im Handel kommt Cocain auch in Ampullen vor.

Codeinum phosphoricum.

Codeinphosphat (5 g). Alkaloid. Farblose Kristalle oder weißes kristallinisches Pulver mit bitterem Geschmack. Löslich in etwa 3 Teilen Wasser, schwerer in Weingeist. Zu Kodeinlösungen darf nicht Liquor Ammonii anisatus gegeben werden. Siehe außerdem unter Alkaloide (Seite 129). Größte Einzelgabe (D.A.B. 6) 0.1; größte Tagesgabe 0.3.

Das gleiche gilt von Codeinum hydrochloricum.

Rp. Cod. phosph. 0.6, Aq. dest. ad 10.0; M. D. ad vitr. guttat.; S. 2—4 mal täglich 10 Tropfen.

Auch als Zusatz zu Decoct. Senegae, Ipecacuanhae usw.

Rp. Cod. phosph. 0.3, Sacch. alb. 0.3; M. D. tal. dos. Nr. X.; S. 3—4 Pulver täglich. Im Handel auch in Tabletten. (0.01, 0.03 und 0.05).

Coffeinum.

Koffein, Trimethylxanthin (5 g). Alkaloid. Weiße, glänzende Nadeln; löslich in 80 Teilen Wasser. Besser löslich sind manche Doppelsalze des Koffeins, die daher für Lösungen verwendet werden. (Siehe die beiden folgenden Abschnitte). Größte Einzelgabe (Ph.A. VIII) 0.2, größte Tagesgabe 0.6.

Rp. Coffeini 0.1, Sach. alb. 0.4; D. tal. dos. Nr. X; 3 mal täglich 1 Pulver.

Im Handel auch in Tabletten.

Koffein ist ein Bestandteil zahlreicher Spezialitäten, die gegen Kopfweh empfohlen werden; auf der Deklaration mancher dieser Spezialitäten ist das Wort Koffein vermieden und durch die chemische Bezeichnung Trimethylxanthin ersetzt. Eine gegen Migräne empfohlene Mischung ist z. B.

Rp. Coffeini 0.1, Acid. acetylosalic., Phenacet. aa. 0.25; M. D. tal. dos. Nr. X; S. Bei Bedarf 1 Pulver.

Coffeinum-Natrium benzoicum.

Koffein-Natriumbenzoat (25 g). Weißes, amorphes Pulver oder weiße, körnige Masse. Geruchlos, süßlich bitter schmeckend. Enthält mindestens 38% Koffein. Löslich in 2 Teilen Wasser. Größte Einzelgabe (Ph.A. VIII) 0.5; größte Tagesgabe 1.5. — Ähnlich verwendet wie das folgende.

Coffeinum-Natrium salicylicum.

Koffeein-Natriumsalicylat (25 g). Weißes, amorphes Pulver oder weiße, körnige Masse, geruchlos und süßlich-bitter schmeckend. Löslich in 2 Teilen Wasser. Enthält mindestens 40% Koffein. (Siehe auch die beiden vorausgehenden).

Die wässerigen Lösungen sind nicht lange haltbar. Säuren und saure Fruchtsäfte, z. B. Sir. Rubi Idaei bewirken eine Zersetzung (Abspaltung von Salizylsäure) und sind daher zu vermeiden. Pulvermischungen mit Antipyrin werden leicht feucht.

Rp. Coff. Natr. salic. 2.0, Sir. Simpl. 10.0, Aq. dest. ad 100.0; M. D. S. 3mal täglich 2 Teelöffel.

Rp. Coff. Natr. salic. 0.2, Aq. dest. ad 10.0; M. sterilisa; D. S. 1—2 ccm subcutan. — Das Sterilisieren erfolgt durch ½stündiges Kochen.

Zur Migränebehandlung (siehe unter Coffein) Mischungen mit Antipyreticis, z. B.

Rp. Coff. Natr. salic. 0.2, Pyramid. 0.2, Phenacet. 0.25; M. D. tal. dos. Nr. X; bei Bedarf 1—2 Pulver tägl.

Migränin siehe unter Phenyldimethylpyrazolonum.

Coffeinum-Natrium salicylicum kann auch mit Digitalis kombiniert werden (siehe dort).

Collemplastra.

Kautschukpflaster enthalten als wesentlichsten Bestandteil Kautschuk, dem sie ihre große Klebkraft und Reizlosigkeit verdanken. Kautschukpflaster kommt allein oder mit verschiedenen Zusätzen auf Baumwollstoff (Shirting) gestrichen in den Handel.

Collemplastrum adhaesivum, Kautschukheftpflaster, ohne Zusätze, bräunlich.

Collemplastrum Zinci mit Zincum oxydatum gelblich-weiß.

An Stelle dieser offizinellen Pflaster werden bekanntlich häufig die Fabrikspräparate (wie Leucoplast, Germaniaplast, Zinkoplast u. a. m.), die in handlicher Form hergestellt werden, verwendet. Kautschukpflaster, die durch zu langes Lagern ihre Klebkraft verloren haben, können dadurch wieder brauchbar gemacht werden, daß man sie kurze Zeit den Dämpfen von Benzin, Benzol oder Chloroform aussetzt. Man gibt das Pflaster für kurze Zeit in ein verschließbares Gefäß, in dem sich mit etwas Benzin oder den anderen genannten Stoffen getränkte Watte befindet.

Collodium.

Kollodium (50 g). Kollodium, das durch Auflösen von Kollodiumwolle in Äther-Weingeist hergestellt wird, ist eine farblose oder nur schwach gelblich gefärbte sirupdicke Flüssigkeit, die in dünner Schicht aufgestrichen an der Luft rasch trocknet und ein fest zusammenhängendes Häutchen hinterläßt.

Collodium elasticum ist Kollodium mit einem Zusatze von 3% (D.A.B. 6) oder 2% (Ph.A. VIII) Oleum Ricini. (Siehe auch unter Acidum salicylicum).

Cortex Frangulae.

Faulbaumrinde (100 g). Die Rinde von Rhamnus Frangula. Die höchstens 1,2 Millimeter dicke Rinde ist an der Außenseite grau-braun, an der Innenseite rotgelb bis bräunlich. Die therapeutisch verwendete Rinde soll mindestens ein Jahr gelagert haben, da während des Lagerns infolge chemischer Umsetzungen die Abführwirkung der Rinde zu- und die erbrechen- und kolikerregende Wirkung abnimmt. Die Abführwirkung ist auf den Emodingehalt zurückzuführen. Am zweckmäßigsten wird die Droge in zerschnittener Form, im Handel als concisa bezeichnet, vorrätig gehalten. Aus der Rinde kann im Hause des Patienten ein Dekokt durch 1/4 bis 1/2 stündiges Auskochen der Rinde hergestellt werden.

Rp. Cort. Frangulae 50.0; D. S. 1 Eßlöffel voll Rinde auf 1 Tasse Tee 1/4 Stunde kochen.

Cortex Quercus.

Eichenrinde (500 g). Für medizinische Zwecke wird nach Vorschrift der Arzneibücher nur junge Rinde verwendet, die außen glatt und glänzend ist. Enthält Gerbstoff. Wird in zerschnittener Form (concisa) vorrätig gehalten.

Dermatol (W. Z.).

Markenname für Bismutum subgallicum (Siehe dort).

Dimethylamino-phenyldimethylpyrazolonum.

Pyramidon (W. Z.), Pyrazolonum dimethylaminophenyldimethylicum, Dimethylaminophenazon, Amidopyrin (100 g). Kleine farblose Kristalle von schwach bitterem Geschmacke, die sich in 20 Teilen Wasser und sehr leicht in Weingeist lösen. Lichtempfindlich. Als Pyramidon ist die Verbindung wesentlich teurer. Man gibt davon mehrmals täglich ein Pulver 0.1—0.3. — Im Handel auch in Tabletten und Compretten zu 0.1 und 0.3.

Veramon ist zusammengesetzt aus Diaethylbarbitursäure (Veronal) 0.1 plus Dimethylamino-phenyldimethylpyrazolonum 0.3.

Diuretin (W. Z.).

Markenname für Theobromino-natrium salicylicum (siehe dort). Im Handel in Pulvern und Tabletten.

Emplastra.

Pflaster. Zum äußerlichen Gebrauche bestimmte Arzneizubereitungen in Form von Tafeln, Stangen oder anders geformten Stücken oder auf Stoff aufgestrichen. Die Grundmasse der Pflaster besteht aus Bleisalzen von Fettsäuren, aus Fett, Öl, Wachs, Harz, Terpentin oder aus Mischungen einzelner dieser Stoffe. Bei gewöhnlicher Temperatur sind die Pflaster fest und in der Hand knetbar; beim Erwärmen werden sie flüssig. In den Arzneibüchern sind eine größere Anzahl verschiedener Pflaster beschrieben: Emplastrum adhaesivum, Empl. cantharidum, Empl. Hydrargyri, Empl. Lithargyri usw. Für die Hausapotheke eignen sich im allgemeinen besser die aufgestrichenen Pflaster, wie sie von der Industrie in zum Teil sehr guter Qualität in den Handel gebracht werden. (Siehe auch unter Collemplastra).

Extracta.

Extrakte sind eingeengte Auszüge aus pflanzlichen Drogen. Als Auszugsflüssigkeit wird Wasser, Weingeist oder Äther verwendet. Die Droge wird so lange in geeigneter Weise mit dem Extraktionsmittel behandelt, bis die Hauptmenge der wirksamen Stoffe in Lösung gegangen ist. Je nach der Konsistenz, auf die der Extrakt durch das Verdampfen der Flüssigkeit gebracht wurde, unterscheidet man:

1. Dünne Extrakte, Extracta tenuia, die in ihrer Konsistenz dem frischen Honig gleichen; sie lassen sich noch ausgießen und enthalten meistens über 30% Wasser.

2. Dicke Extrakte, Extracta spissa, die bei gewöhnlicher Temperatur nicht mehr ausgegossen werden können; sie enthalten 10—20% Wasser.

3. Trockene Extrakte, Extracta sicca, die sich vollständig pulverisieren lassen und ungefähr 5% Wasser enthalten.

4. Flüssige Extrakte, Extracta fluida. Die flüssigen Extrakte nehmen, abgesehen von ihrer Konsistenz, deshalb eine besondere Stellung ein, weil sie so zubereitet sind, daß 1 Gramm des fertigen Extraktes die wirksamen Stoffe aus 1 Gramm Droge enthält. Es entspricht demnach 1.0 Extractum Secalis fluidum 1.0 Sekale-Droge.

Während bei den anderen Extrakten aus dem offizinellen Namen nicht hervorgeht, ob es sich um einen dünnen, dicken oder Trockenextrakt handelt werden im Arzneibuche die flüssigen Extrakte immer ausdrücklich als Extracta fluida bezeichnet. Dies muß auch bei der Rezeptur geschehen, da die Arzneibücher von manchen Drogen gleichzeitig Fluid- und andere Extrakte führen.

Im Gegensatze zu den Fluidextrakten sind die anderen Extrakte in der Regel wesentlich stärker wirksam als die Ausgangsdroge, da die Ausbeute an Extrakt niedriger ist, als das Gewicht der Droge war. Die Extraktausbeute ist nicht bei allen Drogen und nicht bei allen Bereitungsvorschriften dieselbe, sie beträgt häufig 10—20% der Ausgangsdroge.

Je nach dem zur Herstellung verwendeten Extraktionsmittel unterscheidet man unabhängig von der Konsistenz wässerige, alkoholische und ätherische Extrakte. W ä s s e r i g e Extrakte sind in Wasser löslich; die a l k o h o l i s c h e n Extrakte lösen sich in Weingeist, der dieselbe Konzentration besitzt, wie der zur Extraktion verwendete, und die ä t h e r i s c h e n Extrakte in Äther klar auf; in Wasser dagegen sind die alkoholischen und ätherischen Extrakte wegen der häufig vorhandenen Harze und Fette nur trübe löslich.

Dünne Extrakte werden meistens nur in flüssiger Form (Tropfen, Mixturen) verordnet; dicke Extrakte werden zu Pillen verarbeitet oder manchmal in Lösung gegeben; feste Extrakte können in Pulver- und Pillenform und manchmal auch gelöst gegeben werden.

Für die H a u s a p o t h e k e kommen infolge ihrer besseren Haltbarkeit und leichteren Verarbeitungsmöglichkeit hauptsächlich d i e f e s t e n u n d d i e F l u i d e x t r a k t e in Betracht. Die Fluidextrakte sind infolge ihres Alkohol- und eventuellen Glyzeringehaltes lange haltbar; bei Verdünnung mit Wasser nimmt jedoch die Haltbarkeit ab. Die dünnen und die dicken Extrakte sind einerseits der Gefahr des Verschimmelns. andererseits dem Eintrocknen unterworfen.

Von dünnen und dicken Extrakten ist es manchmal zweckmäßig, Lösungen und von trockenen Extrakten Verreibungen vorrätig zu halten. (Siehe darüber unter Rezepturerleichterungen Seite 122 u. 124.)

Extractum Belladonnae.

Tollkirschen-Extrakt (5 g). Aus Tollkirschenblättern hergestellt; enthält die entsprechenden Alkoloide, (zirka 1.5% Hyoscyamin). Manche Arzneibücher (Ph.A. VIII) führen ein dickes Extrakt. Zweckmäßiger für die Hausapotheke ist das trockene Extrakt des D.A.B. 6, das von brauner Farbe und in Wasser klar löslich ist (5 g). Die sonst verordneten Pillen und Suppositorien kommen für die Hausapotheke nicht in Betracht.

Rp. Extr. Belladonnae 0.4, Bismut. subnitr. 5.0, Magnes. carbon., Natr. bicarbon. aa 25.0; M. D. S. 3 mal täglich 1 Teelöffel in warmem Wasser verrührt, 1/2 Stunde vor der Mahlzeit.

Rp. Extr. Bellad. 0.01—0.03, Sacch. 0.3; M. D. tal. dos. Nr. X; S. 3 mal täglich 1 Pulver.

Wenn solche Pulver öfter gebraucht werden, empfiehlt sich das Vorrätighalten einer Verreibung mit Zucker 1 : 10.

Extractum Chinae fluidum.

China-Fluidextrakt (100 g). Aus Cortex Chinae unter Zusatz von Salzsäure bereitet, enthält Chinin und andere Chinaalkaloide und außerdem Gerbstoff. Eine klare, rotbraune bis dunkelbraune Flüssigkeit mit bitterem Geschmack; in Wasser und Weingeist fast klar löslich. Beim Mischen mit anderen Mitteln ist der Alkaloid-, Gerbstoff- und Salzsäuregehalt zu berücksichtigen. Die Arzneibücher führen außer dem Fluidextrakt von Cortex Chinae noch Trockenextrakte, die entweder durch Weingeistextraktion (Extractum Chinae spirituosum) oder durch Wasserextraktion (Extractum Chinae aquosum) hergestellt sind.

Extractum Condurango fluidum.

Condurango-Fluidextrakt (100 g). Aus Cortex Condurango bereitet. Braune Flüssigkeit, enthält Glykoside. Trübt sich beim Erwärmen und wird beim Erkalten wieder klar, da die Condurango-Glykoside in heißem Wasser schwerer löslich sind als in kaltem. Beim Mischen mit anderen Mitteln sind gerbstoffhaltige Stoffe zu vermeiden, weil durch Gerbstoff die Glykoside ausgefällt werden.

Extractum Filicis (maris).

Farrenextrakt, Johanneswurzelextrakt (20 g). Aus Rhizoma Filicis (Radix Filicis maris) unter Verwendung von Äther bereitetes dünnes Extrakt. Grün bis braungrün, in Wasser nicht löslich. Geruch unangenehm, Geschmack widerlich kratzend. Enthält als wirksame Stoffe Filicin, Filmaron und andere Phlorogluzinderivate. Die Handelsextrakte weichen in ihrer Wirksamkeit und Giftigkeit oft sehr weit von einander ab, daher schreibt D. A. B. 6 eine chemische Wertbestimmung durch Ermittlung des Gehaltes an Rohfilicin vor. Die auf diese Weise geprüften Extrakte bieten wenigstens eine gewisse Gewähr für gleichmäßige Wirksamkeit. Mit Rücksicht auf den unangenehmen Geschmack ist die bequemste Verabreichungsweise die in den käuflichen Gelatinekapseln: Capsulae gelatinosae cum Extracto Filicis zu 0.5 und 1.0. Abführmittel nicht vergessen! Das Helfenberger Bandwurmmittel ist eine fertige Packung von Gelatinekapseln mit Extractum filicis und solchen mit Rizinusöl. Für Kinder kann eine Mischung oder Schüttelmixtur mit Electuarium Sennae, Honig oder Sirupus simplex hergestellt werden. Größte Einzelgabe (D.A.B. 6) 10.0; größte Tagesgabe 10.0.

Extractum Hydrastidis fluidum.

Hydrastis-Fluidextrakt (50 g). Aus Hydrastiswurzeln hergestellt. Gelbbraune bis dunkelrotbraune Flüssigkeit. Enthält Hydrastin und andere Alkaloide. Wird meistens unverdünnt gegeben.

Rp. Extr. Hydrast. fluid. 10.0; D. ad vitr. gutt.; S. 3mal täglich 20 Tropfen.

Extractum Opii.

Opiumextrakt, Extractum Laudani (20 g). Trockenes Extrakt. Trockenes, graubraunes bis rotbraunes, nach Opium riechendes, bitter schmeckendes Pulver. In Wasser trübe löslich. Enthält 20% Morphin (doppelt soviel wie das Opium pulveratum). — Größte Einzelgabe (D.A. B. 6) 0.075, (Ph.A. VIII) 0.1; größte Tagesgabe 0.25 und 0.5.

Rp. Extr. Opii 0.005—0.05, Sacch. 0.3; M. D. tal. dos. Nr. X: S....

Extractum Secalis cornuti fluidum.

Extractum Fungi Secalis fluidum. Mutterkorn-Fluidextrakt (25 g). Rotbraune, klare, in Wasser klar lösliche Flüssigkeit. Enthält Alkaloide und Amine. Der Fluidextrakt ist nicht zu verwechseln mit dem dicken Extrakte, Extractum Fungi Secalis, der neben dem Fluidextrakt in manchen Arzneibüchern offizinell ist und infolge der stärkeren Wirksamkeit eine geringere Dosierung erfordert. Wenn man nur schreibt Extractum Secalis cornuti, so ist damit der dicke Extrakt gemeint; will man Fluidextrakt haben, so muß ausdrücklich „fluidum“ angegeben werden. Größte Einzelgabe (Ph.A. VIII) 1.0; größte Tagesgabe 3.0.

Rp. Extr. Secal. corn. fluid. 10.0; D. ad vitr. gutt.; S. 2mal täglich 15 Tropfen.

Für die orale Anwendung haben die zahlreichen Fabrikspräparate keinen prinzipiellen Vorteil vor den offizinellen Secalepräparaten. Manche Fabrikspräparate haben aber insoferne vor den offizinellen Präparaten einen Vorteil, daß sie auf chemischem oder biologischem Wege auf einen bestimmten Gehalt an wirksamen Stoffen eingestellt sind, was bei den offizinellen Präparaten nur teilweise der Fall ist. So schreibt Ph.A. VIII keine Wertbestimmung, D.A.B. 6 nur eine Wertbestimmung der zur Extraktbereitung verwendeten Secaledroge vor. Für Injektionszwecke darf Extractum Secalis cornuti fluidum nicht verwendet werden; hierfür kommen nur die entsprechenden Fabrikspräparate in Betracht. Gynergen ist weinsaures Ergotamin und soll die volle Mutterkornwirkung besitzen; in Ampullen und Tabletten. Ferner die „Ergotin“ genannten Sekale-Extrakte verschiedener Firmen; ferner Clavipurin, Secacornin und viele andere.

Extractum Thymi fluidum (D. A. B. 6).

Thymianfluidextrakt (100 g). Braune, kräftig nach Thymian riechende, mit Wasser klar mischbare Flüssigkeit. Wird entweder unvermischt teelöffelweise gegeben oder für Kinder bei Keuchhusten besser mit Sirupus simplex gemischt.

Rp. Extr. Thymi fluid. 15.0, Sir. simpl. ad 100.0; M. D. S. 3mal täglich 1 Teelöffel voll in Wasser; an Stelle des ähnlich zusammengesetzten Pertussins.

Faex medicinalis.

Medizinische Hefe (100 g). Hellbraunes Pulver, das aus gewaschener, entbitterter untergäriger Bierhefe besteht. Die Hefe darf nicht widerlich oder faulig riechen oder schmecken. Wenn diese Hefe zur Pillenbereitung verwendet werden soll, so muß sie nach Vorschrift von D.A.B. 6 vorher 2 Stunden lang im Trockenschranke bei etwa 100° erhitzt werden.

Ferrum carbonicum saccharatum.

Ferrum carbonicum cum Saccharo, zuckerhaltiges Ferro-Karbonat (100 g). Grünlich graues, süß und schwach nach Eisen schmeckendes Pulver mit zirka 10% Eisen. In Wasser unlöslich. Kann in Pulvern von 0.1 bis 0.5 verabfolgt werden oder

Rp. Ferr. carbon. sacch. 50.0; D. S. 3mal täglich 1 Messerspitze. — Wird in Schachtel oder Papiersack expediert.

Ferrum reductum.

Reduziertes Eisen (50 g). Feines, schweres, grauschwarzes, in Wasser unlösliches Pulver. Mischungen mit Oxydationsmitteln sind wegen Explosionsgefahr zu vermeiden. Da die Dosierung bei Verabreichung als Schachtelpulver infolge des hohen spezifischen Gewichtes zu ungenau wird, ist es zweckmäßiger, das Ferrum reductum auch für Schachtelpulver zu mischen, z. B. mit Saccharum lactis, oder abgeteilte Pulver in Pulverkapseln oder in Oblatenkapseln zu expedieren.

Rp. Ferr. reduct. 0.1 (—0.5—1.0), Sacch. lact. 0.3; M. D. tal. dos. Nr. L; S. 3mal täglich 1 Pulver.

Rp. Ferr. reduct 0.1 (—0.5—1.0); M. D. tal. dos. Nr. L ad caps. amyl.; S. 3mal täglich 1 Pulver.

Weitere Eisenpräparate siehe unter Liquor Ferri sesquichlorati, Tinctura Ferri pomati, Pilulae Ferri carbonici Blaudii.

Flores Chamomillae.

K a m i l l e n (500 g). Die Blütenköpfchen der bei uns einheimischen Matricaria Chamomilla. Die Blütenköpfchen tragen einen Kranz von weißen Blättchen, die Zungenblüten, und auf dem kegelförmischen Blütenboden die kleinen gelben Röhrenblüten. Bei einer guten Droge sollen die Röhrenblüten nicht vom Blütenboden abgefallen sein. Kamillen haben einen charakteristischen Geruch, herrührend von ätherischem Öl. Man expediert 25—50 Gramm in Papiersack.

Rp. Flor. Chamom. 25.0; D. S. Tee.

Die sogenannten römischen Kamillen, Flores Chamomillae Romanae, sind die größtenteils gefüllten Blütenköpfchen von Anthemis nobilis, die fast nur Zungenblüten besitzen. Diese Droge wird in derselben Weise expediert und angewendet wie die gewöhnlichen Kamillen.

Flores Sambuci.

Holunderblüten, Fliedertee (250 g). Die sorgfältig getrockneten Blüten von Sambucus nigra. Die Droge soll gelblich und nicht braun gefärbt sein; sie enthält wenig ätherisches Öl und außerdem Schleim.

Rp. Flor. Sambuci 25.0; D. ad chartam; S. 1 Eßlöffel auf eine Schale heißes Wasser.

Holunderblüten werden häufig gemischt mit Flores Tiliae.

Flores Tiliae.

L i n d e n b l ü t e n (250 g). Die getrockneten, grünlich-gelben Blütenstände unserer einheimischen Linden. Die frischen Blüten haben einen angenehmen Geruch, der beim Trocknen und längerem Aufbewahren abnimmt. Inhaltsstoffe sind Schleim und ätherisches Öl. Expediert werden 25—50 Gramm in Papiersack mit der Anweisung, 1 Eßlöffel auf eine Tasse heißes Wasser. Wird häufig gemischt mit Flores Sambuci.

Folia Digitalis.

F i n g e r h u t blätter (25 g). Die getrockneten Laubblätter von Digitalis purpurea. Die wirksamen Stoffe sind Glykoside, die sich teilweise leicht zersetzen. Es sollte auch in Ländern, wo dies noch nicht amtlich vorgeschrieben ist, nur eine Droge verwendet werden, die durch Tierversuche auf einen bestimmten konstanten Wirkungswert eingestellt ist. Im Handel ist eine solche Droge unter der Bezeichnung „Folia Digitalis titrata“ erhältlich. In Deutschland dürfen nur Fingerhutblätter verwendet werden, die den amtlich vorgeschriebenen Wirkungswert aufweisen. Diese amtlich geprüfte Droge kommt in braunen, gut verschlossenen Flaschen von 2.0 bis höchstens 100 Gramm Inhalt in den Handel; die Flaschen sind nach jedesmaligem Gebrauche durch Paraffinieren zu verschließen. Außerdem sieht D.A.B. 6 noch braune Ampullen mit 2.0 Inhalt vor. Die Gefäße sind staatlich plombiert oder gestempelt und tragen Angaben über die Herstellungsstätte, die Kontrollnummer und die Jahreszahl der Prüfung. — Größte Einzelgabe 0.2; größte Tagesgabe 0.6

Rp. Fol. Digit. pulv. 0.1, Sacch. 0.3; M. D. tal. dos. Nr. X; S..

Die Pulver können in Papier- oder Oblatenkapseln expediert werden. Digitalispulver kann mit Coffeinum Natrium salicylicum, Coffeinum Natrium benzoicum, Diuretin oder Chinin gemischt werden.

Da das Digitalisinfus nicht lange haltbar ist, verschreibt man keine großen Mengen und vermeidet den Zusatz von Sirupen. Die Haltbarkeit des Infuses wird durch Zusatz von 5—10% Weingeist erhöht.

Rp. Inf. Fol. Digit. 0.5—1.0 : 100.0; D. S. 3mal täglich 1 Eßlöffel.

Rp. Infus. Fol. Digit. 0.5—1.0 : 90.0, Spirit. 10.0; M. D. S. 3mal täglich 1 Eßlöffel.

Rp. Inf. Fol. Digit. 0.5—1.0: 80.0, Liq. Kal. acet. ad 100.0; M. D. S. 3mal täglich 1 Eßlöffel.

Dem 0.5—1%igen Infusum kann ebenfalls Coffeinum-Natrium benzoicum, Diuretin oder Chinin beigefügt werden.

Folia Menthae piperitae.

Pfefferminzblätter (100 g). Die Blätter von Mentha piperita. Die Blätter sind gestielt, eiförmig, am Rande gesägt, der Geruch ist eigenartig aromatisch. Der wichtigste Inhaltsstoff ist ein mentholhaltiges, ätherisches Öl. Expediert wird 25—50 Gramm in Papiersack; 1 Eßlöffel für eine Schale Tee; ½ Stunde mit heißem Wasser ausziehen.

Folia Salviae.

Salbeiblätter (250 g). Blätter der im Süden von Europa wildwachsenden, bei uns kultivierten Salvia officinalis. Blätter gestielt, eiförmig, beiderseits graufilzig behaart. Geruch eigenartig, Geschmack aromatisch bitter. Die Droge enthält ätherisches Öl und Gerbstoff. Expediert werden 25—50 Gramm in Papiersack; 1 Eßlöffel für eine Schale Tee. Die Salbeiblätter sollen etwa 2 Minuten mit dem Wasser gekocht und dann ½ Stunde ausgezogen werden.

Folia Sennae.

Sennesblätter (500 g). Stammt von in Ägypten und Vorderindien einheimischen Cassia-Arten. Die Droge besteht aus den kleinen, spitzen, hellgrünen Fiederblättchen. Die wirksamen Stoffe sind Emodine; außerdem sind noch harzartige Stoffe vorhanden, die wenigstens zum Teile die Ursache für die durch die Senna bei manchen Personen erzeugten

Kolikschmerzen und Übelkeit sind. Aus diesem Grunde führen viele Arzneibücher neben den gewöhnlichen Sennesblättern noch eine mit Alkohol extrahierte und wieder getrocknete Droge unter der Bezeichnung Folia Sennae praeparatae, Folia Sennae sine resina, entharzte Sennesblätter. (Die sog. „Mutterblätter“ sind Fructus Sennae.) — Die Sennesblätter werden im Papiersack 15—30 Gramm expediert; ½ bis 1 Eßlöffel für eine Schale Tee. Die Blätter sollen einige Minuten mit dem Wasser gekocht werden. Oder es wird das Infusum in der Hausapotheke bereitet, z. B. nach der Vorschrift der F. M. B. für Infusum laxans.

Rp. Inf. Fol. Sennae 15.0 : 155.0, Magn. sulf. 45.0; M. D. S. 2stündlich 1 Eßlöffel zu nehmen. — Das Infusum wird lege artis bereitet und in der noch warmen, kolierten Flüssigkeit das Magnesiumsulfat (Bittersalz) aufgelöst.

Folia Uvae Ursi.

Bärentraubenblätter (250 g). Stammt von dem in den Alpen und Nordeuropa einheimischen Arctostaphylos uvae ursi. Eiförmige, kahle, glänzende, dicke, steife Blättchen. Die Droge soll wegen der leichteren Extrahierbarkeit nur in zerkleinertem Zustande (concisa) verwendet werden. Wichtige Inhaltsstoffe sind Gerbstoff und das Glykosid Arbutin. Expediert werden 25—50 Gramm in Papiersack; 1 Eßlöffel auf eine Schale Tee, eine halbe Stunde abkochen. Die Droge wird häufig mit gleichen Teilen Herba Herniariae als „Blasentee“ verwendet.

Formaldehyd solutus.

Formaldehydlösung, Formalin (250 g). Klare, farblose, stechend riechende Flüssigkeit, die aus einer Lösung von 35 Gewichtsprozent des flüchtigen Gases Formaldehyd in Wasser besteht. Mit Wasser und Weingeist in jedem Verhältnisse mischbar. Will man Formaldehydlösungen von bestimmtem Prozentgehalt herstellen, so verdünnt man die offizinelle Lösung unter Berücksichtigung ihres Prozentgehaltes mit der entsprechenden Menge Wasser, z. B. zur Herstellung einer ungefähr 1%igen Formaldehydlösung mischt man 3.0 Formaldehyd solutus mit 100.0 Wasser. Formaldehyd-Lösungen sind lichtempfindlich.

Rp. Formaldeh. sol. 2.5, Spir. dil. ad 50.0; M. D. S. Formalinspiritus. Zu Hautpinselungen.

Fructus Juniperi.

Wachholderbeeren, Kranewittbeeren (250 g). Die kugeligen, violett- bis schwarzbraunen, meistens bläulich bereiften Früchte von Juniperus communis. Sie enthalten ätherisches Öl, Zucker und organische Säuren. Expediert werden 25—50 Gramm in Papiersack;

1 Eßlöffel voll zerstoßene Beeren für eine Tasse Tee, kurz aufbrühen und dann ¼ Stunde ziehen lassen.

Fructus Myrtilli.

Heidelbeeren, Blaubeeren (250 g). Die reifen, getrockneten Beeren des einheimischen Vaccinium Myrtillus. Eine gute Droge soll nicht zu alt, nicht schimmelig oder von Insekten zerfressen sein. Die Heidelbeeren enthalten Gerbstoff, Zucker, organische Säuren und Anthocyan. Expediert werden 50—70 Gramm in Papiersack; 2 Eßlöffel mit 1/4 Liter Wasser oder Wein abzukochen und wie ein Kompott zu essen.

Fructus Sennae.

Folliculi Sennae, Mutterblätter, Sennesfrüchte (250 g). Die Früchte derselben Cassia-Arten, die die Sennesblätter liefern. Längliche, fast nierenförmige, vollständig zusammengedrückte, wie Blätter ausschauende Früchte. Enthalten wie die Sennesblätter Emodine. Expediert werden 15—30 Gramm in Papiersack; ½ bis 1 Eßlöffel voll auf eine Tasse Tee, einige Minuten im Wasser gekocht.

Glycerinum.

Glyzerin (250 g). Farblose, klare sirupartige, süß schmeckende Flüssigkeit. In jedem Verhältnisse mischbar mit Wasser und Weingeist, nicht mischbar mit Äther, Chloroform und fetten Ölen. Für aufgesprungene Hände wird verdünntes Glyzerin verwendet, und zwar 6 Teile Glyzerin mit 4 Teilen Wasser oder Aqua rosarum (Toiletteglyzerin).

Guajacolum carbonicum.

Guajakolkarbonat, Duotal (W. Z) (50 g). Kohlensäureester des Guajakols. Weißes, kristallinisches, fast geruchloses Pulver. In Wasser unlöslich. Größte Einzelgabe (Ph.A. VIII) 0.5; größte Tagesgabe 5.0.

Rp. Guajacoli carbon. 0.2 (—0.5); D. tal. dos. Nr. XX; S. 3mal tägl. 1 Pulver.

Gummi arabicum.

Gummi Acaciae, arabisches Gummi, Akaziengummi (100 g). Rundliche, gelblichweiße Brocken oder gelblichweißes Pulver. Löst sich in der doppelten Gewichtsmenge Wasser langsam, aber vollständig zu einem gelblichen, klebenden Schleim. In Alkohol unlöslich. Gummi arabicum und daraus hergestellte Präparate liefern mit verschiedenen Substanzen unverträgliche Mischungen. Praktisch wichtig ist: wässerige Lösungen von Gummi werden durch Alkohol und alkoholische Tinkturen gefällt;

Karbonate werden infolge der sauren Reaktion von Gummilösung zersetzt; viele Metallsalze, besonders Eisen geben Fällungen; die Oxydasen des Gummis vermögen Morphin zu oxydieren, daher ist eine Mischung mit Morphin oder Opiumpräparaten im Allgemeinen zu vermeiden.

Pulvis gummosus, (zusammengesetztes) Gummipulver ist eine Mischung von Gummi arabicum, Süßholzpulver, Zucker und nach manchen Vorschriften außerdem Weizenstärke.

Mucilago Gummi arabici wird bereitet aus Gummi arabicum 10.0 und Aqua. dest. 20.0 Ph.A. VIII verwendet zum Lösen des Gummis ein Gemisch von gleichen Teilen Aqua. destillata und Aqua. Calcis. Nicht lange haltbar. Für die Herstellung der Lösung sind die Brocken zweckmäßiger als das Pulver.

Mixtura gummosa, Gummimixtur; 6 Teile Gummi arabicum und 4 Teile Zucker werden in 90 Teilen Wasser gelöst. Das Gummi- und Zuckerpulver werden in einer Reibschale gemischt und unter allmählichem Aufgießen von Wasser gelöst. Die Mixtur ist nicht haltbar und im Bedarfsfalle frisch zu bereiten.

Herba Absinthii.

Wermuth, Absinth (250 g). Das getrocknete, blühende Kraut der einheimischen Artemisia Absinthium; schmeckt gewürzhaft, bitter; enthält ätherische Öle und Bitterstoff. Expediert wird 25—50 Gramm in Papiersack; 1 Eßlöffel auf eine Schale Tee kurz aufbrühen, dann $^1/_4$ Stunde ziehen lassen.

Herba Centaurii.

Tausendguldenkraut, Fieberkraut (250 g). Das blühende, getrocknete Kraut der einheimischen Erythraea centaurium. Das Kraut hat kleine eiförmige Blätter und rote Blüten und enthält Bitterstoffe. Expediert wird 25—50 Gramm; 1 Eßlöffel für eine Schale Tee $^1/_4$ Stunde kochen.

Herba Equiseti.

Schachtelhalm, Zinnkraut (250 g). Die grünen Sprossen des einheimischen Equisetum arvense. Die Stengel und Äste sind rauh und gefurcht; die Droge enthält viel Kieselsäure. Expediert wird 20—25 Gramm; 1 Eßlöffel für eine Schale Tee $^1/_4$ Stunde kochen.

Hexamethylentetraminum.

Urotropin (W. Z.). (50 g). Farbloses, kristallinisches Pulver, das sich beim Erhitzen verflüchtigt, ohne zu schmelzen. Es löst sich in etwa 1.5 Teilen Wasser und in 10 Teilen Weingeist.

Rp. Hexamethylentetr. 0.5; D. tal. dos. Nr. XX; S. 3—4mal tägl. 1 Pulver. — Im Handel auch Tabletten zu 0.5 und 1.0.

Hydrargyrum bichloratum (D. A. B. 6).

Sublimat, Hydrargyrum, bichloratum corrosivum (Ph.A. VIII), Quecksilberchlorid, Merkurichlorid, $Hg\,Cl_2$ (10 g). Schwere, weiße durchscheinende Kristalle oder weißes, kristallinisches Pulver. Für die Hausapotheke ist das Pulver zweckmäßiger als die Kristalle. Löst sich langsam in etwa 16 Teilen kaltem oder 3 Teilen siedendem Wasser oder in 3 Teilen Weingeist. Sublimat ist im Giftschranke aufzubewahren. Zu vermeiden ist die Mischung von Sublimat mit Alkalien, Schwefel-, Jod-, Blei- und Silberverbindungen und vielen organischen Substanzen. Zusatz von Kochsalz zu Sublimatlösungen ist erlaubt. Vom Kochsalzzusatz wird häufig Gebrauch gemacht, weil dadurch die Wasserlöslichkeit verbessert wird durch Bildung von komplexen Salzen; gleichzeitig verschwindet die saure Reaktion und die hautreizende Wirkung; allerdings nimmt auch die desinfizierende Wirkung ab. — Größte Einzelgabe (D.A.B. 6) 0.02, (Ph.A. VIII) 0.03; größte Tagesgabe 0.06 und 0.1.

Rp. Hydrarg. bichlor. 0.1, Natr. chlor. 0.2, Aqu. dest. ad. 10.0, M. D. S. Zur Injektion. Gift! Eine Sterilisation dieser Lösung ist nicht notwendig.

Rp. Hydrarg. bichlor. 0.5, Ol. oliv. 5.0, Lanol. ad 50.0; M. D. S. Sublimatlanolin. Gift! — Das Sublimat wird in einer Reibschale zuerst mit dem Olivenöl und dann unter allmählichem Zusatze mit dem Lanolin verrieben. — Nach der Bereitung einer Sublimatsalbe muß die Reibschale mit Rücksicht auf die spätere Verwendung für innerliche Arzneimittel sehr sorgfältig gereinigt werden.

Sublimatlösungen zur Händedesinfektion werden immer aus den offizinellen Pastilli Hydrargyri bichlorati hergestellt.

Hydrargyrum chloratum (D. A. B. 6).

Kalomel, Hydrargyrum chloratum mite (Ph.A. VIII), Quecksilberchlorür, Merkurochlorid, $Hg_2\,Cl_2$ (25 g). Weißes bis gelblichweißes Pulver. Unlöslich in Wasser und Weingeist. Zersetzt sich im Lichte, ist daher in braunem Gefäß aufzubewahren.

Das Präparat Hydrargyrum chloratum vapore paratum ist chemisch identisch mit dem Hydrargyrum chloratum, ist aber infolge der Bereitungsweise viel feiner verteilt. Es wird für äußerliche Anwendung (für Augen, Haut usw.) bevorzugt. Innerlich selten verwendet. Es wirkt stärker abführend als das gewöhnliche Kalomel.

Zur Vermeidung einer Umwandlung des Kalomels in Sublimat ist es üblich, Pulvermischungen des Kalomels nicht mit Saccharum (album), sondern mit Saccharum Lactis. herzustellen. In neuerer Zeit wird allerdings angegeben, daß die Mischungen ohne Gefahr auch mit Saccharum hergestellt werden können. Auf jeden Fall sollten Kalomel-Zucker-Mischungen nicht längere Zeit aufbewahrt werden. Zu vermeiden ist beim Kalomel eine Mischung mit Alkalien, Chloriden, Bromiden und Jodiden.

Rp. Calom. 0.1—0.5, Sacch. Lact. 0.3; M. D. tal. dos. Nr. II—X; S . . . . . .

Rp. Calom. vap. par. 5.0; D. ad vitr. nigr. cum penicillio; S. Äußerlich. Mit dem Pinsel auf die erkrankte Bindehaut zu stäuben.

Rp. Calom. vap. par. 1.0—5.0, Talci (oder Sacch. Lact.) ad 10.0; M. D. S. Äußerlich. (Z. B. auf luetische Geschwüre).

Hydrargyrum oxydatum via humida paratum (D. A. B. 6).

Hydrargyrum oxydatum flavum (Ph.A. VIII), Hydrargyrum praecipitatum flavum, gelbes Quecksilberoxyd, HgO (20 g). Gelbes, amorphes, in Wasser fast ganz unlösliches Pulver. Ist vor Licht geschützt aufzubewahren. Größte Einzelgabe (D.A.B. 6) 0.02, (Ph.A. VIII) 0.03; größte Tagesgabe 0.06 und 0.01. Über die daraus hergestellten Salben siehe unter Unguentum Hydrargyri flavum.

Hydrargyrum praecipitatum album (D. A. B. 6).

Hydrargyrum bichloratum ammoniatum (Ph.A. VIII), weißes Quecksilberpraecipitat, Mercurius praecipitatus albus. NH_2HgCl (25 g) Weiße Stücke oder weißes, amorphes Pulver, in Wasser fast ganz unlöslich. Ist vor Licht geschützt aufzubewahren.

Unguentum Hydrargyri praecipitati albi (siehe dort) wird zweckmäßig fertig bezogen.

Hydrogenium peroxydatum solutum.

Hydrogenium hyperoxydatum solutum (Ph.A. VIII), Wasserstoffsuperoxydlösung (500 g). Klare, farb- und geruchlose Flüssigkeit. Das offizinelle Präparat ist eine Lösung von 3—3.2 Gewichtsprozenten Wasserstoffsuperoxyd, H_2O_2, in Wasser. Die Wasserstoffsuperoxydlösung ist schon bei Zimmertemperatur einer langsamen Zersetzung unterworfen. Zur Verzögerung der Zersetzung versehen die Fabriken die Wasserstoffsuperoxydlösungen mit sehr kleinen Mengen Harnstoff, Phenacetin oder anderen Substanzen. Wasserstoffsuperoxydlösung ist in braunen Flaschen aufzubewahren.

Außer der 3%igen Lösung werden auch höherprozentige Lösungen hergestellt. Hydrogenium peroxydatum solutum D.A.B. 6 enthält 30% Gewichtsprozente H_2O_2, ebenso das Perhydrol Merck.

Ichthyol.

Ammonium sulfoichthyolicum (100 g). Durch Destillation aus Tiroler Ölschiefer gewonnene, dicke, braune Flüssigkeit von eigenartigem Geruche. Mit Wasser und Glyzerin mischbar. Den wässerigen Lösungen kann auch Resorcin und Tannin beigefügt werden. Wird häufig als 5—10%ige Salbe mit Vaselin oder Lanolin verwendet.

Rp. Ichthyoli 1.5—3.0, Lanol., Vasel. aa 15.0; M. D. S. Salbe.

Rp. Ichthyoli 2.0, Aqu. font. ad 100.0; M. D. S. Äußerlich.

Rp. Ichthyoli 5.0, Glycer. ad 50.0; M. D. S. Ichthyol-Glyzerin.

Jodoformium.

Jodoform (10 g). Kleine, glänzende, fettig anzufühlende Blättchen oder kristallinisches Pulver von zitronengelber Farbe und eigenartigem unangenehmen Geruche. In Wasser unlöslich; schwer löslich in Weingeist und fettem Öl. Lichtempfindlich. Das Jodoform muß wegen des durchdringenden Geruches in gut schließendem Gefäß aufbewahrt werden. In den Apotheken befindet sich beim Jodoform in der Regel ein eigener Löffel und eine Handwage. In der Hausapotheke ist das Arbeiten mit Jodoform nicht empfehlenswert. — Größte Einzelgabe (Ph.A. VIII) 0.2; größte Tagesgabe 1.0.

Jodum.

Jod (10 g). Schwarzgraue, metallisch glänzende Blättchen von eigenartigem Geruche. In Wasser sehr schwer löslich (1 : 5000), in Weingeist 1 : 10. (Aber in Wasser leicht löslich bei Gegenwart von Jodkalium: Lugolsche Lösung). Jod und Jodlösungen schmutzen die Wäsche; beim Arbeiten ist daher Vorsicht geboten. Jodflecken aus der Wäsche entfernt man mit Salmiakgeist und Waschen mit Wasser oder mit Natriumthiosulfat. In der Hausapotheke ist das Arbeiten mit metallischem Jod nicht empfehlenswert. Es ist zweckmäßiger, Lugolsche Lösung und Jodtinktur in fertigem Zustande zu beziehen. Jod ist mit einer Reihe von Substanzen unverträglich; explosiv ist unter Umständen eine Salbenmischung mit Jod und Hydrargyrum praecitatum album. Größte Einzelgabe (Ph.A. VIII) 0.03; größte Tagesgabe 0.1.

Rp. Jodi 1.0, Kal. jod. 2.0, Aqu. dest. ad 100.0; M. D. S. Äußerlich (Lugolsche Lösung). — Das Jod und Jodkalium werden in der Reibschale gemischt und unter allmählichem Zusatz des Wassers gelöst.

Rp. Jodi 0.3, Kal. jod. 3.0, Lanol., Vasel. aa 15.0; M. D. S. Salbe. — Das Jod und Jodkalium werden in der Reibschale in möglichst wenig Wasser gelöst und dann unter das Lanolin und Vaselin gemischt. (Über explosive Mischungen des Jods siehe Seite 167).

Kalium bromatum.

Kaliumbromid, Bromkalium (100 g). Farblose, würfelförmige Kristalle oder weißes, kristallinisches Pulver mit unangenehm, salzigem Geschmack (Bromgehalt 67%). Löslich in etwa 1.5 Teilen Wasser und in etwa 200 Teilen Weingeist. In der Hausapotheke zweckmäßiger in Form des Pulvers.

Bromkalium gibt mit einer Reihe von Substanzen unverträgliche Mischungen; davon kommen praktisch in Betracht Kalium- und Natriumjodid, Extractum Chinae und Paraldehyd.

Rp. Kal. brom. 1.0; D. tal. dos. ad chart. cerat. Nr. X; S. 3mal tägl. 1 Pulver mit Wasser.

Rp. Kal. brom. 10.0—20.0, Aqu. font. ad 200.0; M. D. S. 3mal tägl. 1 Eßlöffel in Wasser nach dem Essen.

Kalium carbonicum.

Kaliumkarbonat (100 g). Weißes, körniges, trockenes Pulver; löslich mit stark alkalischer Reaktion in 1 Teil Wasser. Da das Pulver hygroskopisch ist und an feuchter Luft zerfließt, ist es gut verschlossen aufzubewahren.

Kalium chloricum.

Kaliumchlorat, chlorsaures Kali $K\,Cl\,O_3$ (nicht zu verwechseln mit K Cl, Kaliumchlorid). (250 g). Blätterige oder tafelförmige, farblose Kristalle oder ein weißes kristallinisches Pulver. Löslich in 16 Teilen Wasser, dagegen in Weingeist wenig löslich. In den Apotheken wird häufig eine Lösung von 1 Teil Kalium chloricum in 19 Teilen Wasser vorrätig gehalten. Über die Herstellung dieser Lösung siehe Seite 122.

V o r s i c h t! Kalium chloricum gibt an leicht oxydierbare Stoffe Sauerstoff ab und explodiert mit Schwefel, Kohle, Tannin, Glyzerin, Weingeist und manchen anderen Stoffen gemischt schon durch Schlag oder Stoß mit größter Heftigkeit. In einer Lösung von Kalium chloricum und Kalium jodatum bildet sich das sehr giftige jodsaure Kalium (KJO_3).

Kalium jodatum.

Kaliumjodid, Jodkalium, K J (50 g). Farblose, würfelförmige, luftbeständige Kristalle von unangenehm salzigem Geschmack. Löslich in 0.75 Teilen Wasser oder in ungefähr 10 Teilen Weingeist. Jodkalium-Lösungen sind vor Licht geschützt in dunkler Flasche aufzubewahren. Kalium jodatum ist mit verschiedenen Stoffen unverträglich; praktisch wichtig ist die Vermeidung von Kalium chloricum (siehe dort), Silber-

und Quecksilbersalzen, Chloralhydrat und Paraldehyd. Beim Verschreiben von Kalium jodatum in Oblatenkapseln kann infolge Bildung von Jodstärke durch Spuren von abgespaltenem Jod allmählich Blaufärbung eintreten.

Rp. Kal. jodat. 10.0, Aqu. font. ad. 200.0; M. D. S. 3mal täglich 1 Eßlöffel nach dem Essen.

Rp. Kal. jodat. 10.0, Aqu. dest. 20.0; M. D. S. mehrmals täglich 25—30 Tropfen in Milch oder Wasser.

Kalium permanganicum.

Kalium hypermanganicum, Kaliumpermanganat, übermangansaures Kali (50 g). Prismatische, tiefviolette, metallisch glänzende Kristalle, die sich in ungefähr 16 Teilen kaltem Wasser lösen. Die Lösung geht verhältnismäßig langsam vor sich. Die Lösungen sind nicht lange haltbar. Die durch Kaliumpermanganatlösungen auf Haut und Wäsche erzeugten Flecken (Manganoxyd) lassen sich durch verdünnte Essigsäure oder Essig entfernen. Kaliumpermanganat oxydiert organische Substanzen und bildet ebenso wie Kalium chloricum (siehe dort) explosive Mischungen. Es wird zweckmäßig nur in Form von wässerigen Lösungen angewendet. Kaliumpermanganat ist lichtempfindlich.

Rp. Kal. permang. 5.0; D. S. Äußerlich. Wenige Kristalle in 1 Glas Wasser bis zur rotweinfarbigen Lösung auflösen.

Kalium sulfoguajacolicum.

Thiocol (W. Z.), Guajakolsulfosaures Kalium (50 g). Weißes, fast geruchloses Pulver, in 8 Teilen Wasser löslich, in Weingeist unlöslich.

Rp. Kal. sulfoguajacol. 0.5—1.0; D. tal. dos. Nr. XX; S. 3mal täglich 1 Pulver mit Wasser zu nehmen.

Kalium sulfoguajacolicum wird im Handel auch in Tabletten geführt.

(Siehe auch Sirupus Kalii sulfoguacolici.)

Kalium sulfuratum pro balneo.

Schwefelleber (500 g). Braune bis gelbgrüne nach Schwefelwasserstoff riechende Stücke, die sich in Wasser zu einer gelbgrünen, nach Schwefelwasserstoff riechenden Flüssigkeit von alkalischer Reaktion lösen. Ist hygroskopisch und muß in gut schließendem Gefäß aufbewahrt werden. 50.0—200.0 für 1 Vollbad.

Kreosotum.

Kreosot (25 g). Durch Destillation aus Buchenholzteer gewonnenes Gemisch, das aus Guajakol, Kreosol und Kresolen besteht. Klare, schwachgelbliche ölartige Flüssigkeit von durchdringend, rauchartigem Geruch und brennendem Geschmack; in Wasser schwer, in Alkohol leicht löslich. Größte Einzelgabe (D.A.B. 6) 0.5, (Ph.A. VIII) 0.3; größte Tagesgabe 1.5 und 1.0. — Verwendet in Form der offizinellen fertig käuflichen Kreosotpillen, Pilulae Kreosoti mit je 0.05 Kreosot. Ferner in Form der käuflichen Gelatinekapseln oder in Form einer spirituösen Lösung.

Rp. Kreosoti 2.0, Spir. dil. ad 100.0 M. D. S. Teelöffelweise zu nehmen.

In der Hausapotheke ist das Arbeiten mit Kreosot infolge der öligen Beschaffenheit und des durchdringenden Geruches nicht empfehlenswert. (Siehe außerdem Kreosotum carbonicum, Kalium sulfoguajacolicum und Guajacolum carbonicum).

Kreostum carbonicum.

Creosotal, Kreosotkarbonat (100 g). Zähe, farblose bis gelbliche, nur schwach nach Kreosot riechende Flüssigkeit. Bei längerem Stehen in der Kälte scheiden sich Kristalle von Guajakolkarbonat aus, die sich beim Erwärmen wieder lösen. Unlöslich in Wasser, löslich in Weingeist und fetten Ölen. Größte Einzelgabe (Ph.A. VIII) 0.5; größte Tagesgabe 3.0.

Rp. Kreosot. carbon. 50.0; D. S. 2—3mal täglich ½ Teelöffel in Milch zu nehmen.

Ferner gelöst in Lebertran oder in Form der käuflichen Gelatinekapseln.

Lanolinum. — Adeps lanae hydrosus Ph. A. VIII.

Lanolin, wasserhaltiges Wollfett (500 g). Wird bereitet aus Adeps lanae anhydricus durch Zusammenschmelzen und Mischen mit einer bestimmten Menge Wasser. D.A.B. 6 läßt außerdem noch etwas Paraffin dazu geben. Gelblichweiße, fast geruchlose, salbenartige Masse. Wollfett besteht vorwiegend aus Fettsäureestern des Cholesterins und anderer Sterine und dringt leicht in die Haut ein. Die für die Rezeptur wichtigste Eigenschaft des Lanolins ist das große Wasserbindungsvermögen. Bei der Herstellung von Salben können wasserlösliche Stoffe in Wasser gelöst und in dieser Form unter das Lanolin gemischt werden. Da reines Lanolin klebrig ist, empfiehlt sich für viele Zwecke eine Mischung mit Vaselin.

Lichen islandicus.

Isländisch Moos, Kramperltee, isländische Flechte, Heideflechte (250 g). Der Thallus der einheimischen Flechte Cetraria islandica. Enthält Schleim und Bitterstoffe. Expediert werden 25—50 Gramm; 1 Eßlöffel für 1 Schale Tee, ¼ Stunde kochen.

Linimentum Calcariae (siehe Seite 49 und 161).

Linimentum saponato-camphoratum.

Opodeldok (5mal 30 g). Gleichförmige, gallertähnliche, opalisierende Masse, die durch die Wärme der Haut schmilzt und nach Ammoniak, Kampfer und ätherischen Ölen riecht. Besteht aus einer Lösung von Seife, Kampfer, Ammoniak und ätherischen Ölen in Weingeist. Opodeldok wird in weithalsigen, verstopselten Gläsern (Opodeldokgläsern) in kleinen Dosen vorrätig gehalten und expediert.

Liquor Aluminii acetici.

Aluminium aceticum solutum, essigsaure Tonerde, Liquor Burowii, Aluminiumzetatlösung (1000 g). Klare, farblose, schwach nach Essigsäure riechende und zusammenziehend schmeckende Flüssigkeit von saurer Reaktion; mit Wasser in jedem Verhältnisse mischbar. Enthält ungefähr 8% basisches Aluminiumazetat. Diese offizinelle Lösung wird für Umschläge, Verbände, zum Mundspülen usw. in der Regel 5—10fach mit Wasser verdünnt.

Rp. Liqu. alum. acet. 50.0; D. S. Äußerlich. 1 Eßlöffel auf 1 Glas Wasser zu verdünnen.

Rp. Liqu. Alum. acet. 5.0, Aqu. dest. 35.0, Vasel., Lanol. aa ad 100.0; M. D. S. Dekubitussalbe!

Siehe auch Plumbum aceticum.

Liquor Aluminii acetico-tartarici.

Essigweinsaure Tonerdelösung (500 g). Im D.A.B. 6 offizinell an Stelle von Alsol solutum (W.Z.). Gehalt annähernd 45% Aluminiumazetotartrat. Sirupartige, klare, farblose oder schwach gelblich gefärbte Flüssigkeit, die nach Essigsäure riecht. Mit Wasser in jedem Verhältnisse mischbar.

Rp. Liq. Alum. acetico-tart. 50.0; D. S. Äußerlich. ½ Teelöffel auf 1 Glas Wasser zu verdünnen.

Liquor Ammonii anisatus.

Anisölhaltige Ammoniakflüssigkeit (100 g). Klare, kaum gelblich gefärbte Flüssigkeit, die aus einem Gemische von Anisöl, Ammoniak und

Weingeist besteht und nach diesen Bestandteilen riecht. Mit Wasser unter Trübung mischbar, wobei sich das Anisöl ausscheidet; mit Weingeist in jedem Verhältnisse klar mischbar. Bei der häufig üblichen Zugabe zu expektorierenden Lösungen, z. B. Decoctum Senegae wird zuerst das Dekokt und eventuell der Sirup und die anderen Bestandteile in die Flasche eingewogen und erst zum Schlusse der Liquor Ammonii anisatus; die Ausscheidung des Anisöls ist dadurch verringert. Bei der Rezeptur ist der Ammoniakgehalt und die stark alkalische Reaktion zu beachten und dementsprechend namentlich die Mischung mit Alkaloidsalzen zu vermeiden. Sirupus Rubi idaei wird durch Liquor Ammonii anisatus mißfärbig und ist außerdem als Geschmackskorrigens bei gleichzeitiger Anwesenheit von Liquor Ammoniae anisatus unzweckmäßig; da genügt Sirupus simplex.

Liquor Ammonii caustici.

Ammonia (Ph.A. VIII), Ammoniakflüssigkeit, Salmiakgeist (200 g). Klare, farblose, flüchtige Flüssigkeit von stechendem Geruche und stark alkalischer Reaktion; enthält ungefähr 10% Ammoniak (NH_3).

Liquor Capsici compositus (Ph. A. VIII).

Zusammengesetzte Spanisch-Pfeffer-Flüssigkeit; Linimentum Capsici compositum (250 g). Enthält Kaliseife, Kampfer, Ammoniak, Extraktstoffe aus Paprika und Pfeffer und ätherische Öle. Klare, rotbraune, stark nach Ammoniak und den ätherischen Ölen riechende Flüssigkeit.

Rp. Liqu. Caps. comp. 50.0; D. S. Zum Einreiben.

Liquor Cresoli saponatus (D. A. B. 6).

Kresolseifenlösung (250 g). Lösung von Kresol in Seifenlösung. Klare, rotbraune, ölartige Flüssigkeit, die nach Kresol riecht und in destilliertem Wasser klar löslich ist. Mit Brunnenwasser entsteht eine etwas trübe Lösung. Äußerlich als Desinficiens 1%ig für Hände und Operationsfeld, 4%ig für Instrumente, 10%ig für Urin, Faeces usw.

Kresolwasser, Aqua cresolica, ist nach D.A.B. 6 eine 10%ige Lösung von Liquor Cresoli saponatus in destilliertem Wasser; nach Ph.A. VIII werden 22 Teile verflüssigtes Kresol und 978 Teile Wasser gemischt und filtriert. (Siehe auch unter Lysol).

Liquor Ferri oxychlorati dialysati (D. A. B. 6).

Ferrum hydrooxydatum dialysatum liquidum (Ph.A. VIII), Ferrum oxydatum dialysatum Ferrum dialysatum, dialysierte Eisenoxychloridlösung (100 g). Klare, tiefbraune Flüssigkeit mit herbem, aber kaum eisenartigem Geschmacke. Enthält ungefähr 3.5% Eisen in Form des kolloidal gelösten Ferrihydroxydes. Wird hergestellt durch Zusatz von Ammoniak zu Eisenchloridlösung in bestimmten Mengenverhältnissen und darauffolgender Dialyse. Das Präparat ist vor Licht geschützt und kühl aufzubewahren. Durch die meisten Salze, durch Alkalien und viele Salze wird das kolloide Eisenhydroxyd ausgefällt. Derartige Mischungen sind daher zu vermeiden. Am zweckmäßigsten wird das Präparat unverdünnt in Tropfenform oder in Verdünnung mit Wasser eßlöffelweise verabreicht.

Rp. Liqu. ferri oxychlorat. dialys. 30.0; D. S. 3mal täglich 20 Tropfen.

Rp. Liqu. ferri oxychlorat. dialys. 50.0, Aqu. dest. 100.0; M. D. S. 3mal täglich 1 Kaffeelöffel voll.

Liquor Ferri sesquichlorati (D. A. B. 6).

Ferrum sesquichloratum solutum (Ph.A. VIII). Eisenchloridlösung (50 g). Klare, gelbbraune Flüssigkeit, die ungefähr 10% Eisen in Form von $FeCl_3$ (Eisenchlorid) enthält. Mit Wasser und Weingeist mischbar. Muß in dunklem Glas vor Licht geschützt aufbewahrt werden. Ist nicht sehr lange haltbar. Infolge der starken örtlichen Ätzwirkung nur in Verdünnung zu verwenden.

Liquor Kalii arsenicosi (D. A. B. 6).

Solutio arsenicalis Fowleri (Ph.A. VIII), Liquor arsenicalis Fowleri, Solutio Fowleri (100 g). Klare, farblose Flüssigkeit mit einem Gehalt von 1% arseniger Säure. Größte Einzelgabe (D.A.B. 6) 0.5, (Ph.A. VIII) 0.5; größte Tagesgabe 1.5 und 2.0.

Rp. Liqu. Kal. arsen. 20.0; D. ad vitr. gutt.; S. Nach den Mahlzeiten 3mal täglich von 2 Tropfen ansteigend auf 5 Tropfen und wieder fallend.

Rp. Liq. Kal. arsen. 5.0, Tinct. ferri pomat. 15.0; M. D. ad vitr. gutt.; D. S. 3mal täglich nach den Mahlzeiten von 5 Tropfen ansteigend bis 20 Tropfen und wieder fallend. (Tinctura ferri arsenicalis F. M. B.)

Liquor Plumbi subacetici (D. A. B. 6).

Bleiessig, Plumbum aceticum basicum solutum (Ph.A. VIII), Acetum plumbi (250 g). Wird hergestellt durch Auflösen von Bleiacetat und Bleiglätte in Wasser. Klare, farblose, süß und zusammenziehend schmeckende Flüssigkeit. Mischt sich klar mit kohlensäurefreiem. destilliertem Wasser, trübt sich aber unter Abscheidung von basisch-kohlensaurem Blei auf Zusatz von Brunnenwasser oder durch den Zutritt von kohlensäurehaltiger atmosphärischer Luft. Bleiessig ist daher gut verschlossen aufzubewahren. Mit Alkohol klar mischbar.

Rp. Liqu. Plumbi 100.0; D. S. Äußerlich. Mit Wasser verdünnt zu Umschlägen (1 Teelöffel voll auf ein Glas Wasser).

Bleiessig reagiert mit vielen anorganischen und organischen Stoffen und wird daher in der Hausapotheke am besten nur in Verdünnung mit Wasser oder Weingeist ohne Zusatz von anderen Stoffen verwendet.

Aqua Plumbi, Aqua plumbica, Bleiwasser ist eine Mischung von 1 Teil Bleiessig und 49 Teilen Wasser.

Aqua Goulardi, Goulardsches Wasser wird im Bedarfsfalle gemischt aus 2 Teilen Bleiessig, 5 Teilen verdünntem Weingeist und 93 Teilen Wasser.

Luminal (WZ.).

Wortgeschützter Name für Acidum phenylaethylbarbituricum (D.A. B. 6), Phenylaethylbarbitursäure (10 g). Zurzeit nur unter dem Namen Luminal im Handel. Weißes, in Wasser schwer lösliches, bitter schmeckendes Pulver. Es bildet mit Natriumhydroxyd das in Wasser leicht lösliche Luminal-Natrium. In Pulver oder Oblatenkapseln zu 0.1 bis 0.3. Im Handel auch in Tabletten zu 0.1 und 0.3 und als „Luminetten“ zu 0.015. — Größte Einzelgabe (D.A.B. 6) 0.4; größte Tagesgabe 0.8.

Luminalnatrium (WZ.).

Wortgeschützter Name für Natrium phenylaethylbarbituricum (D.A. B. 6), Phenylaethylbarbitursaures Natrium (10 g). Weißes, kristallinisches, bitter schmeckendes Pulver, löslich in 1.2 Teilen Wasser. Die wässerige Lösung bläut Lackmuspapier. Wie Luminal in Pulvern oder Oblatenkapseln; außerdem auch in Lösung. In 20%iger wässeriger Lösung subcutan oder besser intramuskulär. Die Lösungen sollen kalt bereitet werden und können infolge ihrer geringen Haltbarkeit nicht vorrätig gehalten werden. Im Handel auch in Trockenampullen zu 0.22 g. Größte Einzelgabe (D.A.B. 6) 0.4; größte Tagesgabe 0.8.

Lysol (WZ.).

In seiner Zusammensetzung nicht genau bekannt, aber sehr ähnlich dem billigeren Liquor Cresoli saponatus (D.A.B. 6).

Magnesium carbonicum.

Basisches Magnesiumkarbonat, kohlensaures Magnesium, Magnesium subcarbonicum, Magnesia alba (50 g). Besteht aus Magnesiumkarbonat, Magnesiumhydroxyd und Kristallwasser. Weißes, leichtes, lockeres, in Wasser fast unlösliches Pulver. Löst sich in Säuren unter Aufbrausen. Anwendung wie Magnesia usta, aber zu vermeiden bei Säurevergiftung. Siehe auch Pulvis Magnesiae cum Rheo.

Magnesium oxydatum.

Magnesia usta, Magnesiumoxyd, gebrannte Magnesia, Bittererde, (50 g). Weißes, leichtes, sehr voluminöses, in Wasser fast unlösliches Pulver. Löst sich in verdünnten Säuren ohne Aufbrausen (im Gegensatze zu Magnesium carbonicum). Da die gebrannte Magnesia aus der Luft Kohlensäure und Wasser aufnimmt, so ist sie in gut geschlossenen Gefäßen aufzubewahren. Für die meistens übliche Art der Anwendung des Magnesiumoxyds ist allerdings ein geringer Kohlensäuregehalt belanglos. Verabreichung in Pulverform, messerspitzweise bis kaffeelöffelweise, oder eventuell in Schüttelmixturen.

Magnesium peroxydatum.

Magnesiumperoxyd (50 g). Weißes, lockeres, in Wasser fast unlösliches, geruch- und geschmackloses Pulver. Enthält neben Magnesiumsuperoxyd noch Magnesiumoxyd. In verdünnten Säuren ist es unter Bildung von Wasserstoffsuperoxyd leicht löslich. Mehrmals täglich 0.2 bis 0.5 allein, in Form von Pulvern oder in Mischungen z. B.

Rp. Magnes. peroxyd. 20.0, Natr. bicarb., Calc. carbon. aa 10.0; M. D. S. Eßlöffel- oder messerspitzenweise. — Im Handel auch als Magnesiumperhydrol Merck.

Magnesium sulfuricum.

Magnesiumsulfat, Bittersalz, schwefelsaures Magnesium, $MgSO_4 . 7H_2O$ (250 g). Farblose, prismatische Kriställchen, die an der Luft ein wenig verwittern, salzig-bitter schmecken und im gleichen Gewichte in Wasser löslich sind. Magnesium sulfuricum hat in seinem Aussehen eine gewisse Ähnlichkeit mit Strychninum nitricum.

Rp. Magn. sulf. 50.0; D. ad chartam.; S. 1—2 Eßlöffel in ¼ Liter lauem Wasser gelöst zu trinken.

Für Mischungen wird häufig das getrocknete Magnesiumsulfat (siehe das folgende) verwendet. Für die meisten Zwecke der Hausapotheke genügt aber das gewöhnliche Bittersalz.

Magnesium sulfuricum siccatum.

Magnesium sulfuricum siccum, getrocknetes Magnesiumsulfat (100 g). Aus Magnesium sulfuricum durch Erhitzen hergestellt, wobei der größere Teil des Kristallwassers verschwindet. Man gibt dementsprechend von diesem Präparate ²/₃ der für Magnesium sulfuricum gebräuchlichen Dosis. Weißes, mittelfeines Pulver, das hygroskopisch ist und in gut verschlossenen Gefäßen aufbewahrt werden muß. Wird zu Pulvermischungen verwendet, z. B.

Rp. Magn. sulf. sicc. 25.0, Rhiz. Rhei pulv., Sulf. depur., Sacch. lact. aa 5.0; M. D. S. 2stündlich 1 Eßlöffel mit Wasser.

Manna.

Manna (50 g). Der eingetrocknete Saft aus der Rinde von Fraxinus ornus. Die Droge besteht aus gerundeten, flachen oder rinnenförmigen Stücken, die außen blaugelblich und innen weiß sind und sich sehr leicht in Wasser lösen. Der Hauptbestandteil ist Mannit. Es ist zweckmäßiger, die Droge Manna als den Sirupus Mannae vorrätig zu halten (siehe dort).

Rp. Mannae 15.0, Aqu. Foeniculi oder fontis ad 75.0; M. D. S. 2stündlich 1 Kinderlöffel bis zur Wirkung. (Für Kinder.)

Mentholum.

Menthol (10 g). Der wichtigste Bestandteil des Oleum Menthae, der sich beim starken Abkühlen des Öles (als sog. Pfefferminzkampfer) ausscheidet. Farblose, prismatische oder nadelförmige Kristalle mit Pfefferminzgeruch und scharfkühlendem Pfefferminzgeschmack. Fast unlöslich in Wasser, leicht löslich in Weingeist, Äther und fetten Ölen.

Rp. Mentholi 0.5—1.0, Spir. dil. ad 50.0; M. D. S. Mentholspiritus (z. B. bei Juckreiz).

Rp. Mentholi 0.3—0.6, Ol. Vasel. ad 30.0; M. D. S. Mentholvaselinöl.

Rp. Mentholi 0.5, Acid. bor. pulv., Sacch. lact. aa 10.0; M. D. S. Schnupfpulver (Mentholschnupfpulver F. M. B.).

Ferner in Salben mit Vaselin oder Lanolin. — Innerlich in spirituöser Lösung oder gelöst in Tinkturen, z. B. Tinct. Aurant., Tinct. Chin. comp., Tinct. amara, Tinct. Valerianae aetherea, z. B.

Rp. Mentholi 0.5, Tinct. Aurant. 15.0; M. D. S. 15—25 Tropfen in 1 Eßlöffel Wasser.

Im Handel die bekannten Dragées. Die Mentholum-compositum-Compretten enthalten 0.1 Borax und 0.0075 Menthol.

Methylenum caeruleum.

Methylenblau (10 g). Dunkelgrüne, bronzeglänzende Kristalle oder dunkelgrünes Pulver. Leicht löslich in Wasser mit blauer Farbe, schwerer in Weingeist. Ist vor Licht geschützt aufzubewahren. Innerlich 0.05 bis 0.2 in Oblaten- oder Gelatinekapseln. Die Gelatinekapseln können in der Hausapotheke selbst gefüllt werden. Dabei ist allerdings das Beschmutzen der Wage, Kartenblätter usw. ein Übelstand. Daher sind zweckmäßiger die im Handel erhältlichen Capsulae gelatinosae cum Methyleno caeruleo 0.05, 0.1 und 0.2 zu verwenden. Methylenblau ist lichtempfindlich.

Methylium salicylicum.

Salizylsäuremethylester, Methylsalizylat (50 g). Die Verbindung ist im Pflanzenreich als Bestandteil ätherischer Öle weit verbreitet, sie bildet z. B. einen Hauptbestandteil des Oleum Gaultheriae. Farblose oder schwach gelbliche, eigenartig riechende Flüssigkeit, die sich in Wasser schwer, in Weingeist oder Äther leicht löst und in Fetten oder ätherischen Ölen in jedem Verhältnisse löslich ist. Äußerlich zu 10—30% mit Weingeist, Öl oder Salben gemischt.

Morphinum hydrochloricum.

Morphinum muriaticum, Morphinhydrochlorid, salzsaures Morphin, Alkaloidum thebaicum muriaticum (5 g). Hauptalkaloid des Opiums. Dünne, nadelförmige, seidenglänzende Kriställchen, die oft zu würfelförmigen Stücken zusammengepreßt sind. Geschmack sehr bitter. Löslich in 25 Teilen Wasser oder in 50 Teilen Weingeist. Eine wässerige neutrale oder schwach saure Morphinlösung wird bei langem Stehen allmählich gelbbraun und verliert an Wirksamkeit. Diese Veränderung wird beschleunigt durch das von der Glaswand an die Flüssigkeit abgegebene Alkali. Durch Zusatz von Säure (1 Tropfen Acidum hydrochloricum auf 10.0—20.0 Lösung) wird die Haltbarkeit erhöht. Das Vorrätighalten einer 1%igen Morphinlösung ist für Rezepturzwecke zwar sehr praktisch, für die Hausapotheke mit nicht allzu häufigem Gebrauche der Lösung aber nicht empfehlenswert. Dagegen ist das Vorrätighalten einer Verreibung mit Zucker zweckmäßig: 1 Teil Morphinum hydrochloricum + 9 Teile Saccharum.

Bezüglich der Unverträglichkeit gilt von Morphin dasselbe wie von andern Alkaloiden, es ist also in Lösungen vor allem der Zusatz von Alkalien, auch Liquor Ammonii anisatus, von Metallsalzen und Gerbstoff zu vermeiden. Außerdem ist zu vermeiden Chlorammonium, ferner Bromnatrium und Jodnatrium in größeren Konzentrationen, weil dadurch Niederschläge erzeugt werden. Mucilago Gummi arabici wirkt infolge der vorhandenen Oxydasen auf Morphin oxydierend.

Für die Rezeptur in der Hausapotheke eignen sich abgesehen von den weiter unten zu erwähnenden gebrauchsfertigen Zubereitungen Morphinpulver und Lösungen. In den Lösungen ist eine Kombination mit anderen Alkaloiden, z. B. Atropin, Scopolamin, Ipecacuanha-Infus usw. möglich. Für subcutane Injektion bestimmte Lösungen können bei 100° sterilisiert werden. — Größte Einzelgabe 0.03, größte Tagesgabe 0.1.

Rp. Morph. hydrochl. 0.01, Sacch. 0.3; M. D. t. dos Nr. X; S....

Rp. Morph. hydrochl. 0.1, Aqu. dest. 10.0; M. D. S. 3mal täglich 10 Tropfen. An Stelle von Wasser wird für Morphintropfen häufig Aqua amygdalarum amararum verwendet.

Rp. Morph. hydrochl. 0.1, Aqu. Menthae pip. ad 100.0; M. D. S. 3mal täglich 1 Teelöffel.

Rp. Morph. hydrochl. 0.1, Aqu. dest. 10.0; M. D. Sterilisa; S. Zur subcutanen Injektion (1 ccm = 0.01 Morphium hydrochloricum). — Dieser Injektionslösung wird häufig Phenolum liquefactum zugesetzt (1 Tropfen auf 10 ccm Flüssigkeit).

Im Handel sind Tabletten und Compretten, ferner Ampullen und Amphiolen für Injektionszwecke in verschiedenen gebräuchlichen Dosierungen erhältlich. Auch Ampullen und Amphiolen mit Morphin in Kombination mit Atropin oder Scopolamin sind erhältlich.

Natrium benzoicum.

Natriumbenzoat, benzoesaures Natrium (50 g). Weißes Pulver oder weiße, körnige Masse. Löslich in etwa 2 Teilen Wasser und etwa 45 Teilen Weingeist. Der Zusatz von Säuren zur wässerigen Lösung erzeugt einen Niederschlag von freier Benzoesäure, ist daher zu vermeiden. Innerlich 0.1—0.5 mehrmals täglich als Pulver oder Lösung oder Zusatz zu Expektorantien.

Natrium bicarbonicum.

Natrium hydrocarbonicum, Natriumbikarbonat, doppeltkohlensaures Natron, saures kohlensaures Natrium, $NaHCO_3$ (1000 g). Weißes Pulver oder weiße kristallinische Krusten mit salzigem, schwach laugenhaftem Geschmack. Für die Hausapotheke eignet sich besser das Pulver. Natriumbikarbonat löst sich in etwa 12 Teilen Wasser; die Lösung reagiert nur schwach alkalisch; beim Kochen wird Kohlensäure und stark alkalisch reagierende Soda gebildet.

Rp. Natr. bicarb. 30.0; D. ad chartam; S. Mehrmals täglich 1 Messerspitze zu nehmen.

Rp. Natr. bicarb. 25.0, Elaeosacch. Menth. pip. 5.0; M. D. S. Mehrmals täglich 1 Messerspitze zu nehmen.

Rp. Natr. bicarb., Calc. carbon. aa 20.0, Magn. carbon. 5.0; M. D. S. Mehrmals täglich 1 Messerspitze bis 1 Teelöffel voll zu nehmen.

Rp. Natr. bicarb. 100.0, Elaeosacch. menth. pip. 25.0, Extr. gentian. sicc. 0.3; M. D. S. Mehrmals täglich 1 Messerspitze voll.

Natrium bromatum.

Bromnatrium, Natriumbromid, Natrium hydrobromicum, NaBr. (100 g). Weißes, kristallinisches Pulver mit 80% Brom. Löslich in etwa

1.2 Teilen Wasser und etwa 12 Teilen Weingeist. Bromnatrium ist hygroskopisch und muß in gut verschlossenen Flaschen aufbewahrt werden. Bei Abgabe in abgeteilten Pulvern sind Ceratkapseln zu verwenden. Die Pulver sind in reichlich Wasser gelöst zu nehmen, um nicht den Magen anzugreifen.

Natrium chloratum.

Natriumchlorid, Chlornatrium, reines Kochsalz, Natrium hydrochloricum, NaCl. (100 g). Weiße, würfelförmige Kristalle oder weißes kristallinisches Pulver. Für die Hausapotheke eignet sich besser das Pulver. Löslich in etwa 3 Teilen Wasser.

Solutio Natrii chlorati physiologica, physiologische Kochsalzlösung: 9 Teile Natriumchlorid werden in 991 Teilen Wasser gelöst, die Lösung filtriert und sterilisiert. Im Handel auch Ampullen mit 150 ccm der sterilen Lösung (0.9%).

Eine den physiologischen Verhältnissen besser entsprechende Lösung ist die folgende:

Rp. Natr. chlorat. 8.0, Liqu. Calc. chlorat. 0.8, Kal. chlorat. 0.4, Aqu. dest. ad 1000.0; M. sterilisa; D. S. Zur Einspritzung.

Zweckmäßiger, aber teurer ist für diesen Zweck Normosal, ein steriles Gemenge der Salze des menschlichen Blutserums. 10.0 in einer Ampulle für 1 Liter Lösung.

Natrium jodatum.

Natriumjodid, Jodnatrium, Natrium hydrojodicum, NaJ. (25 g). Weißes, kristallinisches, an der Luft feucht werdendes, schlecht schmekkendes Pulver mit etwa 80% Jod. Löslich in etwa 0.6 Teilen Wasser und etwa 3 Teilen Weingeist. Natriumjodid ist zur Vermeidung der Wasseranziehung in gut verschlossenem Gefäß aufzubewahren. Bezüglich Unverträglichkeit wie Kalium jodatum (siehe dort).

Natrium salicylicum.

Natriumsalizylat, salizylsaures Natrium (100 g). Weiße geruchlose, kristallinische Schüppchen oder Nadeln von süß-salzigem Geschmacke. Löslich in etwa 1 Teil Wasser und 6 Teilen Weingeist. Natrium salicylicum ist vor Licht geschützt aufzubewahren. In abgeteilten Pulvern allein oder mit Natrium bicarbonicum gemischt (auch in Oblatenkapseln) oder in Lösung. Kann auch dem Digitalisinfuse zugesetzt werden.

Rp. Natr. salic. 1.0; D. tal. dos. Nr. X; S . . .

Rp. Natr. salic. 10.0, Aqu. fontis 175.0, Sir. Aurant. 15.0; M. D. S. 2stündlich 1 Eßlöffel.

Im Handel auch in Tabletten zu 0.5 und 1.0.

Nitroglycerinum solutum (D. A. B. 6).

Nitroglyzerinlösung, Glyzerintrinitrat, Trinitrin (10 g). 1%ige alkoholische Lösung von Nitroglyzerin. Klare, fast farblose Flüssigkeit, die beim Mischen mit dem gleichen Raumteile Wasser klar bleibt. Diese Lösung ist nicht explosiv. Sie ist vor Licht geschützt aufzubewahren. — Größte Einzelgabe (D.A.B. 6) 0.1; größte Tagesgabe 0.4.

Rp. Nitroglyc. solut. (1%) 1.0, Spir. dil ad 10.0; M. D. S. 3mal tägl. 5—10 Tropfen auf Zucker.

Nitroglyzerin-Compretten zu 0.0005.

Novocainum hydrochloricum.

Novokainhydrochlorid, Novokain (W. Z.), p-Aminobenzoyl-diaethylamino-aethanolhydrochlorid (5 g). Farb- und geruchlose Nädelchen von schwach bitterem Geschmacke, die auf der Zunge eine vorübergehende Unempfindlichkeit hervorrufen. Löslich in 1 Teil Wasser und in 8 Teilen Weingeist. Die wässerige Lösung kann durch Kochen sterilisiert werden. Zur Lokalanästhesie in 1—2%iger Lösung, zur oberflächlichen Schleimhautanästhesie (Urethra) in 5—20%iger Lösung mit Zusatz von 2—3 Tropfen Adrenalinlösung (1 : 1000). Die Adrenalinlösung wird erst nach dem Sterilisieren der Novokainlösung zugesetzt.

Im Handel Ampullen und Tabletten mit und ohne Adrenalinzusatz. In den Tabletten ist häufig ein Teil des Adrenalins unwirksam geworden.

Olea, Öle.

Unter den im Folgenden zu besprechenden Ölen finden sich fette und ätherische Öle..

Die fetten Öle bestehen aus Glyzerinestern höherer Fettsäuren. Sie sind in Wasser unlöslich, in Weingeist mit wenigen Ausnahmen (Rizinusöl) schwer löslich; leicht löslich in Äther, Chloroform und Petroläther. Bei längerer unsachgemäßer Aufbewahrung werden die fetten Öle ranzig und dadurch für Rezepturzwecke unbrauchbar. Es sollen daher in der Hausapotheke nur die fetten Öle vorrätig gehalten werden, die häufiger gebraucht werden. Von den im Folgenden besprochenen Ölen ohne spezifische Wirkung, Oleum Amygdalarum, Arachidis, Olivarum und Sesami, genügt in der Regel das Vorrätighalten eines einzigen. Bei der Aufbewahrung dieser und der anderen fetten Öle ist Folgendes zu beachten: Die Aufbewahrung soll in einer möglichst gefüllten Flasche an einem kühlen Orte vor Licht geschützt erfolgen. Frisches Öl soll niemals auf einen alten Rest gegossen werden. Vor dem Einfüllen des neuen Öles ist die Flasche gründlich zu reinigen (siehe Seite 168) und vollständig zu trocknen. Vor Entnahme von Öl ist die Flasche jedesmal umzuschütteln, damit stets ein gleichmäßiges Öl zur Verwendung gelangt. Aus dem gleichen Grunde muß das Vorratsgefäß, wenn das Öl teilweise fest geworden ist, vor der Entnahme an einen warmen Ort gestellt werden, bis das ganze Öl flüssig geworden ist.

Die ätherischen Öle bestehen in der Regel aus einem Gemenge von zahlreichen flüchtigen Stoffen, wobei häufig ein Stoff (z. B. Menthol, Thymol) den Hauptbestandteil bildet und dem Öle den charakteristischen Geruch verleiht. Bringt man 1 Tropfen ätherisches Öl auf Filtrierpapier, so darf kein dauernder Fettfleck zurückbleiben. Die ätherischen Öle sollen klar und in Weingeist löslich sein. Sie sind in gut verschlossenen Gefäßen vor Licht geschützt aufzubewahren. Manche ätherischen Öle nehmen bei langem Aufbewahren namentlich bei Zutritt von Licht eine dunklere Farbe an und werden dickflüssiger.

Oleum Amygdalarum.

Mandelöl (100 g). Das aus den süßen und bitteren Mandeln gepreßte fette Öl; hellgelb und geruchlos.

Oleum Arachidis.

Erdnußöl (250 g). Aus den Samen der Erdnuß gepreßtes fettes Öl. Hellgelb, fast geruchlos. Kann in vielen Fällen das viel teurere Olivenöl ersetzen.

Oleum Cacao.

Kakaobutter, Butyrum Cacao (50 g). Das aus den Kakaosamen gepreßte Fett. Kakaobutter ist hellgelb und riecht nach Kakao; sie ist bei Zimmertemparatur fest und spröde und schmilzt bei Körpertemperatur. In trockenen, gut verschlossenen Gefäßen kühl und vor Licht geschützt aufzubewahren.

Oleum Cacao raspatum wird durch Reiben der Kakaobutter auf einem Reibeisen erhalten. Kakaobutter dient hauptsächlich als Vehikel für Suppositorien.

Oleum Chenopodii anthelminthici.

Amerikanisches Wurmsamenöl (10 g). Das ätherische Öl von Chenopodium ambrosioides var. anthelminthicum. Nicht zu verwechseln mit dem Öl der „Wurmsamen“, Flores Cinae. Das Oleum Chenopodii ist eine farblose oder gelbliche Flüssigkeit von widerlichem, stark durchdringendem Geruche und bitterlich brennendem Geschmacke. Es sei an die notwendige Vorsicht zur Vermeidung von Vergiftungen erinnert: Kinder so viel Tropfen als das Kind Jahre zählt, Erwachsene höchstens bis zu 16 Tropfen; darnach ein Abführmittel (Oleum Ricini oder salinische Abführmittel). Wiederholung der Kur nicht vor drei Wochen. Kindern gibt man das Öl auf Zucker oder in Zuckerwasser, Erwachsenen ebenso oder in Gelatinekapseln. Im Handel auch fertige Geloduratkapseln (Pohl) mit Oleum Chenopodii VI, X und XVI Tropfen. Größte Einzelgabe (D.A.B. 6) 0.5; größte Tagesgabe 1.0.

Oleum Foeniculi.

Fenchelöl (5 g). Das ätherische Öl von Foeniculum vulgare. Farblose oder schwach gelbliche Flüssigkeit von stark würzigem Geruch und anfangs süßem, hinterher bitterem, kampferartigem Geschmack. In Weingeist leicht löslich.

Oleum Jecoris Aselli.

Lebertran, Fischöl (1000 g). Aus den frischen Lebern mehrerer Gadus-Arten, Dorsche, bei gelinder Wärme im Dampfbade gewonnenes Öl. Lebertran ist blaßgelb und riecht und schmeckt eigenartig. Er gehört zu den trocknenden Ölen, nimmt aus der Luft Sauerstoff auf und wird ranzig. Lebertran muß zur Schonung der Vitamine vor Licht und Luft geschützt aufbewahrt werden (gefüllte Flaschen).

Phosphorlebertran ist nicht lange haltbar. Will der Arzt in der Hausapotheke Phosphorlebertran herstellen, so verwendet er hiezu zweckmäßig eine Phosphorlösung. Der Phosphorus solutus des D.A.B. 6 besteht aus 1 Teil Phosphor, 194 Teilen flüssigem Paraffin und 5 Teilen Äther, ist also 0.5%ig. Das Oleum phosphoratum (Phosphoröl) der Ph.A. VIII besteht aus 1 Teil Phosphor, 949 Teilen Olivenöl und 50 Teilen absolutem Alkohol, ist also 0.1%ig. Diese Lösungen sind kühl und vor Licht geschützt aufzubewahren. Phosphorlebertran wird durch Mischen der Phosphorlösung mit Lebertran hergestellt, wobei der verschiedene Phosphorgehalt der beiden erwähnten Präparate zu berücksichtigen ist.

Rp. Phosph. solut. 2.0—4.0, Ol. Jecoris Aselli ad 200.0 ; M. D. S. Phosphorlebertran; 2mal täglich 1 Teelöffel voll zu nehmen.

Oleum Lini.

Leinöl (250 g). Das aus Leinsamen kalt gepreßte Öl. Leinöl ist ein gelbes, eigenartig riechendes, in dünner Schichte leicht trocknendes Öl. Bei Verbrennungen gemischt mit Aqua Calcariae (siehe dort).

Oleum Menthae piperitae.

Pfefferminzöl (10 g). Das ätherische Öl von Mentha piperita ist eine farblose oder blaßgelbliche Flüssigkeit von erfrischendem Pfefferminzgeruche und brennendem, hinterher anhaltend kühlendem Geschmacke. In Wasser schwer, in Weingeist leicht löslich. In frischem Zustand ist Pfefferminzöl ziemlich dünnflüssig, wird aber mit zunehmendem Alter dickflüssiger und gleichzeitig dunkler.

Oleum Olivarum.

Olivenöl (100 g). Das Oleum Olivarum der Arzneibücher entspricht den besseren Sorten des als Speiseöl verwendeten Olivenöls, die im Großhandel als Oleum Olivarum optimum oder provinciale bezeichnet werden. Olivenöl ist ein fettes, nicht trocknendes Oel, das schwach eigenartig riecht und milde schmeckt. Die Farbe ist hellgelb, goldgelb oder hellgrünlichgelb. Olivenöl kann für viele Zwecke durch das billigere Oleum Sesami oder Oleum Arachidis ersetzt werden.

Oleum Ricini.

Rizinusöl (500 g). Das fette Öl aus den Rizinussamen; zähflüssig, farblos oder gelblich, von anfangs lindem, hinterher unangenehmem, etwas scharfem Geschmack. Leicht löslich in Weingeist. Rizinusöl wird an der Luft ranzig und trocknet in dünnen Schichten allmählich ein ohne aber ganz fest zu werden. Für das Einnehmen wird schwaches Erwärmen des Rizinusöls empfohlen oder Vermischen mit schwarzem Kaffee oder Kognak. Zweckmäßig ist auch folgender Vorgang: Man gibt in eine Medizinflasche von ungefähr 100.0 Inhalt 2—3 Eßlöffel gesüßte warme Milch und 1—2 Eßlöffel Rizinusöl, schüttelt kräftig durch und trinkt rasch aus. Im Handel auch Capsulae gelatinosae cum Oleo Ricini zu 0.5, 1.0, 2.0, 3.0 und 5.0.

Oleum Santali.

Sandelöl, Sandelholzöl (10 g). Dickes, farbloses bis blaßgelbes ätherisches Öl aus dem Holz von Santalum album. Geruch penetrant und lange anhaftend, Geschmack unangenehm kratzend und bitter. Am besten in Form der im Handel erhältlichen Gelatinekapseln. Capsulae gelatinosae cum Oleo Santali 0.3 oder 0.5.

Oleum Sesami.

Sesamöl (250 g). Fettes Öl aus den Samen von Sesamum indicum. Hellgelb, fast geruchlos und mild schmeckend. Billiger als Olivenöl; zur innerlichen und äußerlichen Anwendung.

Oleum Sinapis aethereum.

Senföl (5 g). Farblose oder gelbliche, stark lichtbrechende, flüchtige Flüssigkeit mit durchdringendem, scharfem, zu Tränen reizendem Geruche Ruft auf der Haut Rötung hervor. Senföl besteht zum größten Teile aus Allylisothiozyanat und wird entweder aus den Samen des schwarzen Senfs oder synthetisch gewonnen. Senföl ist lichtempfindlich. Dient zur Bereitung des Spiritus Sinapis (siehe dort).

Oleum Terebinthinae rectificatum.

Gereinigtes Terpentinöl (100 g). Das ätherische Öl verschiedener Pinus-Arten. Farblose, leicht bewegliche Flüssigkeit, von eigenartigem Geruche und scharfem, kratzendem Geschmacke. Zur Inhalation wird ein Teelöffel auf Wasser gegossen und die Dämpfe einatmen lassen; oder ein Teelöffel auf ein nasses Tuch gegossen, das am Kopfende des Bettes aufgehängt wird. Äußerlich als Salbe mit Vaselin in beliebigem Mischungsverhältnis. Für innerliche Anwendung am zweckmäßigsten Gelatinekapseln, die entweder fertig im Handel bezogen oder in der Hausapotheke durch Einfüllen von je 0.25 Gramm Terpentinöl in die käuflichen zusammensteckbaren Capsulae operculatae hergestellt werden können. (Siehe Seite 148.)

Opium pulveratum (D. A. B. 6).

Pulvis Opii praeparatus (Ph.A. VIII), Opiumpulver, Laudanum (5 g). Das in Form von kuchenförmigen Stücken meistens aus Kleinasien in den Handel kommende Opium muß nach den Forderungen der Arzneibücher mindestens einen Gehalt von 12% Morphium haben. Für die Rezeptur wird in den Apotheken aus diesen Stücken durch Pulverisieren und entsprechendes Mischen mit Milchzucker und Reisstärke (Ph.A. VIII verwendet nur Milchzucker), das Opium pulveratum mit einem Gehalte von genau 10% Morphin hergestellt. Für die Hausapotheke kommt das Opium selbst nicht in Betracht, sondern nur das Opium pulveratum. Es stellt ein braunes Pulver von charakteristischem Geruch dar und enthält neben Morphium die anderen Opiumalkaloide. Größte Einzelgabe 0.15; größte Tagesgabe 0.5.

Rp. Opii pulv. 0.05—0.1, Sacch. 0.3; M. D. tal. dos. Nr. VI; S. 3 mal tägl. 1 Pulver.

Opium-purum-Compretten zu 0.03.

Papaverinum hydrochloricum.

Papaverinhydrochlorid (2 g). Alkaloid aus dem Opium. Weißes, geruchloses Kristallpulver von schwach bitterlichem, hinterher brennendem Geschmacke. Löst sich langsam in 40 Teilen Wasser. Größte Einzelgabe (D.A.B. 6) 0.2; größte Tagesgabe 0.6.

Rp. Papaverini hydrochl. 0.02—0.1, Sacch. 0.3; M. D. tal. dos. Nr. X; S. 1—3 Pulver.

Im Handel auch in Tabletten und Ampullen zu 0.04 g.

Paraffinum liquidum.

Flüssiges Paraffin, Oleum paraffini, Paraffinöl (250 g). Ölartige, klare, farb-, geruch- und geschmacklose Flüssigkeit, die aus den Rückständen der Petroleumdestillation gewonnen wird. In Wasser unlöslich, in Weingeist fast unlöslich; in Äther und Chloroform in jedem Verhältnis löslich. Zur Bereitung von Salben und innerlich als Abführmittel. Paraffinöl ist der wirksame Bestandteil mehrerer Abführspezialitäten wie Christolax, Mitilax, Rigalit, Nujol u. a. m.

Pastilli Hydrargyri bichlorati.

Pastilli Hydrargyri bichlorati corrosivi (Ph.A. VIII); Sublimatpastillen (50 Stück). Walzenförmige Pastillen von 1.0 oder 2.0 Gewicht, die aus gleichen Teilen Sublimat und Kochsalz bestehen und mit einem roten Farbstoffe gefärbt sind. Die Pastillen sind nach dem Zerkleinern in Wasser leicht, in Weingeist nur teilweise löslich. Sie sind vor Licht und Feuchtigkeit geschützt aufzubewahren. Sublimatpastillen müssen in verschlossenen Glasgefäßen mit der Aufschrift „Gift" abgegeben werden; jede einzelne Pastille muß in schwarzem Papier eingewickelt sein, das in weißer Farbe die Aufschrift „Gift" und die Angabe des Sublimatgehaltes in Gramm trägt.

Pastilli Hydrargyri oxycyanati.

Quecksilberoxycyanidpastillen (50 Stück). Pastillen zu 1.0 oder 2.0 Gewicht, bestehend aus 10 Teilen Quecksilberoxycyanid, 4 Teilen Natriumbikarbonat und 6 Teilen Natriumchlorid und einem blauen Teerfarbstoff; löslich in Wasser. Die Pastillen sind vor Licht und Feuchtigkeit geschützt aufzubewahren und müssen in verschlossenen Glasgefäßen mit der Aufschrift „Gift" abgegeben werden.

Pepsinum.

Pepsin (25 g). Aus der Magenschleimhaut von Schlachttieren gewonnenes, mit Milchzucker gemischtes Enzym; feines, fast weißes, in Wasser lösliches Pulver. Die Handelspräparate sind oft minderwertig. Es empfiehlt sich daher, sich an die Präparate zuverlässiger Firmen zu halten, z. B. Grübler, Merck, Witte.

Rp. Pepsini 5.0, Acid. hydrochl. dil. 2.0, Tinct. Aurantii 5.0, Sir. simpl. 20.0, Aqu. dest. ad 200.0; M. D. S. 2 stündlich 1 Eßlöffel voll (Mixtura Pepsini F. M. B.).

Rp. Pepsini, Acid. hydrochl. aa 2.0, Tinct. Chin. comp. ad 30.0; M. D. S. 3mal täglich 20 Tropfen in einem Weinglas Wasser. (Tinctura Pepsini F. M. B.).

Acidolpepsin siehe unter Acidum hydrochloricum.

Phenacetinum.

Phenazetin, Acetphenetidin, Paraacetphenetidin (50 g). Farblose, geruch- und geschmacklose Kristallblättchen, die sich in Wasser schwer lösen. Phenazetin wird als Pulver allein oder in Verbindung mit anderen Antipyreticis, Antineuralgicis oder Analgeticis verwendet. Zu vermeiden ist in Pulverform eine Mischung mit Chloralhydrat, weil dabei eine flüssige Masse entsteht.

Rp. Phenacet. 0.25—0.5 (—1.0); D. tal. dos. Nr. X; S. 2mal täglich 1 Pulver.

Rp. Coffeini 0.1, Cod. phosph. 0.03, Acid. acetylosal., Phenacet. aa 0.5; M. D. tal. dos. Nr. VI; S. 1—2mal täglich 1 Pulver. (Erb'sches Rezept).

Rp. Phenacet., Acid. acetylosal. aa 0.25, Cod. phosph. 0.03; M. D. tal. dos. Nr. X; S. 2mal täglich 1 Pulver.

Im Handel gibt es Tabletten und Compretten zu 0.5 und 1.0, ferner die angeführten und zahlreiche ähnliche und andere Mischungen in Form von Tabletten, z. B. Phenazetin-compositum-Compretten (Phenacetin 0.25, Coffein 0.05); Aspiphenin-Tabletten (Aspirin 0.3, Phenacetin 0.2); Gelidona antineuralgica (Cod. phosph. 0.01, Phenacetin 0.25, Acid. acetylosalic. 0.25); Phenalgetin-Tabletten (Cod. phosph. 0.01, Phenacetin, Acid. acetylosal. aa 0.25, Nuc. Colae pulv. 0.05); Treupel'sche Tabletten (Phenacetin 0.5, Aspirin 0.25, Codein 0.02) usw.

Phenolphthaleinum.

Phenolphthalein. Weißes, in Wasser nahezu unlösliches Pulver. Am zweckmäßigsten in Form von Tabletten oder Compretten zu 0.05 und 0.1 (je 50 Stück). Die üblichen Dosen für Erwachsene sind 0.1—0.3, für Kinder 0.05—0.1.

Phenolphthalein ist der oder einer der wirksamen Bestandteile zahlreicher abführender Präparate, z. B. Purgen, Laxin, Darmol, Novolax u. a.

Phenolum liquefactum D. A. B. 6 — Acidum carbolicum liquefactum Ph. A. VIII.

Verflüssigte Karbolsäure, verflüssigtes Phenol (100 g). Mischung aus 9 Teilen kristallisierter Karbolsäure und 1 Teil Wasser. Dicke, farblose, später rötliche Flüssigkeit von charakteristischem Geruche und Ätzwirkung. Setzt man zu Acidum carbolicum liquefactum mehr Wasser hinzu, so fällt die Karbolsäure in Form von Tropfen aus und bildet eine milchweiße Emulsion; bei weiterem Wasserzusatz tritt wieder vollständige Lösung ein. Dies ist dann der Fall, wenn der Karbolsäuregehalt der Flüssigkeit weniger als 6% beträgt. Acidum carbolicum liquefactum soll in braunem Gefäß aufbewahrt werden; Lichtzutritt begünstigt die Rotfärbung.

Das Karbolwasser, Aqua carbolisata, Aqua phenolata, der Arzneibücher ist 2%ig und wird durch Auflösen von 22 Teilen Acid. carbolic. liquefact. in 978 Teilen Wasser hergestellt. Sollen für bestimmte Zwecke stärkere (5%ige) Lösungen hergestellt werden, so ist darauf zu achten, daß nichts ungelöst bleibt. — Karbolsäure ist löslich in Glyzerin, Weingeist, Fetten und fetten Ölen.

Rp. Acid. carbol. liquef. 0.5—1.0, Glycer. ad 10.0; M. D. S. Karbolglyzerin.

Rp. Acid. carbol. liquef. 0.5—1.0 (bis 10.0), Spir. vini conc. ad 50.0; M. D. S. Karbolspiritus.

Acidum carbolicum liquefactum kann allein oder mit anderen Zusätzen in Salbenform verwendet werden. Als Salbengrundlagen kommen Vaselin, Lanolin, Unguentum simplex oder diachylon o. a. in Betracht.

Rp. Acid. carbol. liquef. 1.0, Vasel. flav. ad 30.0; M. D. S. Karbolsalbe.

Rp. Acid. carbol. liquef. 0.5, Ung. Plumbi, Lanol. aa 25.0, Ol. Oliv. 10.0; M. f. ungt. D. S. Frostsalbe. — Bei der Bereitung von Karbolsalben sind wegen der Blaufärbung des Phenols durch Eisensalze, Eisenschalen und Eisenspateln zu vermeiden.

Soll Karbolsäure im Großen zur Desinfektion von Stühlen, Aborten Latrinen usw. benützt werden, so verwendet man nicht das reine Präparat, sondern das billigere Acidum carbolicum crudum, die rohe Karbolsäure, eine schwarzbraune Flüssigkeit, die neben Phenol noch andere Destillationsprodukte des Steinkohlenteers enthält.

In gleicher Weise wird Cresolum crudum, Roh-Kresol verwendet, eine gelbbraune, in Wasser nicht vollständig lösliche Flüssigkeit, die im Wesentlichen aus einer Mischung von Ortho-, Meta- und Parakresol besteht.

Phenyldimethylpyrazolonum D. A. B. 6 — Antipyrinum (WZ.) Ph. A. VIII.

Pyrazolon phenyldimethylicum (100 g). Weiße, farblose Kristalle von schwach bitterem Geschmack, die sich in 1 Teil Wasser lösen. Innerlich 0.5—1.0 pro dosi in Pulver, Tabletten oder Lösung. Antipyrin ist kaum teurer als das nicht wortgeschützte Präparat. Im Handel auch in Tabletten zu 0.5 und 1.0.

Lösungen von Antipyrin sind mit einer Reihe von Stoffen unverträglich; davon kommt praktisch in Betracht der Zusatz von Chinin, ferner Tannin und gerbsäurehaltige Drogen. Beim Mischen von Antipyrinpulver mit manchen andern Pulvern bilden sich flüssige Massen; daher sind diese Kombinationen zu vermeiden; von diesen zu vermeidenden Pulvern sind praktisch hauptsächlich folgende wichtig: Natrium salicylicum, Phenylum salicylicum, Chloralhydrat, Hexamethylentetramin. Größte Einzelgabe (Ph.A. VIII) 2.0; größte Tagesgabe 6.0.

Rp. Antipyr. 0.5 (—1.0); D. tal. dos. Nr. X; S. 2—3 Pulver täglich.

Rp. Antipyr. 3.0—5.0, Aqu. dest. 50.0, Sir. Cort. Aurant. 20.0; M. D. S. 2—3stündlich einen Eßlöffel.

Migränin = Antipyrinum cum Coffeino citrico, eine Mischung aus 8,5 Teilen Antipyrin, 9 Teilen Coffein und 6 Teilen Zitronensäure. Im Handel auch in Tabletten.

Phenyldimethylpyrazolonum salicylicum D. A. B. 6. — Antypirinum salicylicum Ph. A. VIII.

Salipyrin (W. Z.), Pyrazolonum phenyldimethylicum salicylicum, salizylsaures Antipyrin (50 g). Weißes Pulver. Lichtempfindlich.

Rp. Phenyldimethylpyrazoloni salicyl. 0.5—1.0 D. tal. dos. Nr. X S. 2—3 Pulver täglich.

Im Handel auch in Tabletten zu 0.5 und 1.0.

Phenylum salicylicum.

Salol (W. Z.), Phenylsalizylat (100 g). Weißes, kristallinisches Pulver mit schwach aromatischem Geruch und Geschmack. Fast unlöslich in Wasser, löslich in 10 Teilen Weingeist. Salol gibt in Pulvermischungen mit mehreren Substanzen zerfließliche Massen, in Betracht kommen als zu vermeiden: Chloralhydrat, Antipyrin, Urethan und Menthol. Größte Einzelgabe (Ph.A. VIII) 2.0; größte Tagesgabe 6.0.

Rp. Phenyl. salic. (0.5—) 1.0; D. tal. dos. Nr. X; S. 2stündlich 1 Pulver.

Rp. Phenyl. salic. 4.0, Ol. Menth. pip. gtt. V, Spirit. ad 50.0; M. D. S. 20 Tropfen auf ein Glas Wasser als Mundwasser.

Im Handel Phenylum salicylicum Tabletten zu 0.5 und 1.0, Compretten zu 0.5.

Physostigminum salicylicum.

Eserinum salicylicum, salizylsaures Physostigmin, salizylsaures Eserin (0.5 g). Alkaloid der Kalabarbohne. Farblose oder schwach gelblich glänzende Kristallblättchen, die sich in 85 Teilen Wasser und 12 Teilen Weingeist lösen. Wässerige Physostigminlösungen zersetzen sich leicht, besonders in der Wärme und dürfen daher nicht erhitzt werden. Nur zur Herstellung der Lösungen ist manchmal schwaches Erwärmen notwendig. Kochen ist jedoch zu vermeiden. Das Physostigmin selbst, insbesondere aber die Lösungen sind lichtempfindlich. Die Zersetzung des Physostogmins ist an der Rotfärbung der Lösung kenntlich. Eine schwache Rotfärbung ist mit nur geringem Wirksamkeitsverluste verbunden; dunkelrote Lösungen jedoch sind unbrauchbar. Schwaches Ansäuern der Lösung erhöht die Haltbarkeit.

Zu Physostigmin-Augentropfen wird daher häufig Borsäure zugesetzt. — Größte Einzelgabe 0.001; größte Tagesgabe 0.003.

Rp. Physostigm. salic. 0.02, Acid. bor. 0.3, Aqu. dest. ad 10.0; M. D. S. Augentropfen. — Die Borsäure wird zuerst, wenn nötig unter Erwärmen in Wasser gelöst und dann erst das Physostigmin zugesetzt. Wenn eine 3%ige Lösung von Borsäure (siehe dort) vorrätig ist, wird diese verwendet.

Für die Hausapotheke sind auch die Physostigminum salicylicum-Augen-Compretten zu 0.0001 zweckmäßig.

Pilocarpinum hydrochloricum.

Pilokarpinhydrochlorid, salzsaures Pilokarpin (2 g). Alkaloid aus Folia Jaborandi. Weiße, an der Luft feucht werdende, schwach bitter schmeckende Kristalle, die sich in Wasser und Weingeist leicht lösen. Ist in gut verschlossenem Gefäß und vor Feuchtigkeit geschützt aufzubewahren. Größte Einzelgabe (D.A.B. 6) 0.02, (Ph.A. VIII) 0.03; größte Tagesgabe 0.04 und 0.06.

Rp. Pilocarp. hydrochl. 0.1, Aq. dest. ad 10.0; M. D. S. Augentropfen. Gift.

Rp. Pilocarp. hydrochl. 0.1, Aq. dest. ad 10.0; M. sterilisa. D. S. 0.5 ccm subkutan zu injizieren. Gift.

Im Handel gibt es auch Ampullen und Amphiolen zu 0.005 und 0.01 Pilocarpin.

Pilulae Ferri carbonici Blaudii.

Blaud'sche Pillen, Eisenkarbonatpillen (300 Stück). Die Pillen enthalten Ferrokarbonat, das durch Umsetzung von Ferrosulfat und Pottasche entsteht. Sie enthalten nach Vorschrift des D.A.B. 6 pro Stück 0.028 Fe, nach Ph.A VIII 0.01. Bei zu langem Lagern werden die Pillen hart und zerfallen dann im Darm nicht mehr. D.A.B. 6 enthält daher die Vorschrift, daß die Blaud'schen Pillen stets frisch zu bereiten sind. Für die Hausapotheke ist darauf zu achten, daß die bezogenen Pillen frisch sind und außerdem nicht allzulange in der Hausapotheke aufbewahrt werden.

Rp. Pil. Ferri carbon. Nr. XXX—XC; D. S. mehrmals täglich 2—4 Pillen.

Pilulae Jalapae.

Jalapenpillen D.A.B. 6 (100 Stück). Bestehen aus 2.5 Teilen Jalapenwurzeln und je 3.75 Teilen Jalapenharz und Seife. Für die Hausapotheke werden die Pillen fertig bezogen. Abführmittel.

Rp. Pil. Jalap. Nr. X; S. 2—5 Pillen zu nehmen.

Pilulae laxantes.

Abführpillen (100 Stück). Die Pilulae laxantes der Ph.A. VIII bestehen aus Aloe, Jalapenwurzeln, medizinischer Seife und Anis; sie unterscheiden sich also von den Pilulae Jalapae des D.A.B. 6 im Wesentlichen durch das Vorhandensein von Aloe. Ähnlich den Pilulae laxantes Ph.A. VIII sind die Pilulae laxantes F. M. B. Die Pilulae laxantes fortes F. M. B. enthalten außer Aloe-Extrakt, Jalapenharz und medizinischer Seife noch Koloquinten-Extrakt. Beim Bezuge vom Pilulae laxantes muß angegeben werden, nach welcher Vorschrift sie bereitet sein sollen. In Deutschland wird man eine der beiden Arten der F. M. B, in Österreich die nach Ph.A. VIII bevorzugen. Als Dosierung kommen meistens 1—3 Stück täglich, bei den Pilulae laxantes fortes 1—2 Stück in Betracht.

Placenta Seminis Lini.

Placenta seminum Lini, Leinkuchen, Leinsamenkuchen, Leinsamenmehl (1000 g). Die bei der Gewinnung des Leinöls erhaltenen Preßrückstände in Form eines grau-bräunlichen Pulvers. Die Droge enthält Schleim, Eiweiß und etwas Leinöl. Mit heißem Wasser angerührt, dient es zu erwärmenden und hyperämisierenden Umschlägen.

Plumbum aceticum.

Bleiazetat, essigsaures Blei, Bleizucker (100 g). Farblose, durchscheinende, allmählich verwitternde Kristalle oder weiße kristallinische Stücke, die schwach nach Essigsäure riechen und sich in etwa 2—3 Teilen Wasser lösen. Da verschiedene anorganische und organische Stoffe mit Bleizucker reagieren, beschränkt man sich in der Hausapotheke am besten auf einige wenige bekannte und erprobte Mischungen. An Stelle von essigsaurer Tonerde kann man eine Lösung verwenden, die man durch Auflösen von 5.0 Plumbum aceticum und 25.0 Alumen in 1 Liter Wasser erhält; die Flüssigkeit ist von dem entstehenden Niederschlage (Bleisulfat) abzugießen. — Größte Einzelgabe (D.A.B. 6) 0.1, (Ph.A. VIII) 0.1; größte Tagesgabe 0.3 und 0.5.

Zu Adstringierung der blutenden, nicht der entzündeten Schleimhaut des Darmes:

Rp. Plumbi acet. 0.03, Op. pulv. 0.01, Sacch. 0.3; M. D. tal. dos. Nr. X; S. 4mal täglich 1 Pulver.

Protargol (WZ.).

Geschützter Name für Argentum proteinicum, etwa 3.5mal teurer (siehe dort). Die Ersatzpräparate des Protargols sind dem Originalpräparate nicht immer gleichwertig. Protargol-Granulat zur bequemen

Herstellung der Lösungen; 3 Gramm Protargol-Granulat enthalten 1 Gramm Protargol und 2 Gramm reinsten Harnstoff; therapeutisch wie reines Protargol verwendet. Über die Herstellung von Lösungen siehe unter Argentum proteinicum.

Delegon-Stäbchen (W. Z.) mit 10% Protargol.

Pulvis aerophorus.

Brausepulver. 1 Brausepulver besteht aus 1.5 Acid. tartaricum in einer weißen und 2 Gramm Natrium bicarbonicum in einer blauen Pulverkapsel. Der Inhalt der Kapsel wird nacheinander in einem Glase Wasser gelöst und während des Aufbrausens getrunken. Die Pulver können fertig bezogen oder in der Hausapotheke selbst hergestellt werden.

Pulvis aerophorus laxans.

Pulvis aerophorus Seidlitzensis, Seidlitzpulver, abführendes Brausepulver. Ein abführendes Brausepulver besteht aus einer Mischung von 7.5 Kalium-Natrium tartaricum und 2.5 Natrium bicarbonicum in blauer und 2.0 Acidum tartaricum in weißer Papierkapsel. Der Inhalt der Kapseln wird nacheinander in einem Glas Wasser gelöst und rasch getrunken. Die Pulver können fertig bezogen oder in der Hausapotheke selbst hergestellt werden.

Pulvis Ipecacuanhae opiatus.

Pulvis Doveri. Doversches Pulver (10 g). Mischung von je einem Teile Opiumpulver und Pulvis Ipecacuanhae und 8 Teilen Saccharum lactis. Doversches Pulver ist hellbraun und riecht nach Opium.

Rp. Pulv. Ipec. op. 0.1—0.5; D. S. 2—5mal täglich 1 Pulver.

Im Handel auch in Form von Compretten zu 0.3.

Pulvis Magnesiae cum Rheo.

Kinderpulver, Pulvis infantium, rhabarberhältiges Magnesiumpulver. Besteht aus einer Mischung von Magnesium carbonicum (D.A.B. 6 10, Ph.A. VIII 4 Teile), Elaeosaccharum Foeniculi (D.A.B. 6 7, Ph.A. VIII 4) und Pulvis Rhei (D.A.B. 6 3, Ph.A. VIII 2 Teile). Das Pulver riecht nach Fenchel; es ist anfangs gelblich und wird später rötlichweiß. Kinderpulver kann fertig bezogen oder in der Hausapotheke selbst gemischt werden.

Rp. Pulv. Magn. cum Rheo 30.0; D. S. 3—4mal täglich 1 Messerspitze.

Pyramidon (WZ.).

Geschützter Name für Dimethylaminophenyldimethylpyrazolon (siehe dort). Das geschützte Präparat ist ungefähr 5mal teurer. In Pulver und Tabletten zu 0.1 und 0.3.

Radix Althaeae.

Eibischwurzel (250 g). Die geschälten Wurzeln von Althaea officinalis. In den Apotheken in zerschnittenem Zustande in Form kleiner, weißer oder gelblichweißer, weicher, mehliger Würfelchen. Enthält Schleim und Stärke. Die Droge ist trocken aufzubewahren, da sie sonst leicht schimmelt. Es wird entweder in der Hausapotheke eine Mazeration hergestellt oder man läßt die Mazeration im Hause des Patienten herstellen.

Rp. Macerationis Rad. Alth. 15.0 : 180.0, Acid. hydrochl. dil. 2.0, Sir. simpl. ad 200.0; M. D. S. 2stündlich 1 Eßlöffel voll (Maceratio Althaeae F. M. B.) — Wenn man den Auszug aus Althaea in der Kälte herstellt, geht nur der Schleim in Lösung, in der Hitze außerdem auch die verkleisterte Stärke; die diesbezüglichen Vorschriften der einzelnen Arzneibücher sind verschieden. (Siehe Seite 132.)

Rp. Rad. Alth. 50.0; D. S. 1 Eßlöffel Wurzeln mit einer Schale Wasser kalt ausziehen.

Rad. Ipecacuanhae.

Brechwurzeln (25 g). Wurzel der brasilianischen Uragoga ipecacuanha. Graubraune, nicht über 5 Millimeter dicke, durch Wülste geringelte Wurzel. Die breite Rinde löst sich leicht vom Holzkörper ab. Die Droge enthält ungefähr 2% Alkaloide, deren wichtigstes das Emetin ist. Für die Bereitung von Infus wird die Droge in zerschnittener Form (concisa) vorrätig gehalten; daneben gegebenenfalls für die Verabreichung von Pulvern Radix Ipecacuanhae pulverisata.

Rp. Inf. Rad. Ipec. 0.5 : 180.0, Sir. simpl. ad 200.0; M. D. S. 4mal täglich 1 Eßlöffel. — Ipecacuanha-Infus kann auch mit Extr. Liquiritiae und mit Codeinum hydrochlor. versetzt werden.

Rp. Pulv. Rad. Ipec. 0.005—0.05, Sacch. 0.3; M. D. tal. dos. Nr. X; S. 2—3stündlich 1 Pulver.

Expectorans-compositum-Compretten bestehen aus Acid. benzoic. 0.03, Rad. Ipec. 0.01, Cod. phosph. 0.01, Menthol 0.1.

Radix Liquiritiae.

Süßholz (100 g). Die Wurzeln und Ausläufer von Glycyrrhiza glabra. Im Handel finden sich geschälte (mundata) und nicht geschälte Drogen. Im D.A.B. 6 ist nur die geschälte vorgeschrieben. Für die Hausapotheke kommt nur die zerschnittene Droge (concisa) in Form kleiner, gelber Würfel und das Pulver in Betracht. Süßholz riecht schwach eigenartig und schmeckt süß. Der wichtigste Bestandteil ist das intensiv süß und etwas kratzend schmeckende Glykosid Glycyrrhizin, das auf Zusatz von Säuren aus der wässerigen Lösung ausfällt. Als Tee werden 30—50 Gramm expediert; 1 Eßlöffel voll für eine Schale Tee, eine Viertelstunde kochen. Radix Liquiritiae ist ein häufiger Bestandteil verschiedener Husten- und Brusttees. Das Pulver dient häufig zur Bereitung und zum Konspergieren von Pillen.

Pulvis Liquiritiae compositus, zusammengesetztes Süßholzpulver, Brustpulver, Kurellasches Brustpulver, Fiakerpulver, ist eine Mischung von gepulvertem Süßholz, Sennesblättern, Schwefel, Zucker und Fenchel (D.A.B. 6), Fenchelöl (Ph.A. VIII). Die Mengenverhältnisse der beiden Arzneibücher sind nicht ganz identisch, doch sind die Unterschiede nicht wesentlich.

Radix Ononidis.

Hauhechelwurzel (250 g). Die Wurzeln der einheimischen Ononis spinosa. Holzig, sehr zäh, außen graubraun. Im Handel in zerschnittener Form. Expediert werden 50 Gramm; 1 Eßlöffel für eine Schale Tee, eine Viertelstunde kochen. Hauhechelwurzel ist ein Bestandteil der Species diureticae.

Radix Primulae.

Primelwurzel, Himmelschlüsselwurzel (50 g). Wurzelstock und Wurzeln von Primula officinalis und elatior. Für die Hausapotheke in zerschnittenem Zustande (concisa). Vollwertiger Ersatz der teuren ausländischen Radix Senegae als Expectorans.

Rp. Decoct. Rad. Primulae 4.0 : 195.0, Extr. Liquir. 5.0; M. D. S. 2stündlich 1 Eßlöffel voll.

Radix (Rhizoma) Rhei.

Rhabarber (50 g). Wurzelstöcke (und Wurzeln) von Rheum palmatum. Für die Hausapotheke kommt die zerschnittene Droge und vor allem das Pulver (50 g) in Betracht. Rhabarberpulver ist hellgelb, hat einen eigentümlichen Geruch und einen etwas bitteren, zusammenziehenden Geschmack; es nimmt auf Zusatz von Kalilauge eine blutrote Farbe an. Die zerschnittene Droge (concisa) besteht aus kleinen, harten Stückchen, die in eigenartiger Weise weiß, gelb und rotbraun marmoriert sind. Rhabarber enthält die abführend wirkenden Emodine und ferner Gerbstoff. Die Dosierung richtet sich darnach, ob Rhabarber als Stomachicum oder Laxans wirken soll.

Rp. Rhiz. Rhei pulv. 0.1—2.0; D. tal. dos. Nr. X; S...

Rp. Rhiz. Rhei pulv. 5.0, Natr. bicarb., Tartar. depur. aa 10.0, Sacch. 20.0; M. D. ad chartam sive scatulam; S. Morgens 1—2 Teelöffel zu nehmen.

Rp. Infus. Rhiz. Rhei 8.0 : 175.0, Natr. bicarb. 10.0, Ol. Menthae pip. gutt. II, Sir. simpl. ad 200.0; M. D. S. 2stündlich 1 Eßlöffel voll (Infusum Rhei F. M. B.).

Rp. Infus. Rhiz. Rhei 4.0 : 80.0, Sir. Mannae ad 100.0; M. D. S. 2stündlich 1 Kinderlöffel (Abführmittel für Kinder).

(Siehe auch Pulvis Magnesiae cum Rheo.)

Radix Senegae.

Senegawurzel (50 g). Wurzelstöcke und Wurzeln der nordamerikanischen Polygala Senega. Rinde außen graugelb, Holz gelblichweiß. Geruch schwach eigenartig, Geschmack scharf kratzend. Enthält Saponine, weshalb wässerige Auszüge beim Schütteln oder Kochen stark schäumen. Senegawurzel wird für die Hausapotheke nur in zerkleinertem Zustand (concisa) bezogen, da die Droge üblicherweise in dieser Form für das Dekokt verwendet wird. Eine bessere Ausnützung der Droge erfogt allerdings bei Verwendung des Pulvers. Zweckmäßig ist ein Zusatz von etwa 0.5% Natrium bicarbonicum, das mit der Droge mitgekocht wird und das Herauslösen der Saponine begünstigt.

Rp. Decoct. Rad. Senegae 10.0: 175.0, Liqu. Ammon. anis. 5.0, Sir. simpl. ad 200.0; M. D. S. 2stündlich 1 Eßlöffel voll (Decoctum Senegae F. M. B.). — Dem Senega-Dekokt kann Codeinum phosphoricum oder hydrochloricum (aber nicht gleichzeitig mit Natrium bicarbonicum oder Liquor Ammonii anisatus), ferner Succus Liquiritiae und Ammonium chloratum zugesetzt werden.

Radix Valerianae.

Baldrianwurzel (250 g). Wurzelstöcke und Wurzeln der einheimischen Valeriana officinalis. Die Droge ist von graubrauner Farbe und vor allem an dem starken, charakteristischen Geruche zu erkennen. Enthält ätherisches Öl mit freier und mit Borneol veresterter Baldriansäure. Für die Hausapotheke kommt nur die zerschnittene Droge (concisa) in Betracht. Die Droge wird in gut verschlossenem Gefäß aufbewahrt. Der Geruch zieht Katzen an, die sich in der Droge wälzen und sie verunreinigen. Expediert werden 50 Gramm; 1 Kaffeelöffel voll für eine Schale Tee, kurz aufkochen. (Siehe auch Tinctura Valerianae.)

Saccharum.

Zucker (500 g). Reiner Rohrzucker. Für die Rezeptur in der Hausapotheke kommt nur gepulverter Zucker als Mischungsmittel für Pulver in Betracht. (Über Elaeosaccharum siehe Seite 142.)

Saccharum Lactis.

Milchzucker (250 g). Weiße, kristallinische Stücke oder weißes, kristallinisches Pulver; für die Hausapotheke nur das Pulver. Milchzucker schmeckt schwach süß und löst sich in 6 Teilen Wasser von 20° und in 1 Teil siedendem Wasser. Als Mischungsmittel für verschiedene, insbesondere für hygroskopische Pulver. Teelöffelweise als Laxans für kleine Kinder sowie als Diuretikum.

Sal Carolinum factitium.

Künstliches Karlsbadersalz, Sal. thermarum Carolinensium factitium (500 g). Nach D.A.B. 6 ein weißes, trockenes Pulver, das aus einer Mischung folgender Salze besteht: 22 Teile getrocknetes Natriumsulfat, 1 Teil Kaliumsulfat, 9 Teile Natriumchlorid, 18 Teile Natriumbicarbonat. 6 Gramm der Mischung geben mit 1 Liter Wasser eine dem Karlsbaderwasser ähnliche Lösung. Im Handel gibt es außerdem ein Sal Carolinum factitium cristallisatum, das durch Zusammenkristallisieren der vier genannten Bestandteile gewonnen wird. Dieses Präparat ist von wechselnder Zusammensetzung und besteht häufig überhaupt nur aus Natriumsulfat. In Österreich stellt das künstliche Karlsbadersalz ein Monopol dar und kommt nur in Originalschachteln zu 100 Gramm in den Handel; ein anderes als das Originalpräparat der Oemag darf in Österreich nicht verwendet werden. Ein Teelöffel bis 1 Eßlöffel in $^1/_2$ Liter warmem Wasser gelöst zu trinken.

Santoninum.

Santonin (10 g). Farblose, glänzende, bitter schmeckende, in Wasser sehr schwer lösliche Kristallblättchen; löslich in Weingeist, Chloroform und fetten Ölen. Santonin färbt sich am Lichte allmählich gelb, ohne dabei an Wirksamkeit zu verlieren. Wird vor Licht geschützt aufbewahrt. Größte Einzelgabe 0.1; größte Tagesgabe 0.3.

Rp. Santonini 0.02—0.05, Sacch. 0.3; M. D. tal. dos Nr. VI; S. 2stündlich 1 Pulver bis täglich höchstens 3.

Rp. Santonini 0.02—0.05, Calomel. 0.01—0.1, Sacch. Lactis 0.3; M. D. tal. dos. Nr. VI; S. 2stündlich 1 Pulver bis täglich höchstens 3.

Häufig verwendet werden die offizinellen Pastilli Santonini, Santonin-Pastillen mit je 0.025 Santonin. Im Handel auch Santonin-Compretten zu 0.025.

Sapo kalinus.

Kaliseife (500 g). Salbenartige, schlüpfrige, halb durchscheinende, gelbbraune Masse, die sich in 2 Teilen Wasser oder Weingeist klar oder fast klar löst. Die Kaliseife wird nach Vorschrift der Arzneibücher aus

Leinöl und Kalilauge hergestellt. Daneben gibt es im Handel auch die sogenannte Schmierseife, Sapo kalinus venalis, Sapo viridis. Auch diese Schmierseife des Handels, die allerdings ein Produkt von sehr wechselnder Beschaffenheit ist, wird medizinisch verwendet.

Secale cornutum.

Mutterkorn, Fungus Secalis (50 g). Das auf der Roggenpflanze gewachsene Sklerotium (Dauermyzelium) von Claviceps purpurea. Mutterkorn ist schwärzlich violett, gerade oder bogig gekrümmt, beiderseits verjüngt, 10—35 Millimeter lang. Die Bruchfläche ist glatt, am Rande tief violett, im Innern weißlich oder etwas rötlich. Der Geruch ist pilzartig. Eine ranzig oder ammoniakalisch riechende Droge darf nicht verwendet werden. Mutterkorn muß gut getrocknet sein und muß in gut verschlossenem Gefäß aufbewahrt werden. Es darf nicht älter als 1 Jahr sein und darf nicht in gepulvertem Zustand vorrätig gehalten werden. Als hauptsächlichste Träger der Wirksamkeit betrachtet man heute die Alkaloide Ergotamin und Ergotoxin. Der Alkaloidgehalt muß nach D.A. B. 6 mindestens 0.05% betragen. Die infolge der Zersetzlichkeit der wirksamen Stoffe berechtigte Vorschrift, daß Mutterkorn nicht in gepulvertem Zustande vorrätig gehalten werden darf, erschwert die Verabreichung von Secalepulvern in der Hausapotheke, da die Droge sich wegen ihrer hornartigen Konsistenz schwer pulverisieren läßt (siehe Seite 142). Leichter ist es, die Droge nur grob zu verstoßen, wie es für die Herstellung des Infusums notwendig ist. — Größte Einzelgabe (Ph.A. VIII) 1.0; größte Tagesgabe 5.0.

Rp. Secal. corn. pulv. 0.5 (—1.0); D. tal. dos. Nr. VI; S. 3mal täglich 1 Pulver. Dem Secalepulver wird häufig Elaeosaccharum Cinnamomi beigemengt.

Rp. Infus. Secal. corn. 5.0 : 150.0; D. S. 2mal täglich 1 Eßlöffel voll. (Siehe auch Extract Secalis cornuti fluidum.)

Semen Foenugraeci.

Semen Foeni graeci, Bockshornsamen (500 g). Die Samen der im Mittelmeergebiet heimischen Trigonella foenum graecum. Für die Hausapotheke kommt nur das Pulver in Betracht. Das Pulver ist hellgelb und hat einen eigenartigen Geruch. Die wichtigsten Inhaltsstoffe sind Schleim und Eiweiß. Mit heißem Wasser angerührt zu erwärmenden und hyperämisierenden Umschlägen.

Semen Lini.

Leinsamen, Flachssamen (500 g). Die reifen Samen von Linum usitatissimum. Die Leinsamen sind eiförmig, flach, an einem Ende etwas zugespitzt, mit glänzender, brauner Samenschale. Der Schleim sitzt nur in der äußersten Schichte der Samenschale, daher werden zur Gewinnung einer schleimigen Flüssigkeit die unzerkleinerten Samen benützt und in der Hausapotheke vorrätig gehalten. 1 Eßlöffel voll unzerkleinerten Samen läßt man mit einer Teeschale voll Wasser unter zeitweisem Umrühren mehrere Stunden stehen, seiht dann die Flüssigkeit ab und nimmt davon eßlöffelweise als reizmilderndes Mittel bei Katarrhen.

(Siehe auch Placenta Seminis Lini.)

Semen Sinapis.

Schwarzer Senf, Semen Sinapis nigrum, grüner Senf (250 g Pulver). Die reifen Samen von Brassica nigra. Für die Hausapotheke kommt nur das Pulver in Betracht. Dieses ist grünlichgelb, von rotbraunen Teilchen durchsetzt. Das Senföl (siehe dort) ist in den Samen in Form eines Glykosides, des Sinigrins, vorhanden und wird erst beim Befeuchten mit Wasser unter der Einwirkung eines gleichfalls in den Samen vorhandenen Fermentes, des Myrosins, in Freiheit gesetzt. Senfmehl riecht daher erst nach dem Befeuchten mit Wasser nach Senföl und schmeckt erst nach einigem Verweilen im Munde brennend scharf. Da das Ferment durch zu hohe Temperaturen zerstört wird, darf Senfmehl nicht mit kochendem, sondern nur mit lauwarmem Wasser in Berührung gebracht werden. Zur Herstellung von Senfteig wird Senfmehl für sich allein oder mit gewöhnlichem, weißem Mehl gemischt, mit lauwarmem Wasser zu einem Brei angerührt, in Leinwand gepackt und für 5—10 Minuten auf die Haut, z. B. die Brust aufgelegt. Handlicher ist die Anwendung des Senfpapiers, der Charta sinapisata, eines mit entfettetem Senfmehl überzogenen Papieres, das befeuchtet und auf die Haut aufgelegt wird. Für Senfbäder rührt man das Senfmehl mit kaltem Wasser zu einem Brei an, läßt während ¼ Stunde stehen und fügt dann den Rest des Wassers hinzu, dessen Temperatur 40° nicht übersteigen soll. Oder man schlägt den Brei in ein Tuch ein, das man im Badewasser ausdrückt. Für ein Vollbad 100—250 Gramm Senfmehl.

Nach Vorschrift der Arzneibücher soll nur der schwarze Senf, nicht aber der weiße Senf verwendet werden, dessen ätherisches Öl weniger flüchtig und weniger hautreizend ist.

Sirupe.

Sirupe sind stark (etwa 60%) zuckerhaltige Arzneizubereitungen, die in der Regel durch Auflösen von Zucker in einer arzneihaltigen Flüssigkeit, häufig einem Drogenauszug bereitet werden. Sirupe müssen klar sein. Sie schmecken stark süß und besitzen den charakteristischen Geruch und Geschmack der Ausgangsstoffe. Manche Sirupe enthalten eine kleine Menge Weingeist. Ein wichtiger Punkt ist die Haltbarkeit der Sirupe. Im allgemeinen verbürgt die hohe Konzentration des Zuckers die Haltbarkeit. Bei unsachgemäßer Aufbewahrung oder starken Temperaturschwankungen können jedoch die Sirupe schimmeln oder gären. Um dies zu verhindern, werden die Sirupe gleich nach der Bereitung in trockene, womöglich vorher sterilisierte Gefäße gefüllt und luftdicht verschlossen aufbewahrt. Die Haltbarkeit der einzelnen Sirupe ist nicht gleich; für die Hausapotheke sind daher nicht alle in gleicher Weise geeignet. Sehr leicht dem Verderben ausgesetzt ist der Sirupus Althaeae. Die im Folgenden besprochenen Sirupe sind, eine vorschriftsmäßige Herstellung vorausgesetzt, verhältnismäßig gut haltbar. Es empfiehlt sich trotzdem, diese Sirupe an einem kühlen Orte gut verschlossen aufzubewahren. Manche, besonders alte Arzneibücher schreiben Syrup anstatt Sirup.

Sirupus Aurantii.

Pomeranzensirup, Orangenschalensirup, Sirupus Aurantii Corticis (100 g). Die Farbe des Sirups ist dunkelgelb bis gelbbraun. Er dient hauptsächlich als Geschmackkorrigens.

Sirupus Kalii sulfoguajacolici.

Sulfoguajakolsirup (500 g). Der gelbbraune Sirup besteht aus einer 6%igen Lösung von Kalium sulfoguajacolicum in Zuckersirup, Pomeranzenfluidextrakt und Weingeist. Im wesentlichen gleich zusammengesetzt ist der Sirupus Guajacoli compositus der Ph.A. VIII.

Rp. Sir. Kal. sulfoguajac. 100.0; D. S. 3mal täglich 1 Teelöffel. — Wird am besten unvermischt verordnet. Von ähnlicher Zusammensetzung sind Sirolin und Sorisin.

Sirupus Mannae.

Mannasirup (100 g). Nach D.A.B. 6 eine 10%ige Lösung von Manna mit viel Zucker und etwas Weingeist. Von gelblicher Farbe. Kleinen Kindern kaffeelöffelweise. Zweckmäßig ist es, an Stelle des Sirups die Droge Manna (siehe dort) vorrätig zu halten und die Lösung im Bedarfsfalle frisch zu bereiten. Der Sirupus Sennae compositus, Sirupus Sennae cum Manna der Ph.A. VIII enthält außer der Manna noch einen Auszug aus Sennesblättern und Sternanis.

Sirupus Rubi Idaei.

Himbeersaft (500 g). Aus frischen Himbeeren bereitet. Himbeersirup reagiert sauer. Bei Zusatz von alkalischen Flüssigkeiten geht die schöne rote Farbe des Sirups verloren und es entsteht eine mißfarbige, schmutziggraue Färbung.

Sirupus simplex.

Zuckersirup (500 g). Wird nach D.A.B. 6 bereitet aus 3 Teilen Zucker und 2 Teilen Wasser, nach Ph.A. VIII aus 16 Teilen Zucker und 10 Teilen Wasser. Die Lösung wird aufgekocht und heiß filtriert, sie muß klar und farblos sein. Zur Herstellung des Sirupus simplex muß ganz reiner Zucker verwendet werden.

Species (Teegemische).

Über die Herstellung und allgemeinen Eigenschaften der Species siehe Seite 148. Die im Folgenden angeführten Teegemische können auch fertig bezogen werden.

Species diureticae.

Harntreibender Tee (250 g). Teemischung, die aus je 1 Teil folgender Drogen besteht: Radix Levistici, Radix Ononidis, Radix Liquiritiae und Fructus Juniperi. Nach Ph.A. VIII anstatt Radix Liquiritiae Radix Petroselini. Expediert werden 50 Gramm; 1 Eßlöffel voll für eine Schale Tee, kurz aufkochen und dann eine halbe Stunde ziehen lassen.

Species laxantes.

Abführender Tee, Species St. Germain (250 g). Die Vorschriften der Arzneibücher sind nicht ganz übereinstimmend, die Unterschiede sind aber nicht sehr wesentlich.

D.A.B. 6: Mittelfein zerschnittene Sennesblätter 32 Teile, Holunderblüten 20, zerquetschter Fenchel 10, zerquetschter Anis 10, Kaliumtartrat 5, Weinsäure 3, Wasser 13.

Ph.A. VIII: Präparierte Sennesblätter 50 Teile, Lindenblüten 25, Fenchelfrüchte 15, weinsaures Kalium-Natrium (Seignettesalz) 6, Weinsäure 4.

Nach beiden Vorschriften werden die Weinsäure und weinsauren Salze in Wasser gelöst und damit der Tee getränkt und nachher getrocknet. Expediert werden 50 Gramm; 1 Eßlöffel voll für 1 Schale Tee, kurz aufkochen und dann ½ Stunde ziehen lassen; in 2 Portionen auszutrinken.

Species pectorales.

Brusttee (500 g). Die Vorschriften der Arzneibücher sind nicht übereinstimmend.

D.A.B. 6: Grobzerschnittene Eibischwurzel 8 Teile, grobzerschnittenes Süßholz 3, grobzerschnittene Veilchenwurzel 1, grobzerschnittene Huflattichblätter 4, grobzerschnittene Wollblumen 2, zerquetschter Anis 2.

Ph.A. VIII: Eibischwurzel 10 Teile, Eibischblätter 42, Süßholz 30, Malvenblüten 2, Klatschrosenblumen 2, Wollblumen 2, Sternanis 2, Rollgerste 10.

Expediert werden 50 Gramm; ein Eßlöffel voll für eine Schale Tee, einige Minuten kochen und dann ½ Stunde ziehen lassen; eßlöffelweise einzunehmen. Im Handel gehen unter verschiedenen Namen und Marken eine große Anzahl von Brusttees, die vor den Arzneibuchvorschriften keinen wesentlichen Vorteil bieten, jedoch meistens teurer sind.

Spiritus.

Spiritus vini, Spiritus vini concentratus. Weingeist (500 g). Klare, farblose, flüchtige, leicht entzündbare Flüssigkeit von eigenartigem Geruche. Weingeist darf nicht fremdartig riechen und muß sich mit Wasser ohne Trübung mischen. Spiritus enthält nach D.A.B. 6 91.29—90.09 Volumprozente oder 87.35—85.80 Gewichtsprozente Alkohol, nach Ph.A. VIII 91.2—90 Volumprozente oder 87.2—85.6 Gewichtsprozente. Der im Handel befindliche Weingeist oder Sprit enthält 95—96 Volumprozente Alkohol und wird für pharmazeutische Zwecke durch Verdünnen mit destilliertem Wasser auf den von den Arzneibüchern vorgeschriebenen Gehalt gebracht. Wenn in den Arzneibüchern von Weingeist die Rede ist, ist Spiritus mit dem oben angegebenen Gehalt von zirka 91—90 Volumprozenten Alkohol gemeint. Dasselbe gilt auch für das vorliegende Buch. Für die Hausapotheke ist es zweckmäßig, den Weingeist schon in der vorgeschriebenen Konzentration zu beziehen.

Spiritus dilutus.

Spiritus vini dilutus, verdünnter Weingeist. (500 g). Enthält 69—68 Volumprozente oder 61—60 Gewichtsprozente Alkohol und wird hergestellt durch Mischung von 7 Gewichtsteilen Weingeist und 3 Gewichtsteilen destilliertem Wasser. Das Mischen kann auch in der Hausapotheke erfolgen. Spiritus dilutus ist für Desinfektionszwecke besser geeignet als unverdünnter Weingeist.

Spirituosa medicata.

Arzneiliche Spirituosen. Lösungen von Arzneimitteln, die Weingeist als einen wesentlichen Bestandteil enthalten; sie werden durch Mischen, Lösen oder Destillation hergestellt. Die ätherischen Öle enthaltenden Spiritus Foeniculi usw., wurden früher meistens durch Destillation der betreffenden Drogen mit Weingeist hergestellt. Neuere Ausgaben der

Arzneibücher lassen in der Regel die käuflichen ätherischen Öle in Weingeist lösen. Der Spiritus muß klar sein.

Spiritus aethereus.

Spiritus aetheris, Ätherweingeist, Hoffmannstropfen (200 g). Besteht aus einer Mischung von 1 Teil Äther mit 3 Teilen Weingeist. Die Mischung kann fertig bezogen oder in der Hausapotheke selbst hergestellt werden. Innerlich 10—30 Tropfen auf Zucker bei Ohnmachten, Erbrechen usw.

Spiritus camphoratus.

Kampfergeist, Kampferspiritus (200 g). Eine 10%ige Lösung von Kampfer in verdünntem Weingeist. Klare, farblose Flüssigkeit mit starkem Geruch und Geschmack nach Kampfer. Kampferspiritus wird am besten fertig bezogen, kann aber auch in der Hausapotheke hergestellt werden: Man löst 1 Teil Kampfer in 7 Teilen Weingeist und fügt zur Lösung 2 Teile destilliertes Wasser hinzu. Innerlich 10—30 Tropfen; äußerlich zur Einreibung allein oder in Mischungen mit anderen spirituosen Flüssigkeiten. Beim Mischen mit wässerigen Flüssigkeiten scheidet sich der Kampfer aus.

Spiritus Melissae compositus.

Karmelitergeist, Melissengeist, Aqua Carmelitarum (100 g). Klare, farblose, würzig riechende Flüssigkeit. Besteht nach D.A.B. 6 aus einer Lösung mehrerer ätherischer Öle in verdünntem Weingeist.

Der Spiritus aromaticus, Spiritus Melissae compositus der Ph.A. VIII (100 g) wird durch Destillation aus mehreren ätherische Öle enthaltenden Drogen hergestellt. Innerlich tropfenweise, äußerlich zu Einreibungen. Excitans.

Spiritus Menthae piperitae.

Pfefferminzgeist, Pfefferminzspiritus (100 g). 10%ige (nach Ph. A. VIII 5%ige) Lösung von Oleum Menthae piperitae in Weingeist. Kann bei Bedarf auch in der Hausapotheke hergestellt werden.

Spiritus saponatus.

Seifenspiritus, Seifengeist (250 g). Klare, gelbe, alkalisch reagierende Flüssigkeit, die beim Schütteln mit Wasser stark schäumt. Wird gewonnen durch Verseifen von Olivenöl mit weingeistiger Kalilauge. Äußerlich zu desinfizierenden Waschungen und reizenden Einreibungen, allein oder gemischt, z. B. mit Spiritus camphoratus.

Spiritus Saponis kalini.

Kaliseifenspiritus, Kaliseifengeist (250 g). Klare, gelbbraune, alkalisch reagierende Flüssigkeit, die beim Schütteln mit Wasser stark schäumt. Wird zweckmäßig fertig bezogen, kann aber im Bedarfsfalle in der Hausapotheke nach der Vorschrift des D.A.B. 6 hergestellt werden: 1 Teil Sapo kalinus wird in 1 Teil Weingeist gelöst und die Lösung filtriert. Verwendung wie Spiritus saponatus und zum Kopfwaschen. — Ganz ähnlich ist der Hebra'sche Seifengeist.

Spiritus Sinapis.

Senfspiritus, Senfgeist (100 g). Senfspiritus ist eine 2%ige Lösung von Oleum sinapis in Weingeist; klare, farblose, nach Senföl riechende Flüssigkeit. Soll nicht zu lange aufbewahrt werden. Kann im Bedarfsfalle auch in der Hausapotheke durch Auflösen von Senföl in Weingeist hergestellt werden. Äußerlich als kräftiges Hautreizmittel allein oder in Mischungen, z. B. mit Spiritus camphoratus, Spiritus saponatus usw.

Succus Liquiritiae.

Viele Arzneibücher führen zwei Arten von Extractum Liquiritiae:

1. Succus Liquiritiae (D.A.B. 6), Extractum Liquiritiae venale Ph.A. VIII, Süßholzsaft, käufliches Süßholz-Extrakt, Succus Liquiritiae crudus, Lakriz; das sind die bekannten harten, schwarzen, im Handel erhältlichen Stangen, die in Süditalien fabriksmäßig aus Süßholzwurzel hergestellt werden.

2. Succus Liquiritiae depuratus, das dicke Extrakt (D.A.B. 6); es soll aus den käuflichen Stangen durch Ausziehen mit Wasser und Eindampfen hergestellt werden. Ph.A. VIII. führt dieses dicke Extrakt unter der Bezeichnung Extractum Liquiritiae und läßt es unmittelbar aus der Süßholzwurzel herstellen. Dieses dicke Extrakt wird sehr häufig als Grundmasse für Pillen verwendet. Für die Hausapotheke sind beide offizinellen Präparate nicht sehr zweckmäßig.

Viel besser eignet sich für die Rezeptur des Arztes in der Hausapotheke das im Handel erhältliche nicht offizinelle Extractum Liquiritiae fluidum (100 g). Da dieses Fluidextrakt naturgemäß weniger konzentriert ist, wird eine größere Menge als vom offizinellen dicken Extrakt, etwa das 5fache verwendet. Die Liquiritiae-Extrakte enthalten das süßschmeckende Glykosid Glycyrrhizin. Wird als Zusatz zu expektorierenden Mitteln, z. B. Decoctum Senegae, Primulae, Ipecacuanhae verwendet, kann in Lösung mit Ammonium chloratum kombiniert werden. Zu meiden ist der Zusatz von Säuren, weil dadurch das Glycyrrhizin ausgefällt wird.

Rp. Ammon. chlorat. 5.0, Succ. Liquir. dep. 2.0, Aq. font. ad 200.0; M. D. S. 2stündlich 1 Eßlöffel. — Ammonium chloratum wird in der Flasche im Wasser gelöst und dann wird der Succus Liquiritiae in Form des Fluidextraktes in etwa der fünffachen Menge dazugegeben. Es wird dementsprechend weniger Wasser verwendet.

Sulfonalum.

Sulfonal (20 g). Farb-, geruch- und geschmacklose, prismatische Kristalle, löslich in etwa 500 Teilen Wasser von 20⁰ und in 10 Teilen siedendem Wasser; leichter löslich in Weingeist. Pulvermischungen von Sulfonal und Chloralhydrat werden feucht, sind daher zu vermeiden. Größte Einzelgabe (D.A.B. 6) 1.0, (Ph.A. VIII.) 2.0; größte Tagesgabe 2.0.

Rp. Sulfonali 0.5—1.0; D. tal. dos. Nr. V; S. Vor dem Schlafengehen ein Pulver mit viel Wasser.

Sulfur.

Schwefel wird in zwei verschiedenen Formen arzneilich verwendet. Ein chemischer Unterschied, zwischen diesen beiden Formen besteht nicht, jedoch ist infolge der verschiedenen Art der Gewinnung der Feinheitsgrad der beiden Präparate verschieden, ein Umstand, der auch für die therapeutische Wirkung von Bedeutung ist. Im allgemeinen bevorzugt man für innerliche Anwendung Sulfur depuratum und für äußerliche Anwendung Sulfur praecipitatum, ohne daß dies jedoch eine strenge Regel darstellt.

Sulfur depuratum, gereinigter Schwefel, Sulfur lotum (100 g). Wird aus käuflicher Schwefelblüte (sublimierter Schwefel) durch Reinigung mit Ammoniak und Wasser hergestellt. Feines, gelbes, geruch- und geschmackloses, in Wasser unlösliches Pulver. Innerlich 2.0 bis 5.0 als mildes Abführmittel. Bestandteil des Pulvis Liquiritiae compositus. Äußerlich in Form von Salben und Pasten.

Rp. Sulf. depur., Magn. ust. aa 5.0, Tartar. depur., Elaeosacch. Foenic. aa 20.0; M. D. ad scatulam.; S 1—3mal täglich 1 Teelöffel in Wasser zu nehmen (als Laxans).

Sulfur praecipitatum, Gefällter Schwefel, Schwefelmilch, Lac Sulfuris (100 g). Feines, gelblichweißes, in Wasser unlösliches Pulver. Dieses Präparat stellt ein feineres Pulver dar als das vorausgehende und wirkt infolge der feineren Verteilung als Abführmittel stärker.

Rp. Sulf. praec. 25.0, Cal. carbon. 10.0, Vasel. flav. 125.0; M. D. S. Krätzsalbe; für 2 Stunden einreiben; vorher Schmierseife, nachher Bad.

Rp. Sulf. praec. 5.0, Vasel. flav. ad 50.0; M. D. S. Schwefelsalbe.

Zu Schwefelbädern wird Schwefelleber (Kalium sulfuratum) verwendet, 50—200 Gramm auf ein Vollbad.

Sulfur citrinum ist gepulverter Stangenschwefel.

Suprarenin.

Suprarenin wird aus Nebennieren, aber auch synthetisch hergestellt und kommt auch unter dem Namen Adrenalin, Paranephrin, Adrenosan, Epinephrin, Epirenan in Verkehr. Im Handel meistens als wässerige Lösung des Hydrochlorids, Solutio Suprarenini hydrochlorici 1 : 1000. Die Lösung enthält 1,2 Suprareninhydrochlorid (= 1.0 Suprarenin) in 1000 physiologischer Kochsalzlösung. Zur Erhöhung der Haltbarkeit ist etwas Salzsäure oder ein anderes Konservierungsmittel zugesetzt. Die Lösungen müssen klar und farblos sein oder dürfen höchstens eine leicht rötliche Färbung zeigen. Rot oder trübe gewordene Lösungen sollen nicht verwendet werden. Die Lösungen sind vor Licht geschützt aufzubewahren. Besonders empfindlich sind Adrenalinlösungen gegen Alkali. Lösungen, die Suprarenin enthalten, dürfen nicht erhitzt werden. Die im Handel befindlichen Suprareninlösungen sind in der Regel steril. Soll die Suprareninlösung für Injektionszwecke mit Lösungen anderer Stoffe, z. B. Novokain oder Kokain gemischt werden, so wird zweckmäßig zuerst die andere Lösung sterilisiert und erst dann die sterile Adrenalinlösung zugesetzt. Im Handel in Ampullen und in Originalflaschen der herstellenden Firmen. Für die Hausapotheke sind mehrere kleine Flaschen zu etwa 10.0 einer größeren Packung vorzuziehen. — Größte Einzelgabe (D.A.B. 6) 0.001.

Talcum.

Talk, Talcum venetum, Speckstein (500 g). Feingepulvertes Magnesiumsilikat. Weißes, sich speckig anfühlendes Pulver, das in Wasser und Säuren fast unlöslich ist. Allein oder in Mischungen als Streupulver. — Ganz ähnlich wie der Talk ist das Federweiß (Alumen plumosum).

Tannalbin (W. Z.).

(25 g). Eiweiß-Gerbsäure-Verbindung mit 50% Gerbsäure. Amorphes, bräunliches, geruch- und geschmackloses Pulver, das in kaltem Wasser und in Weingeist nur sehr wenig löslich ist. Als Schachtelpulver, abgeteilte Pulver 0.5 oder Tabletten zu 0.5.

Rp. Tannalbini 10.0; D. S. Mehrmals täglich eine Messerspitze voll.

Viel billiger als das wortgeschützte Tannalbin ist Tanninum albuminatum.

Tartarus depuratus.

W e i n s t e i n, Kalium hydrotartaricum, saures weinsaures Kalium, Kalium bitartaricum, Cremor Tartari (1000 g). Weißes, kristallinisches, zwischen den Zähnen knirschendes, säuerlich schmeckendes Pulver; löst sich in etwa 200 Teilen Wasser von 20° und in 20 Teilen siedendem Wasser. In Natriumkarbonat- und Natriumbikarbonatlösung löst sich Weinstein unter Aufbrausen (Pulvis aerophorus). Weinstein ist ein Bestandteil von Species laxantes. Als Laxans 2—3mal täglich eine Messerspitze bis 1 Teelöffel voll (ein gestrichener Teelöffel ≟ 3.0). —

Theobromino-natrium salicylicum.

Diuretin (W. Z.), Theobrominnatriumsalizylat, salizylsaures Theobrominnatrium (50 g). Das Präparat enthält 40% Theobromin. Weißes, fast geruchloses Pulver von süß-salzigem, zugleich etwas laugenhaftem Geschmack. Löst sich in der gleichen Gewichtsmenge Wasser. Die Lösung reagiert alkalisch, daher ist in Lösung die Kombination mit Alkaloiden, ferner mit Sirupus rubi idaei zu vermeiden. Das Theobrominnatrium salicylicum ist ein Doppelsalz und wird durch verschiedene Einwirkungen gespalten; es ist daher Kochen der wässerigen Lösung zu vermeiden, ebenso der Zusatz von Alkalien. Das Präparat ist vor Licht geschützt aufzubewahren. Größte Einzelgabe (Ph.A. VIII) 1.0; größte Tagesgabe 6.0.

Rp. Theobr.-natr. sal. 0.5—1.0; D. tal. dos. Nr. XX; S. 2—6 Pulver täglich.

Rp. Theobr.-natr. sal. 10.0, Aqu. Menth. pip. ad 200.0; M. D. S. 4mal täglich 1 Eßlöffel voll.

Das Präparat kann mit Digitalispulver oder Digitalisinfus kombiniert werden. Im Handel auch in Tabletten zu 0.5. — Das wortgeschützte Diuretin ist ungefähr 2½mal teurer.

Tincturae.

Tinkturen sind Auszüge aus pflanzlichen oder tierischen Stoffen. In der Regel wird als Extraktionsmittel Weingeist verwendet, in selteneren Fällen Ätherweingeist, Wasser oder andere Lösungsmittel. Bei der Verordnung von weingeistigen Tinkturen zu wässerigen Medizinen ist zu beachten, daß dabei die in Wasser unlöslichen Inhaltsstoffe der Tinktur ausgefällt werden. Die Tinkturen sind nach Vorschrift der Arzneibücher in gut verschlossenen Flaschen aufzubewahren und klar abzugeben. Man expediert in der Regel 10—30 Gramm Tinktur.

Tinctura amara.

Bittere Tinktur, bittere Tropfen (250 g). Aus bitteren und aromatischen Drogen mit verdünntem Weingeist hergestellt. Grünlichbraune, würzig riechende und bitter schmeckende Flüssigkeit. Die Tinctura amara der Ph.A. VIII ist dunkelrotbraun, enthält nur wenig Alkohol und reagiert infolge ihres Gehaltes an Natrium bicarbonicum alkalisch. Innerlich 15—30 Tropfen mehrmals täglich als Bittermittel.

Rp. Acid. hydrochl. 5.0, Tinct. amar. 25.0; M. D. S. 3mal täglich 15 Tropfen (Tinctura amara acida F. M. B). Die Tinctura amara der Ph. A. VIII ist für diese Verschreibung wegen der alkalischen Reaktion nicht geeignet.

Tinctura aromatica.

Aromatische Tinktur, Gewürztinktur, Tinctura Cinnamomi composita (100 g). Aus aromatischen Drogen: Zimt, Ingwer, Gewürznelken usw. mit verdünntem Weingeist hergestellt. Die Tinktur ist rotbraun und riecht und schmeckt würzig. Innerlich 20—30 Tropfen mehrmals täglich als Stomachicum und Karminativum.

Tinctura Chinae composita.

Zusammengesetzte Chinatinktur (100 g). Aus Chinarinde, Pomeranzenschalen, Enzianwurzeln und Zimt mit verdünntem Weingeist hergestellt. Rotbraune Flüssigkeit mit würzigem Geruch und würzigem bitterem Geschmack. Enthält nach D.A.B. 6 mindestens 0.37% China-Alkaloide.

Rp. Tinct. Strychni 3.0, Tinct. Chin. comp. ad 30.0; M. D. S. 3mal täglich 10—20 Tropfen vor dem Essen.

Rp. Menthol. 0.1, Tinct. amar., Tinct. Strychni aa 5.0, Tinct. Chin. comp. 15.0; M. D. S. 3mal täglich 10 Tropfen vor dem Essen.

Rp. Tinct. Chin. comp., Tinct. Rhei vin. aa 15.0; M. D. S. 3mal täglich $^1/_2$ Teelöffel vor dem Essen.

Tinctura Cinnamomi.

Zimttinktur (100 g). Aus Zimt mit verdünntem Weingeist hergestellt. Von rotbrauner Farbe mit Geruch und Geschmack nach Zimt. Als Stomachicum 3mal täglich 20 Tropfen; gegen Menorrhagien ½stündlich 25—50 Tropfen.

Tinctura Digitalis.

Fingerhuttinktur (50 g). Wird nach D.A.B. 6 aus 1 Teil Folia Digitalis und 10 Teilen absolutem Alkohol bereitet. Die Tinktur ist dunkelgrün, riecht nach Fingerhutblättern und schmeckt bitter; sie ist in braunen, gut verschlossenen Flaschen aufzubewahren. Nach Ph.A. VIII wird die Tinktur mit verdünntem Weingeist hergestellt, ist also mit der Tinktur des D.A.B. 6 nicht identisch, da die Löslichkeit der einzelnen Digitalisglykoside gegenüber verschieden konzentriertem Alkohol verschieden ist. Beide Tinkturen werden aber in derselben Weise verwendet. 1 Kubikzentimeter Tinktur entspricht 0.1 Folia Digitalis. Wird am besten ohne Zusätze verordnet. Größte Einzelgabe 1.5; größte Tagesgabe 5.0.

Rp. Tinct. Digit. 10.0; D. ad vitr. gutt.; S. 3mal täglich 20 Tropfen.

Tinctura Ferri pomati.

Tinctura Pomi ferrata, apfelsaure Eisentinktur, eisenhaltige Apfeltinktur (100 g). Besteht aus einer Lösung von eisenhaltigem Apfelextrakt in Zimtwasser. Die Tinktur ist schwarzbraun, riecht nach Zimt, schmeckt mild nach Eisen und ist mit Wasser in jedem Verhältnis ohne Trübung mischbar. Innerlich 3mal täglich ½ Teelöffel. Häufig in Kombination mit Liquor Kalii arsenicosi (siehe dort).

Tinctura Gallarum.

Galläpfeltinktur (100 g). Aus Galläpfeln mit verdünntem Weingeist hergestellt; die Tinktur ist braun, schmeckt zusammenziehend und ist mit Wasser ohne Trübung mischbar. Bei Zusatz anderer Stoffe ist der Gerbstoffgehalt der Tinktur zu berücksichtigen. Zu Pinselungen allein oder gemischt mit gleichen Teilen Tinctura Myrrhae oder Jodi.

Tinctura Ipecacuanhae.

Brechwurzeltinktur (50 g). Aus Radix Ipecacuanhae mit verdünntem Weingeist hergestellt. Hellbraune bis rötlichgelbe Flüssigkeit, die mindestens 0.194% Alkaloide, vor allem Emetin enthält. Innerlich 10 bis 20 Tropfen als Expectorans.

Tinctura Jodi.

Jodtinktur (100 g). Dunkelrotbraune, stark nach Jod riechende, weingeistige Flüssigkeit, nach D.A.B. 6 mit einem Gehalte von ungefähr 7% freiem Jod und 3% Kaliumjodid. Nach Ph.A. VIII ohne Kaliumjodid. — Jodtinktur ist vor Licht geschützt aufzubewahren. Größte Einzelgabe (D.A.B. 6) 0.2, Ph.A. VIII 0.3; größte Tagesgabe 0.6 und 1.0. — (Siehe auch unter Jodum.)

Rp. Tinct. Jodi 10.0; D. S. Jodtinktur; äußerlich.

(Über explosive Mischungen der Jodtinktur siehe Seite 167.)

Tinctura Myrrhae.

Myrrhentinktur (50 g). 20%ige Lösung von Myrrhe in Weingeist. Myrrhentinktur ist gelbrot, riecht nach Myrrhe, schmeckt bitter und wird durch Wasser unter Ausscheiden des Harzes milchig getrübt. Äußerlich zu Pinselungen; zu Mundwässern, 10—20 Tropfen auf ein

Glas Wasser. Häufig gemischt mit Tinctura Ratanhiae oder Tinctura Gallarum.

Rp. Tinct. Myrrhae, Tinct. Ratanh. aa 10.0; M. D. S. Zum Pinseln des Zahnfleisches oder 20 Tropfen auf ein Glas Wasser zum Mundspülen.

Tinctura Opii simplex.

Einfache Opiumtinktur, Tinctura Thebaica, Tinctura Laudani (100 g). Aus Opium im Verhältnisse 1 : 10 hergestellt; enthält 1% Morphin. D.A.B. 6 schreibt für die Opiumtinktur ein Gemisch aus gleichen Teilen verdünntem Weingeist und Wasser vor, Ph.A. VIII nur verdünnten Weingeist. Die Tinktur ist rötlichbraun, riecht nach Opium und schmeckt bitter. — Größte Einzelgabe 1.5, größte Tagesgabe 5.0.

Rp. Tinct. Op. simpl. 10.0; D. ad vitr. gutt.; S. 3mal täglich 5—20 Tropfen. (1 Tropfen = 0.00022 Morph. hydrochl.)

Rp. Tinct. Op. simpl., Tinct. Valer. aeth. aa 10.0, Ol. Menth. pip. 1.0; M. D. S. 3stündlich 15—30 Tropfen (Choleratropfen).

Tinctura Ratanhiae.

Ratanhiatinktur (100 g). Wird aus 1 Teil Ratanhiawurzel und 5 Teilen verdünntem Weingeist hergestellt und bildet eine dunkelrote, zusammenziehend schmeckende Flüssigkeit. Innerlich mehrmals täglich 10—30 Tropfen. Äußerlich zu adstringierenden Mundwässern, häufig gemischt mit Tinctura Myrrhae (siehe dort).

Tinctura Rhei vinosa.

Weinige Rhabarbertinktur, Tinctura Rhei Darelli. Vinum Rhei (100 g). Wird nach D.A.B. 6 aus Rhabarber, Pomeranzenschalen, Kardamomen, Zucker und Xereswein (Ph.A. VIII Malagawein) hergestellt. Das Präparat ist gelbbraun, riecht würzig und schmeckt würzig süß. Weinige Rhabarbertinktur ist mit Wasser klar oder nahezu klar mischbar, auf Zusatz von Alkalien nimmt sie eine rotbraune Färbung an. Teelöffelweise als Stomachicum und mildes Laxans. Häufig in Mischung mit anderen Tinkturen, z. B. Chinae comp. oder Strychni.

Tinctura Strophanthi

Strophanthustinktur (50 g). Aus 1 Teil Strophanthus-Samen und 10 Teilen verdünntem Weingeist hergestellt. D.A.B. 6 läßt die Samen vorher mit Petroleumbenzin entfetten. Klare, gelbbräunliche, sehr bitter schmeckende Flüssigkeit mit einem Gehalte von 0.39 bis 0.41% g-Strophanthin (Glykosid). Zuverlässiger sind die aus reinem Strophanthin hergestellten Präparate. Größte Einzelgabe (D.A.B. 6) 0.5, (Ph.A. VIII) 0.5; größte Tagesgabe 1.5 und 2.0

Rp. Tinct. Stroph. 10.0; D. S. mehrmals täglich 5—15 Tropfen in Wasser nach dem Essen.

Rp. Tinct. Stroph. 5.0, Tinct. Digit. 10.0; M. D. S. mehrmals täglich 15—20 Tropfen im Wasser.

Tinctura Strychni.

Brechnußtinktur, Tinctura nucis vomicae (50 g). Wird aus 1 Teil Brechnuß und 10 Teilen verdünntem Weingeist mit einem Gehalt von 0.25% Alkaloiden hergestellt. Die Brechnußtinktur ist gelb und schmeckt sehr bitter. Größte Einzelgabe 1.0; größte Tagesgabe 2.0.

Rp. Tinct. Strychni 10.0; D. S. 2—5—10 Tropfen mehrmals täglich.

Rp. Tinct. amar. 20.0, Tinct. Strychni 10.0; M. D. S. 3mal täglich vor dem Essen 20—30 Tropfen in Wasser.

Tinctura Valerianae.

Baldriantinktur (100 g). Hergestellt aus 1 Teil Baldrianwurzel und 5 Teilen verdünntem Weingeist. Braune Flüssigkeit mit dem Geruch und Geschmack des Baldrians.

Rp. Tinct. Valer. 20.0; D. S. mehrmals täglich 15—40 Tropfen.

Rp. Spir. aeth., Spir. Menth. pip., Tinct. Valer. aa 5.0; M. D. S. 3mal täglich 15 Tropfen (Tinctura Valerianae compos.)

Tinctura Valerianae aetherea.

Ätherische Baldriantinktur (50 g). Hergestellt aus 1 Teil Baldrianwurzel und 5 Teilen Ätherweingeist. Die Tinktur ist gelb und dunkelt nach längerem Aufbewahren nach; sie riecht und schmeckt nach Äther und Baldrian.

Rp. Tinct. Valer. aeth. 20.0; D. S. mehrmals täglich 15—20 Tropfen auf Zucker.

Tubera Salep.

Radix Salep, Salep (20 g). In der Hausapotheke wird die Droge am zweckmäßigsten als mittelfeines Pulver vorrätig gehalten. Das weißliche oder gelblichweiße Saleppulver gibt beim Kochen mit 50 Teilen Wasser einen nur leicht gefärbten, geschmacklosen, nach dem Erkalten ziemlich steifen Schleim. Die Droge enthält Schleim und Stärke.

Decoctum Salep = Mucilago Salep = Salepschleim, wird zweckmäßig nach der Vorschrift des D.A.B. 6 aus 1 Teil mittelfein gepulvertem Salep, 1 Teil Weingeist und 98 Teilen siedendem Wasser hergestellt. Der Salep wird in eine trockene Flasche gegeben und mit dem

Weingeist gut umgeschüttelt. Dann setzt man etwa 10 Teile siedendes Wasser zu, schüttelt kräftig durch und fügt den Rest siedenden Wassers hinzu. Die Flüssigkeit wird in kurzen Zwischenräumen bis zum Erkalten geschüttelt. Salepschleim ist zur Abgabe frisch zu bereiten.

Unguenta.

Allgemeines über Salben siehe Seite 156.

Unguentum acidi borici.

Borsalbe (250 g). Wird aus 1 Teil feingepulverter Borsäure und 9 Teilen weißem (Ph.A. VIII gelbem) Vaselin hergestellt. Die Borsalbe wird zweckmäßig fertig bezogen, sie kann im Bedarfsfalle aber auch in der Hausapotheke selbst hergestellt werden. Aus dieser offizinellen 10%-igen Borsalbe kann man durch Vermischen mit Vaselin leicht verdünntere Salben herstellen. Wenn eine Salbe neben anderen Mitteln Borsäure enthalten soll, so geht man zweckmäßig von der offizinellen Salbe aus und erspart sich auf diese Weise das Anreiben der Borsäure mit der Salbengrundlage.

Rp. Ung. acidi bor. 30.0; D. S. Borsalbe.

Unguentum Argenti colloidalis.

Silbersalbe. Wissenschaftlicher Name für Unguentum Credé (50 g) Kolloidales Silber in einer Salbengrundlage aus Benzoeschmalz und Wachs. Silbersalbe ist schwarz.

Unguentum Hydrargyri album.

Quecksilberpraezipitatsalbe, weiße Präzipitatsalbe (100 g). Die offizinelle Salbe des D.A.B. 6 wird durch Verreiben von frischgefälltem, noch feuchtem Hydrargyrum praecipitatum album mit Vaselin-Lanolin hergestellt. Früher war es üblich und vorgeschrieben, das trockene Hydrargyrum praecipitatum album mit der Salbengrundlage zu verreiben. Nach der alten Vorschrift war es aber auch bei sorgfältigstem Verreiben niemals möglich, eine so feine und gleichmäßige Verteilung zu erreichen wie nach der neuen Methode durch Verreiben des frischen, noch feuchten Präzipitates. Für die Hausapotheke wird die Salbe fertig bezogen. Die offizinelle Salbe ist zirka 10%ig und kann nach Bedarf beliebig mit Vaselin oder Vaselin-Lanolin verdünnt werden. Auch in Ländern, wo die Salbe noch nach der alten Methode bereitet wird, ist es zweckmäßig, sie in fertigem Zustande zu beziehen. Die aus frisch gefälltem Präzipitat hergestellte Salbe wird unter der Bezeichnung Ung. Hydrargyri praec. alb. pultiforme in den Handel gebracht.

Unguentum Hydrargyri cinereum.

Unguentum Hydrargyri (Ph.A. VIII), Quecksilbersalbe, graue Salbe, Unguentum mercuriale (100 g). Salbengrundlage bestehend aus Wollfett, Schweineschmalz und Hammeltalg mit 30% fein verriebenem, metallischem Quecksilber. Die Salbe ist von grauer Farbe.

Rp. Ung. Hydrarg. cin. 3.0; D. tal. dos. Nr. XX.; S. Zum Einreiben (nach Bericht). — Für die Herstellung dieses Rezeptes bereitet man eine entsprechende Anzahl Ceratkapseln vor und entfaltet sie. Die Dosen von 3.0 wägt man einzeln auf der Tarawaage auf die Ceratkapseln, wobei man die Salbenmasse auf einen möglichst eng begrenzten Raum streicht; hernach faltet man die Kapseln zusammen und schließt sie wie gewöhnlich.

Als Ungeziefer- und Aftersalbe wird die graue Salbe in der Regel 10⁰/₀ig verwendet. Man stellt sie in der Hausapotheke durch Mischen mit Vaselin her.

Rp. Ung. Hydrarg. cin. 10.0, Vaselin. 30.0; M. D. S. . . . . .

Unguentum Hydrargyri flavum.

Unguentum Hydrargyri praecipitati flavi, Unguentum Hydrargyri oxydati flavi, gelbe Quecksilberoxydsalbe (100 g). Die offizinelle Salbe ist 5⁰/₀ig und wird nach Vorschrift des D.A.B. 6 durch Verreiben von frisch gefälltem, noch feuchtem Quecksilberoxyd mit Vaselin-Lanolin hergestellt. Über die Vorteile dieser neuen Herstellungsmethode gilt das bei Unguentum Hydrargyri albi Gesagte. Für die Hausapotheke wird die Salbe fertig bezogen und nach Bedarf mit Vaselin oder Lanolin-Vaselin verdünnt.

Unguentum Zinci.

Zinksalbe (250 g). Nach D.A.B. 6 aus 1 Teil Zinkoxyd und 9 Teilen Benzoeschmalz hergestellt. Die Zinksalbe ist weiß. Nach Ph.A. VIII enthält die Salbe 15% Zinkoxyd.

Urotropinum (W. Z.).

Markenname für Hexamenthylentetramin (siehe dort); ungefähr 8mal teurer. In Pulver und Tabletten zu 0.5.

Vaselinum album und Vaselinum flavum.

Weißes und gelbes Vaselin (200 und 500 g). Vaselin ist ein aus den Rückständen der Petroleumdestillation gewonnenes Mineralfett. Es ist eine durchscheinende Masse, von gleichmäßiger, weicher Salbenkonsistenz und schmilzt beim Erwärmen zu einer klaren, blaufluorescierenden geruchlosen Flüssigkeit. Vaselin ist unlöslich in Wasser und wenig löslich in Weingeist. Vaselinum flavum ist gelb, Vaselinum album durch Bleichen weiß. Nicht alle Vaseline des Handels sind für medizinische Zwecke brauchbar. Manche sind zu wenig gereinigt, riechen sogar mitunter nach Petroleum und wirken reizend. Für die Hausapotheke sind Vaseline zu verwenden, die den Vorschriften der Arzneibücher entsprechen. Für Augensalben und Salben für empfindliche Stellen wird weißes, für andere Zwecke gelbes Vaselin verwendet. Weißes Vaselin ist ungefähr doppelt so teuer wie gelbes Vaselin und wird von den Krankenkassen meistens nur für Augensalben bezahlt.

Veronal (W. Z.)

Wortgeschützter Name für Acidum diaethylbarbituricum (siehe dort). Ungefähr $4^1/_2$mal teurer. Im Handel als Pulver und Tabletten zu 0.1 und 0.5.

Zincum oxydatum.

Zinkoxyd, Flores Zinci, Zinkweiß (250 g). Weißes oder gelblichweißes, zartes, amorphes Pulver, das beim Erhitzen gelb und beim Erkalten wieder weiß wird. Zinkoxyd ist in Wasser unlöslich. D.A.B. 6 unterscheidet zwei Präparate von verschiedenem Reinheitsgrade. Zincum oxydatum und Zincum oxydatum crudum. Das reine Präparat, das dreimal teurer ist, wird nur für Augensalben verwendet. Beim Bestellen muß ausdrücklich angegeben werden: Zincum oxydatum D.A.B. 6 oder Zincum oxydatum crudum D.A.B. 6. Die Ph.A. VIII führt nur das reine Präparat als Zincum oxydatum.

Rp. Zinci oxyd. crud., Talci aa 25.0; M. D. S. Streupulver (Pulvis exsiccans F. M. B.).

Rp. Zinci oxyd. crud., Ol. Arachidis (oder Sesami) aa 25.0; M. D. S. Äußerlich.

Rp. Zinci oxyd. crud., Amyl. trit., Glycer., Aq. font. aa 25.0; M. D. S. Äußerlich; Zinkliniment (bei Ulcus cruris).

(Siehe auch Unguentum Zinci.)

Zincum sulfuricum.

Zinksulfat, schwefelsaures Zink, Zinkvitriol (250 g). Farblose, an trockener Luft verwitternde Kristalle von scharfem Geschmacke, löslich in 0.8 Teilen Wasser, unlöslich in Weingeist. Die wässerige Lösung reagiert sauer. Falls Zinksulfatlösungen öfters gebraucht werden, kann eine $1^0/_0$ige Lösung vorrätig gehalten und bei Bedarf entsprechend verdünnt werden. — Größte Einzelgabe (Ph.A. VIII) 1.0.

Rp. Zinci sulf. 0.05—0.2, Aq. dest. 30.0; D. S. Augentropfen.

Das Collyrium adstringens luteum der Ph.A. VIII ist eine 0.5%ige Lösung von Zinksulfat, die außerdem noch eine kleine Menge Ammoniumchlorid, Kampfer, Safran und 10% verdünnten Weingeist enthält. Das Collyrium adstringens luteum wird in der Regel mit gleichen Teilen Wasser verdünnt als Augentropfen verwendet.

Rp. Zinci sulf. 0.5, Aq. dest. ad 200.0; M. D. S. Äußerlich (zu Einspritzungen bei gonorrhoischer Urethritis). (Injectio simplex F. M. B.).

Rp. Zinci sulf. 0.02, Ichthyoli 1.0, Vasel. albi. ad 10.0; M. D. ad ollam.; S. Augensalbe (bei Diplokokkenkonjunktivitis). — Das Zinksulfat wird in möglichst wenig Wasser gelöst und die Lösung mit Vaselin vermengt. Das Ichthyol wird zum Schlusse zugesetzt.

Rezepturarbeiten.

Vor der Besprechung der Herstellung der verschiedenen Arzneizubereitungen sei ein Kapitel über Rezepturerleichterungen eingefügt, die zur rascheren und häufig auch genaueren Dosierung auf Vorrat angefertigt werden und wegen des letzteren Umstandes mit peinlichster Sorgfalt angefertigt werden müssen. Gerade wegen dieser Umstände ist es ratsam, einzelne dieser Arzneizubereitungen, wenn notwendig, von einer verläßlichen Quelle zu beziehen.

Rezepturerleichterungen.

Unter Rezepturerleichterungen versteht man im Apothekenbetriebe auf Vorrat hergestellte, filtrierte Lösungen von Salzen oder Extrakten, Verreibungen in pulverförmiger Form, hergestellt aus Salzen oder Extrakten zum Teil stark wirkender Arzneikörper mit Rohrzucker, Milchzucker, Gummi zum Zwecke einer rascheren oder aber genaueren Expedition. Derartige Rezepturerleichterungen sind gestattet, soweit nicht die Wirksamkeit infolge Zersetzung bei längerer Aufbewahrung oder die Dosierung wie z. B. bei konzentrierten Infusen und Dekokten nachteilig beeinflußt wird. Als Grundregeln haben daher zu gelten, daß bei diesen Lösungen und Verreibungen durch die Wahl des Lösungs- oder Verreibungsmittels Haltbarkeit in Bezug auf die Zusammensetzung und Konzentration verbürgt sind.

Die Zahl der in den Apotheken als Rezepturerleichterungen gewöhnlich vorrätig gehaltenen Lösungen und Verreibungen richtet sich je nach dem Bedarfe. Von den nicht stark wirkenden Arzneikörpern finden wir hauptsächlich Lösungen von in kaltem Wasser verhältnismäßig schwer löslichen Substanzen, deren Dispensation im Verhältnisse der Verdünnung durchgeführt wird. Von den in den Apotheken üblichen derartigen Verdünnungen wären zu empfehlen:

Acidum boricum 1.0 in Aqua destillata 29.0, also eine Verdünnung 1 : 30. Auf Grund dieses Verdünnungsverhältnisses ist von der Lösung die 30fache Menge als der verschriebenen Borsäuremenge entspricht, zu nehmen. Wäre z. B. verschrieben Rp. Acid. bor. 6.0, Aqu. dest. ad 200.0, so wäre zu geben: von der vorrätigen Borsäurelösung 180 Gramm und die restliche Wassermenge, das sind 20 Gramm Wasser. — Zur Herstellung der Lösung wird die Borsäure in warmem Wasser gelöst, die erkaltete Lösung wird filtriert.

Kalium chloricum 1.0 in Aqua destillata 19.0, also eine Verdünnung 1 : 20. Das chlorsaure Kalium wird in warmem Wasser gelöst, die erkaltete Lösung wird filtriert.

Bei Vorratslösungen mit etwas schwerer in dem Lösungsmittel löslichen Substanzen ist darauf zu achten, daß in der Kälte keine kristallinischen Ausscheidungen eintreten. Wäre dies der Fall, so muß die Ausscheidung durch Erwärmen der Flüssigkeit wiederum gelöst werden.

Lösungen von stark wirkenden Substanzen, besonders von Alkaloidsalzen, haben in erster Linie den Zweck, eine genauere Dosierung zu erzielen, da bei Bruchteilen von Grammen der Wägefehler geringer wird, wenn zum Beispiel die hundertfache Menge der Lösung (bei 0.05 Morphium hydrochloricum 5.0 der Lösung 1 : 100) gewogen werden muß. Als derartige Verdünnungen wären zu nennen:

Codeinum hydrochloricum 1.0 in Aqua destillata 99.0, also eine Verdünnung 1 : 100.

Morphium hydrochloricum 1.0 in Aqua destillata 99.0, also eine Verdünnung 1 : 100.

Morphium hydrochloricum 1.0 in Aqua Amygdalarum amararum 99.0, also eine Verdünnung 1 : 100.

Diese Lösungen sind jedoch nur von begrenzter Haltbarkeit und bereits nach einiger Zeit treten (infolge Einwirkung von Pilzvegetationen) Trübungen und Abscheidungen von flockigen Niederschlägen ein. Verwendbare Lösungen müssen vollkommen klar sein. Finden in der Hausapotheke derartige Lösungen nicht genügend rasch ihre Verwendung, so ist direkt abzuraten, derartige Lösungen vorrätig zu halten. Die Aufbewahrung und Signierung dieser starkwirkenden Verdünnungen hat ebenfalls nach Tabelle C oder Tabula II, also von den übrigen Arzneimitteln getrennt, mit roter Schrift signiert, zu geschehen.

Zur leichteren Dispensation von Extrakten in Lösungen sind

in der österreichischen Pharmakopoe Lösungen im Verhältnisse $1 + 1 = 2$ mit einem Lösungsmittel, bestehend aus Wasser (6 Teile), Glycerin (3 Teile) und Weingeist (1 Teil), vorgesehen. Diese Lösungen müssen auf einen bestimmten Gehalt von dem im betreffenden Extrakte vorhandenen Alkaloide (Alkaloiden) eingestellt sein, müssen also, wenn sie in der Hausapotheke verwendet werden, von einer verläßlichen Quelle bezogen werden. Nach dem D. A. B. 6 dürfen Lösungen von Trockenextrakten nicht vorrätig gehalten werden. Von den im Späteren angeführten Extrakten käme nur Extr. Belladon. in Betracht.

Analog den flüssigen Verdünnungen werden auch Verdünnungen pulverförmiger Substanzen verwendet; sie werden als Verreibungen oder Triturationen bezeichnet. Ihr Zweck ist ebenfalls genauere Dosierung, da bei sehr kleinen Gewichtsmengen, wo mit den zur Verfügung stehenden Wagen der Wägefehler zu groß ausfallen würde, mit derartigen Hilfsmitteln ein exaktes Arbeiten leichter zu erreichen ist. Wären z. B. 0.005 Acidum arsenicosum abzuwägen, so ist dies mit den zur Verfügung stehenden Handwagen nicht möglich. Haben wir dagegen eine Verreibung Acidum arsenicosum mit Saccharum Lactis 1 : 100, so können wir von dieser Trituration 0.5 verwenden, eine Menge, welche bereits mit genügender Genauigkeit gewogen werden kann. Da die Verreibung mit der entsprechenden Sorgfalt und mit den für die genaue Wägung notwendigen Mengen hergestellt wurde, ist dadurch der Wägefehler auf das größtmögliche Minimum herabgemindert. Bei der Herstellung derartiger Verreibungen ist zur Erreichung möglichst gleichartiger Verteilung der wirksamen Substanz notwendig, diese mit dem Verdünnungsmittel portionenweise zu verreiben. Als solche Verreibungen wären zu nennen:

Acidum arsenicosum 0.2 mit Saccharum Lactis 19.8 (Verreibung 1 : 100),

Morphium hydrochloricum 1.0 mit Saccharum Lactis 9.0 (Verreibung 1 : 10),

Codeinum hydrochloricum 1.0 mit Saccharum Lactis 9.0 (Verreibung 1 : 10).

Um beispielsweise 20 Gramm einer Trituration von Acidum arsenicosum 1 : 100 herzustellen werden 0.2 Acidum arsenicosum zu einem aliquoten Teil (z. B. 2.0) der abgewogenen 19.8 Saccharum Lactis in der Reibschale hinzugegeben und gut gemischt. Nach gründlichem Verreiben wird die restliche Menge des Milchzuckers unter fortwährendem Mischen in zwei bis drei Portionen hinzugefügt. Zur gründlichen feinen Verteilung wird dieses Gemisch durch das Rezeptursieb durchgesiebt. Gröbere, auf dem Sieb zurückgebliebene Teile werden für sich in der Reibschale zu feinem Pulver zerrieben, abermals durch das Sieb geschlagen und dann mit dem anderen Teile aufs gründlichste gemischt. Durchsieben und Mischen wird zwecks gründlicher Verteilung noch 1—2 mal wiederholt.

Als weitere pulverförmige Verreibungen wären die trockenen Verreibungen von Extrakten mit Gummi Acaciae (nach Pharm. A. VIII) oder Saccharum Lactis (bei Opium nach Pharm. A. VIII und D. A. B. 6) oder aber Dextrin (nach D. A. B. 6) zu erwähnen. Diese Verreibungen sind im Verhältnisse 1 : 2 hergestellt und bezwecken zugleich eine genaue Einstellung auf den normierten Alkaloidgehalt der Arzneibücher. Da der vorschriftsmäßige Alkaloidgehalt entsprechend der Verdünnung 1 : 2 erst in zwei Gewichtsteilen vorhanden sein muß, werden Extrakte mit zu geringem Alkaloidgehalt den Verhältniszahlen entsprechend mit weniger Milchzucker vermengt und umgekehrt.

Auf die weiteren Einzelheiten bezüglich Berücksichtigung des Wassergehaltes etc. soll hier nicht eingegangen werden, da die Manipulationen für den Hausapothekenarzt viel zu kompliziert sind. Derartige Zubereitungen werden ebenfalls aus verläßlicher Quelle bezogen.

Nach dem D. A. B. 6 ist die Einstellung der narkotischen Trockenextrakte auf einen bestimmten Alkaloidgehalt durch Mischen mit Dextrin oder Milchzucker vorgeschrieben.

Betreffs Aufbewahrung und Signierung gilt, daß Verreibungen mit Acidum arsenicosum als Venena (Tabelle B oder Tabula I), Morphin, Codeinverreibungen, eingestellte stark wirkende Extrakte als Separanda (Tabelle C oder Tabula II) zu behandeln sind.

Für das Abwägen kleiner Mengen von Extrakten wären ebenfalls Triturationen (im Verhältnis $1 + 9 = 10$) anzuraten, für deren Bezug aber ebenfalls eine verläßliche Quelle zu wählen ist.

Flüssige Arzneiformen.

Lösungen (Solutiones) und Mixturen.

Vor der Anfertigung der Lösung oder Mixtur berechne man sich, insbesonders wenn die Arzneizubereitung aus mehreren Bestandteilen besteht, das Gesamtgewicht der Arzneizubereitung und wähle nach diesem Ergebnis die Größe der Flasche, deren Fassungsraum durch die am Boden des Gefäßes eingepreßte Zahl kenntlich gemacht ist. Das durch Addition der Mixturenbestandteile erhaltene Bruttogewicht ist wohl für die Wahl der Flasche entscheidend, dabei muß aber auch das spezifische Gewicht der Flüssigkeiten berücksichtigt werden. Für zweihundert Gramm einer wässerigen Flüssigkeit wird man wohl mit einer 200 Kubikzentimeter Wasser fassenden Flasche auskommen; die Flasche muß jedoch größer gewählt werden für spezifisch leichtere, beispielsweise für alkoholische Flüssigkeiten, kleiner für spezifisch schwere, z. B. Sirupe. Vor der Herstellung der Lösung oder Mixtur wähle man auch gleich den passenden Kork. Die Berechnung des Preisansatzes für die Flasche nach der Arzneitaxe richtet sich nach der effektiven Summe der Gewichtsmengen der einzelnen Arzneibestandteile. Wäre zum Beispiel das Bruttogewicht der Mixtur oder Lösung 201 Gramm, so ist die nächst größere Flaschentype zu rechnen, wenn auch für die Abgabe noch mit einer 200-Gramm-Flasche das Auslangen gefunden werden konnte.

Unter Lösungen (Solutiones) im pharmazeutischen Sinne versteht man Arzneizubereitungen, die einen oder mehrere feste oder auch flüssige Körper gelöst enthalten. Obwohl die Lösungen zu den einfachsten pharmazeutischen Zubereitungen gezählt werden können, hat man doch auch bei diesen auf verschiedene Eventualitäten Rücksicht zu nehmen. In erster Linie kommt die Art des Lösungsmittels in Betracht, ferners bei den zur Lösung bestimmten Körpern der Grad der Löslichkeit in dem verwendeten Lösungsmittel, sowie auch die gegenseitige Beeinflußbarkeit von Lösungsmittel und gelöster Substanz oder gelösten Substanzen. Gerade bei mehreren Substanzen können durch Auslösung bestimmter chemischer Reaktionen Umwandlungen eintreten, die die therapeutische Wirksamkeit der Arzneizubereitung im ungünstigen Sinne beeinflußen oder sogar vernichten. Derartige Arzneizubereitungen bezeichnet man als irrationelle oder auch als inkompatible Mischungen.

Als Lösungsmittel werden gewöhnlich Quellwasser (Aqua fontis oder Aqua communis), destilliertes Wasser, Alkohol, Aether, Chloroform, fette und aetherische Öle verwendet.

Quellwasser kann nur in jenen Fällen verwendet werden, bei denen von vornherein die Gewähr dafür besteht, daß die in dem gewöhnlichen Wasser von Natur aus gelösten Salze keine

Fällungen oder Trübungen verursachen. Werden z. B. Lösungen von Natriumbicarbonat mit gewöhnlichem Brunnenwasser angefertigt, so entstehen Fällungen oder Trübungen durch abgeschiedenes Calciumcarbonat, da sich das im Wasser gelöste Calciumbicarbonat mit dem Natriumbicarbonat unter teilweiser Bildung von Soda in Calciumcarbonat umsetzt.

Die im gewöhnlichen Wasser vorhandenen Chloride verursachen mit Silbersalzen durch Bildung von unlöslichem Chlorsilber Trübungen. Silbernitratlösungen müssen daher ebenfalls mit destilliertem Wasser hergestellt werden.

Ähnliche Überlegungen gelten für Bleisalze, bei denen sich ebenfalls der Gehalt des Brunnenwassers an Karbonat und Sulfat ungünstig auswirken würde.

Lösungen von in Wasser leicht löslichen Substanzen werden in folgender Weise hergestellt: Die Substanz wird auf der Handwage abgewogen, auf ein Kartenblatt gebracht und mit Hilfe dieses ohne Verlust in die Arzneiflasche geschüttet. Die Flasche wird nun auf der Tarawage tariert und die vorgeschriebene Gewichtsmenge des Lösungsmittels hinzugewogen. — Substanzen, die in Wasser schwerer löslich sind, werden hingegen nach dem Abwägen in eine Reibschale gebracht, fein verrieben und dann in der Reibschale portionenweise mit der vorgeschriebenen Menge des Lösungsmittels versetzt und unter fortwährendem Umrühren mit dem Pistill in Lösung gebracht. Je nach Erfordernis wird dazu kaltes oder heißes Wasser verwendet. Bei manchen Substanzen ist Erwärmen oder Erhitzen überhaupt zu vermeiden.

Als Arzneikörper, die nur mit Hilfe von kaltem Wasser in Lösung zu bringen sind, wären folgende besonders hervorzuheben. Natriumbikarbonat, Chloralhydrat, leicht zersetzliche Alkaloide wie Apomorphin, Cocain, Physostigmin, Fermente wie Pepsin, Pankreatin, Eiweißpräparate wie u. a. Protargol, sowie auch Organpräparate und Serumpräparate. Lösungen von Protargol in Wasser werden durch Aufstreuen des Pulvers auf das Wasser bereitet.

Verschiedene andere Substanzen wie z. B. Chinin, Apomorphin müssen zur rationellen Lösung mit etwas Säure versetzt werden. Allerdings muß der gewollte Säurezusatz auch vom Arzte auf dem Rezepte vermerkt werden. Chininsulfat ist in Wasser schwer löslich, während Chininbisulfat darinnen leichter löslich ist; der Zusatz der Schwefelsäure bezweckt daher die Überführung des neutralen Salzes in das saure Salz. Den Säurezusatz kann man vermeiden, wenn man statt des neutralen Salzes das saure Salz verwendet. Entsprechend den molekularen Verhältnissen müssen aber dann für je 10 Teile Sulfat 12.3 Teile Bisulfat — diese enthalten die in dem Sulfate vorhandene Chininbase — angewendet werden. — Für die Haltbarkeit von Apomorphinlösungen ist es vorteilhaft, die hergestellte Salzlösung mit einigen Tropfen Salzsäure zu versetzen.

Die Herstellung von Lösungen aus dicken oder trockenen Extrakten ist etwas umständlich und daher in der Hausapotheke nicht zu empfehlen. (Siehe darüber auch Seite 62 u. 122). Will man aber trotzdem solche Lösungen herstellen, so geht man in folgender Weise vor: Dicke oder trockene Extrakte werden durch Verreiben mit dem Lösungsmittel in einer Reibschale gelöst. Dicke Extrakte werden zu diesem Zwecke dem Extrakttiegel mit einer tarierten Hornspatel entnommen; die vorgeschriebene Menge wird auf der Tarawage abgewogen und dann vom Spatel in die Reibschale gebracht. Kleine Extraktmengen werden auf zugeschnittenen Stückchen Wachspapier aufgestrichen und auf der Centigrammwage gewogen. Vor dem Abwägen des Extraktes wird das Wachspapierstückchen mit einem zweiten Stückchen Papier auf der anderen Wagschale austariert. Das abgewogene Extrakt streicht man nun von dem Wachspapierstückchen auf den Boden des Pistilles der Reibschale und löst durch wiederholtes Verreiben mit kleinen Mengen des Lösungsmittels. (Die Verwendung von Lösungen der narkotischen Extrakte wurde bereits bei den Rezepturhilfsmitteln besprochen.)

Lösungen in Alkohol oder Aether sind wegen Feuersgefahr ebenfalls in der Kälte herzustellen.

Lösungen von Arzneimitteln (z. B. Kampfer, Menthol etc.) in fetten Ölen werden in der Weise hergestellt, daß man die Substanz in einer Reibschale zuerst zu Pulver verreibt, dann durch Verreiben mit ganz wenig Öl eine möglichst fein verteilte Aufschlemmung herstellt und diese mit der übrigen abgewogenen Ölmenge in die Flasche hineinspült. Vorsichtiges Erwärmen der Flasche im Wasserbade beschleunigt die Lösung.

Um Trübungen zu vermeiden, sind für die Aufbewahrung und Abgabe von Ölen und Lösungen von Substanzen in Ölen vollkommen getrocknete Gefäße zu verwenden.

Für Lösungen lichtempfindlicher Substanzen sind lichtundurchlässige (braungefärbte) Gefäße zu verwenden.

In die Gruppe der Lösungen gehören auch diejenigen flüssigen Arzneizubereitungen, die zwei oder mehrere Substanzen nebeneinander in einem Lösungsmittel oder Lösungsmittelgemische gelöst enthalten. Sie können entweder durch Auflösen der einzelnen pulverförmigen Bestandteile in dem Lösungsmittel (z. B. Mixtura gummosa) oder aber auch durch Mischen von bereits vorhandenen Lösungen (z. B. ebenfalls Mixtura gummosa, wenn diese nicht durch Lösen von Gummi accaciae und Saccharum album in Wasser, sondern durch Mischen der aequivalenten Menge Gummilösung und Sirupus simplex, hergestellt wurde) bereitet werden. Derartige Lösungen werden M i s c h u n g e n oder M i x t u r e n genannt. Bei diesen Arzneizubereitungen ist ebenfalls auf die gegenseitige Beeinflussung der einzelnen Bestandteile ein besonderes Augenmerk zu richten, da davon häufig die Art der Herstellung der Mixtur abhängig ist und auch nur von diesem Gesichtspunkte aus die praktische und rationelle Verschreibweise beurteilt werden kann.

Bei der Herstellung einer Mixtur wäge man zuerst die kleineren Gewichtsmengen ein. Dadurch erreicht man infolge der geringeren Belastung der Wage eine größere Genauigkeit, ein Umstand, der bei den starkwirkenden, meistens in kleinen Dosen verordneten Substanzen von Wichtigkeit ist. Ebenso ist es vorteilhaft, verordnete Tropfenmengen zuerst mit dem Normaltropfglase zuzuzählen und nicht erst der fertigen Mixtur, da im letzteren Falle bei einer unabsichtlichen zufälligen Überdosierung durch zuviel getropfte Tropfen die ganze Arzneizubereitung wegzuwerfen wäre. Stark riechende Substanzen aber müssen auch in kleinen Mengen zum Schlusse eingewogen werden, da beim nachfolgenden Einwägen anderer Flüssigkeiten die Standgefäße dieser Flüssigkeiten den Geruch der zuerst eingewogenen stark riechenden Flüssigkeit anziehen würden.

Bezüglich der Reihenfolge des Zusammenmischens und der Rationalität der Mischung vom Gesichtspunkte der therapeutischen Wirksamkeit sind bei denjenigen Mischungen, wo Niederschläge entstehen oder aber chemische Reaktionen oder Zersetzungen ausgelöst werden, gründliche Überlegungen notwendig. Diese Eventualitäten erschöpfend zu behandeln, würde zu weit führen und so seien hier nur allgemeine Richtlinien angegeben. Wir haben besonders zu unterscheiden:

1. Substanzen, die in Lösungen zusammengebracht, Niederschläge bilden:

a) durch Abscheidung schwer löslicher Verbindungen. Es wären zu nennen Gemische von

Chloriden und Bromiden mit Silbersalzen;

Jodiden mit Silber-, Blei- oder Quecksilbersalzen;

Karbonaten und Phosphaten mit Salzen von Magnesium, Calcium, Barium, Eisen, Zink, Kupfer, Blei, Quecksilber, Silber;

Sulfaten mit Salzen des Kalziums, Bariums, Bleis;

Sulfiden mit Salzen der verschiedenen Schwermetalle;

Alkaloidsalzen mit Alkalien (Ammoniak, Kali oder Natronlauge), Gerbsäure und gerbsäurehältigen Stoffen, Schwermetallsalzen, Jod und Jodsalzen;

Gummi- und Pflanzenschleimen mit stark alkoholischen Flüssigkeiten;

Tannin und gerbsäurereichen Flüssigkeiten mit Glykosiden und Alkaloiden, Metallsalzen (Eisensalzen), Pflanzenschleimen, Gelatine oder Eiweiß;

b) Durch Zersetzung mit Säuren und Bildung schwer löslicher Verbindungen aus Salzen organischer Säuren durch Einwirkung stärkerer anorganischer oder organischer Säuren z. B. Ausscheidung von Salizylsäure aus Salizylaten, von Benzoesäure aus Benzoaten, von Veronal aus Veronalnatrium.

2. Unverträgliche Mischungen, wo ohne Bildung von Fällungen durch Oxydationsvorgänge, Hydrolyse etc. Zersetzungen vor sich gehen. (Näheres siehe Kapitel: Inkompatible Arzneimischungen. Übrigens ist auf die für die Rezeptur in der Hausapotheke praktisch in Betracht kommenden Unverträglichkeiten in Lösungen bei Besprechung der einzelnen Arzneimittel jedes Mal ausdrücklich hingewiesen.)

Schüttelmixturen sind Anreibungen von Substanzen mit Flüssigkeiten, wobei die Substanz vollkommen oder zum größten Teile in der betreffenden Flüssigkeit unlöslich ist. Meistens sind es wässerige Anreibungen mit Bismutum subnitricum, Magnesium carbonicum, Sulfur praecipitatum, Camphora, Extractum Cannabis und dergleichen. Man verreibt die abgewogene Substanzmenge in einer Reibschale mit ganz wenig der verschriebenen Flüssigkeit, so daß eine salbenartige Masse entsteht, in der sich die feste Substanz in möglichst feiner Verteilung befindet. Nun wird mit einem Teile der noch übrigen Menge Flüssigkeit die Anreibung aufgeschlemmt und in die Arzneiflasche abgegossen. Die Reibschale wird mit der Flüssigkeit bis zur vollständigen Entfernung der Substanz ausgespült. Sind bei derartigen Anreibungen als Zusätze Sirupe, Mucilago Gummi Acaciae oder Glyzerin verordnet, so verwendet man zum Anreiben diese Zusätze und verfährt dann weiter in der eben beschriebenen Weise. Die Signatur ist bei der Abgabe mit dem Vermerk zu versehen: „Vor Gebrauch umzuschütteln".

Bei der Abgabe von Lösungen und Mixturen sowie den flüssigen Arzneiformen überhaupt ist auch auf die Verwendungsart, d. h. ob das Medikament innerlich oder äußerlich Verwendung findet, bezüglich der vorschriftsmäßigen Adjustierung Rücksicht zu nehmen. In Österreich müssen bei der Expedition von Medikamenten zum äußerlichen Gebrauche die betreffenden Gefäße und Behälter mit Etiketten aus rotem Papier, bei der Dispensation von Arzneien zum innerlichen Gebrauche mit Etiketten aus weißem Papier versehen werden. In Deutschland werden Arzneizubereitungen, die als Augenwässer, Einatmungen, Einspritzungen unter die Haut, Klystiere oder Suppositorien dienen sollen sowie alle flüssigen Arzneien für den äußeren Gebrauch nur in sechseckigen Gläsern abgegeben, an welchen drei nebeneinanderliegende Flächen glatt, die übrigen mit Längsrippen versehen sind und die mit Etiketten von roter Grundfarbe bezeichnet werden; die innerlichen Medikamente kommen in runde Flaschen mit weißen Zetteln.

Als flüssige Arzneiformen von besonderer Wichtigkeit wären ferner die Infusa und Decocta sowie die sterilen Lösungen hervorzuheben. Als Medikationen in flüssiger Form, die aber für die Praxis des Hausapotheke führenden Arztes weniger von Bedeutung sind und von deren Herstellung infolge der dabei in Betracht kommenden Eventualitäten mehr oder weniger abzuraten ist, wären die Emulsionen und Saturationen zu erwähnen.

Infusa und Decocta.

Als Infusa oder Aufgüsse bezeichnet man wässerige Auszüge von Drogen pflanzlicher Natur, wobei die wasserlöslichen Bestandteile gewöhnlich durch Extrahieren mit siedend heißem Wasser unter genau festgesetzten Bedingungen in Lösung gebracht werden. Die zu verwendenden Mengen an Pflanzendrogen sind bei stark wirkenden Arzneimitteln durch ihren therapeutischen Wirkungswert oder durch die gesetzlich festgelegte Maximaldosis bedingt. Aufgüsse von Drogen, deren Dosierung durch keine Maximaldosis begrenzt ist, werden, falls ein bestimmtes Mengenverhältnis nicht ausdrücklich vom Arzte gewünscht ist, im Verhältnis 1 : 10 hergestellt. Der einfachste Vorgang zur Herstellung eines Infusums ist dabei folgender: Die vorgeschriebene Menge der ordnungsmäßig zerkleinerten Droge wird in die Infundierbüchse geschüttet, hierauf mit der nötigen Menge heißen, in der Regel destillierten Wassers (bis zur entsprechenden Marke der Infundierbüchse) übergoßen und dann durch $\frac{1}{4}$ Stunde im zugedeckten Gefäße stehen gelassen. Nach dem Erkalten wird die Flüssigkeit durch Mull (D. A. B. 6) geseiht und die extrahierte Droge schwach ausgepreßt. Aufgüsse müssen immer frisch bereitet werden. Es ist auch nicht gestattet, konzentriertere wässerige Auszüge herzustellen und aus diesen die vorgeschriebenen Infuse durch entsprechendes Verdünnen herzustellen.

Als Dekokte oder Abkochungen bezeichnet man wässerige Flüssigkeiten, bei denen die Extraktion der wasserlöslichen Bestandteile der Droge durch Kochen mit Wasser oder durch Erhitzen in den Dämpfen des Wasserbades erreicht wurde. Nach den Vorschriften der Arzneibücher kann einer dieser beiden Wege gewählt werden; gewöhnlich wird aber direktes Kochen zur Herstellung eines Dekoktes angewendet. Zu diesem Zwecke wird die zerschnittene oder grob zerstoßene Droge in einer emaillierten Eisenpfanne mit der nötigen Menge kalten Wassers übergossen und eine halbe Stunde bis eine Stunde (bei Drogen von sehr harter Beschaffenheit, z. B. Rinden) unter zeitweisen Umrühren gekocht. Die noch heiße Flüssigkeit wird koliert (nach dem D. A. B. 6 durch Mull filtriert) ausgepreßt, nötigenfalls filtriert. Da während des Kochens viel Wasser verdunstet, wird, um die vorgeschriebene Menge an Kolatur zu erhalten, von vornherein 50—60% mehr Wasser genommen, als Kolatur vorgeschrieben wurde; es kann auch das verdunstende Wasser während der Kochdauer ergänzt werden. Unstatthaft ist es, nach Fertigstellen des Dekoktes, Kolieren und Abkühlen mit Wasser auf die vorgeschriebene Menge aufzufüllen. Um klare Dekokte zu erhalten, ist es vorteilhaft, die kolierte Flüssigkeit in der Mensur einige Zeit stehen zu lassen, damit sich die feineren Verunreinigungen zu Boden setzen; die klare Flüssigkeit wird dann vorsichtig vom Bodensatze abgegossen. Ebenso wie bei den Infusen werden bei ungiftigen Drogen, die Dekokte im Verhältnis 1 : 10 hergestellt. Die Mengen ändern sich bei Abkochungen von Drogen mit hohem Schleimgehalt. Bei diesen Arzneizubereitungen weichen auch die dabei beobachteten Herstellungsarten voneinander ab. Während die österreichische Pharmakopöe in dieser Richtung keine Anweisungen gibt, sondern ganz allgemein vom Kochen der Droge spricht, finden wir im D. A. B. 6 für derartige Arzneizubereitungen die Mazeration, das heißt die Extraktion der Droge mit Wasser bei gewöhnlicher Temperatur vorgeschrieben. Als solche Drogen wären zu nennen Radix Althaeae, Radix Salep, Semen Lini. An Drogenmenge werden bei den Schleimdrogen statt 10% nur 5%, bei Radix Salep 1—2% verwendet.

Beim Abkolieren derartiger schleimhaltiger Zubereitungen ist das Auspressen zu unterlassen.

Während, wie bereits gesagt wurde, die Dekokte im allgemeinen heiß koliert werden, darf ein Dekokt der Kondurangorinde erst nach vollkommener Abkühlung koliert werden, da das wirksame Glykosid Condurangin in heißem Wasser schwer löslich ist, also erst beim Abkühlen des Dekoktes wieder in Lösung geht.

Bezüglich der zu verwendenden Kochpfanne wurden bei der Besprechung der Geräte emaillierte Pfannen empfohlen; bei Verwendung gewöhnlicher eiserner Pfannen wäre zu bemerken, daß gerbstoffhaltige Drogen (zahlreiche Hölzer und Rinden) darinnen nicht gekocht werden dürfen. Durch die Reaktion von Gerbstoff mit Eisen würden die Abkochungen mißfarbig werden.

Dekokte und Infuse sind wenig haltbar und zersetzen sich besonders im Sommer sehr rasch. Besonders Digitalis-Infuse sind in dieser Richtung sehr empfindlich und die Herstellung von Vorräten ist daher unstatthaft.

Über die rationelle Herstellung von Abkochungen und Aufgüssen sind in letzter Zeit die verschiedensten Untersuchungen durchgeführt worden und es wurde dabei auch der Vorschlag gemacht, diese Arzneizubereitungen durch Fluidextrakte aus den betreffenden Drogen zu ersetzen. Am bekanntesten ist ja die reichhaltige Literatur von Digitalis und da sei hier nur bemerkt, daß das deutsche Arzneibuch bereits biologisch geprüfte Fingerhutblätter als Folia Digitalis titrata zur Herstellung des Infusums vorschreibt. Auch in jenen Ländern, wo diese Vorschrift noch nicht gesetzlich festgelegt ist, kann die Verwendung derartiger geprüfter Ware zur Herstellung des Infusums nur empfohlen werden. (Näheres siehe auch unter Folia Digitalis Seite 67.)

Sterile Lösungen.

Von Arzneimitteln und Arzneizubereitungen, die im sterilisierten Zustande verwendet werden, sind in erster Linie die verschiedenen Lösungen, die besonders für die Zwecke von Injektionen Anwendung finden, zu nennen.

Die wichtigste Form, in der eine Lösung durch längere Zeit steril gehalten werden kann, ist die Abfüllung in Ampullen. Die Abgabe der verschiedensten Flüssigkeiten in Ampullen ist heute ein weites Arbeits- und Absatzfeld der pharmazeutischen Großindustrie. Für den praktischen Arzt mit Hausapotheke ist es daher auch das Zweckmäßigste, eine Auswahl der in den verschiedenen Preislisten angeführten Injektionsflüssigkeiten vorrätig zu halten. Allerdings besteht bei zu langer Aufbewahrung die Gefahr von Zersetzungen und auch hier ist die Forderung geltend zu machen, daß der Inhalt in keiner Weise verändert sei. Ampullen deren zuerst vollkommen klarer oder farbloser Inhalt bereits flockige Ausscheidungen (z. B. Ausscheidung der Alkaloidbase aus Alkaloidsalzen durch das vorhandene Alkali bei schlechtem Ampullenglas) oder Verfärbungen (bei Adrenalinlösungen Rotfärbung der Flüssigkeit durch die Alkalität des Glases), zeigen, sind auszuscheiden. Von größeren Vorräten, die ein zu langes Lagern bedingen würden, ist daher abzuraten.

Von den für den Hausapotheke führenden Arzt in Betracht kommenden Sterilisationsverfahren wären die Sterilisation im strömenden Wasserdampfe, sowie die Sterilisation mit Hilfe trockener Hitze (die Tyndallisation kommt kaum in Betracht) zu nennen.

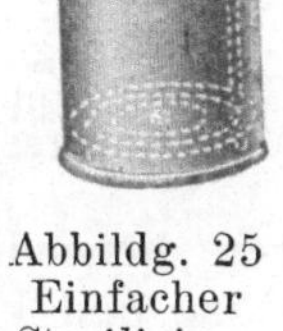

Abbildg. 25 Einfacher Sterilisierapparat.

Für die am Rezepturtisch mit kleineren Flüssigkeitsmengen im strömenden Wasserdampfe durchzuführenden Sterilisationen bringt die Firma Steinbuch Wien einen kleinen, allerdings etwas primitiven und nur für einfache Arbeiten geeigneten Apparat in den Handel (Abbildung 25). Dieser besteht aus einer gut schließenden, außen vernickelten Messingbüchse mit übergreifendem Deckel (ähnlich einer Infundierbüchse) in den Ausmaßen 80 mal 140 Millimeter. Darinnen befindet sich ein siebartig durchlochter, runder Einsatz mit einem kleinen vertikal darauf befestigten, oben rechtwinkelig abgebogenen Stativ. Dieses dient zum Aufhängen kleiner Fläschchen. Der Apparat wird bis unterhalb des Siebbodens mit Wasser beschickt, nach Aufhängen der Gefäße am Stativ, geschlossen und hierauf über freier Flamme vorsichtig — um ein Aufspringen des Deckels durch zu große Wasserdampftension zu vermeiden — erhitzt und das Wasser die vorgeschriebene Zeit im Sieden erhalten. Teurer, jedoch auch praktischer und sicherer arbeitend sind Apparate in ungefähr denselben Ausmaßen (95/150 Millimeter) jedoch mit Deckel mit Bügelverschluß, Gummidichtung, Sicherheitsventil und Thermometer (Abbildung 26). (Ähnliche Apparate werden auch von anderen Firmen in den Handel gebracht.)

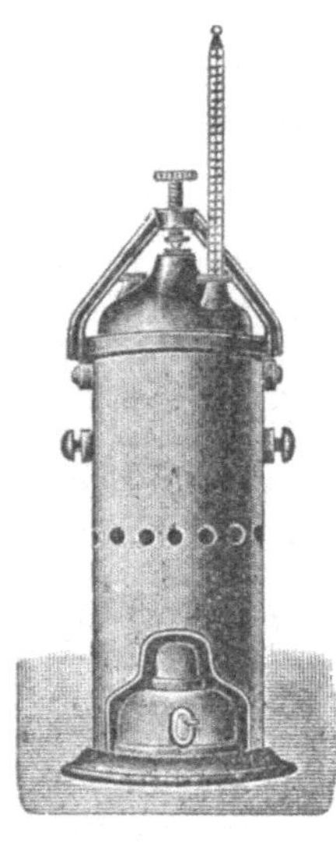

Abbildung 26. Sterilisierapparat mit Bügelverschluß.

Flüssigkeiten, die sterilisiert werden sollen, müssen v o r der Sterilisation sorgfältigst filtriert werden. Weder Verunreinigungen, noch auch feine Filterfasern dürfen im Filtrat zu sehen sein. Lösungen, sowie Extrakte, Honig (Mel), Sirupe, die ein längeres Erhitzen vertragen, werden in Fläschchen abgefüllt eine halbe Stunde lang im strömenden Wasserdampf sterilisiert. Die zur Sterilisation verwendeten Gläser sind gewöhnlich Flaschen mit gut eingeschliffenen, tadellos schließenden Glasstopfen, es können jedoch auch Gummistopfen zum Verschließen der Flasche dienen. Korkstopfen sollen wegen der etwa vorhandenen Porenkanäle nicht verwendet werden. Ist die Verwendung von Korkstopfen nicht zu umgehen, so umgebe man sie vor der Sterilisation mit einer Lage Stanniol- oder Pergamentpapier.

Ein weiteres, von Kremel zur S t e r i l i s a t i o n d e r K o r k e empfohlenes Verfahren ist folgendes. Man bindet eine Anzahl fehlerfreier Korke, zusammen mit einem zum Beschweren dienenden Glasstöpsel, in eine Umhüllung von hydrophiler Gaze und kocht eine Stunde lang in 2%iger Sodalösung. Dann kocht man die Korke noch zweimal eine halbe Stunde in destilliertem Wasser und trocknet sie zuletzt samt der Umhüllung im Heißluftbade. Die noch heißen Korke taucht man in geschmolzenes sterilisiertes Paraffin, um auf diese Weise etwa vorhandene Porenkanäle zu verstopfen. Die Korke werden dann in sehr gut schließenden Glasgefäßen steril aufbewahrt.

Wählt man zum Verschließen Watte, so umgibt man das

Wattebäuschchen mit einer Lage von hydrophiler Verbandgaze, um das Hineinfallen von Wattefasern in die Flüssigkeit zu verhindern.

Werden Flaschen mit Glasstopfen zur Sterilisation verwendet, so gibt man, um das häufig eintretende Festsetzen des Glasstopfens im Flaschenhals zu verhindern, einen reinen, ausgekochten dünnen Bindfaden während der Sterilisation zwischen Stöpsel und Flaschenhals. Nach Beendigung der Sterilisation wird der Bindfaden, ohne den Stöpsel zu lüften, vorsichtig herausgezogen.

Betreffs der Sterilisation verschiedener pharmazeutischer Zubereitungen und Geräte seien noch folgende Richtlinien angegeben.

W a s s e r, am besten redestilliertes Wasser, kann außer der Sterilisation im strömenden Wasserdampfe auch durch ½stündiges Kochen in einem mit Wattebausch verschlossenen Kolben keimfrei gemacht werden. G l y z e r i n, flüssiges P a r a f f i n, Ö l e und Fette werden durch zweistündiges Erhitzen auf 120° sterilisiert. — S a l b e n werden zwecks Sterilisation in ein weithalsiges Glas gefüllt, dieses wird mit einem Gummistopfen verschlossen und fest zugebunden. Hierauf wird durch zwei Stunden auf 120° erhitzt und dann bis zum Erkalten geschüttelt. Sind jedoch nicht alle beigemischten Arzneikörper gegen Erhitzen beständig, so wird die Salbengrundlage für sich sterilisiert, die ebenfalls möglichst keimfrei gemachten Arzneikörper werden unter Benützung sterilisierter Geräte (Reibschale, Spatel etc.) der Salbengrundlage beigemengt. In diesem Falle kann jedoch nur von einer annähernden Sterilisation gesprochen werden. — Bei der Sterilisation von fetten Ölen und Fetten und Arzneizubereitungen mit derlei Bestandteilen ist besonders darauf zu achten, daß diese von tadelloser Qualität, vor allem nicht ranzig sind.

Die Art der Sterilisation von pulverförmigen Bestandteilen wird durch die verschiedene Beständigkeit beim Erhitzen bestimmt. Bolus, Talk, Zinkoxyd, Borsäure, Stärkemehl werden durch zwei Stunden auf 120—160° im Heißluftbade erhitzt und im verschlossenen Gefäße bis zum Erkalten stehen gelassen. Die Dauer des Erhitzens wird von dem Zeitpunkte an gerechnet, bei dem im Innern des Pulvers die vorgeschriebene Temperatur erreicht ist. Pulverförmige Arzneimittel, die gegen trockenes Erhitzen nicht beständig sind, werden mit Weingeist durchfeuchtet und bei einer 60° nicht übersteigenden Temperatur getrocknet.

V e r b a n d s t o f f e werden heute von der Großindustrie in den verschiedensten Packungen steril geliefert, ein Umstand, der für den praktischen Arzt mit Hausapotheke in erster Linie in Betracht kommt. In einfacher Weise kann man nach Stich die Verbandstoffe in folgender Weise sterilisieren: Man bringt sie in weithalsige Einsiedegläser, welche dann liegend der Sterilisation unterworfen werden. Dabei läßt man zwischen Deckel und Gefäß einen kleinen Spalt, um das Eindringen des Dampfes zu ermöglichen. Die Verbandstoffe müssen mindestens ½ Stunde lang dem strömenden Wasserdampf ausgesetzt sein, wobei die Dauer des Erhitzens von dem Zeitpunkte an gerechnet wird, bei dem im Innern die vorgeschriebene Temperatur erreicht ist.

Kurz hingewiesen sei auf die Sterilisation verschiedener Gegenstände und Geräte. Nähseide kann durch ¼stündiges Erhitzen im Wasserbade oder Kochen keimfrei gemacht werden. Kautschukgegenstände, wie Gummistopfen, werden ½ Stunde in Wasser oder 1%iger Natriumkarbonatlösung gekocht und mit sterilem Wasser abgespült. Gummihandschuhe werden über mit sterilem Talk gut eingestaubte Zwirnhandschuhe angezogen; außen werden sie ebenfalls mit sterilem Talk bestreut und einzeln in sterilisierte Verbandgaze eingeschlagen im strömenden Wasserdampfe ½ Stunde lang sterilisiert. Laminariastifte legt man zwei Stunden in absoluten Alkohol. — Glasgegenstände werden entweder durch zweistündiges Erhitzen auf 160° im Heißluftbade oder ½stündiges Auskochen mit 1%iger Sodalösung und nachfolgendes Abspülen mit sterilem Wasser oder auch durch Behandeln im strömenden Wasserdampfe durch ½ Stunde keimfrei gemacht. In eiligen Fällen führt bei Arzneigläsern gründliches Ausspülen mit konzentrierter reiner Schwefelsäure und darauffolgendes wiederholtes Ausspülen mit sterilem, warmen Waser zum gleichen Ziele. Glasflaschen und Glasgefäße, die zur Abgabe steriler Lösungen Verwendung finden, müssen aus widerstandsfähigem Glase hergestellt sein. Das Glas darf an Wasser kein Alkali abgeben. (Fällung der Alkaloidbase aus Alkaloidsalzlösungen.) D. A. B. 6. — Gefäße, sowie Geräte aus Metall und Porzellan können in ähnlicher Weise behandelt werden wie Glasgegenstände. Bei Porzellanschalen kann man in rascher Weise auch wie bei Glasgegenständen mit Schwefelsäure sterilisieren oder aber auch dadurch, daß man Weingeist in die Schale gießt, diesen anzündet und unter Umrühren mit dem Pistill oder Spatel abbrennen läßt. Horngegenstände (Wagschalen, Spateln,

Hornlöffel) sind zwecks Sterilisation unmittelbar vor dem Gebrauche mit steriler Baumwolle und Alkohol, dann mit Aether zu reinigen.

Sollen Substanzen unter Beobachtung der notwendigen Vorsichtsmaßregeln auf Sterilität abgewogen werden, so benützt man am bequemsten dazu sterilisierte Uhrgläser und Metallöffel, die zwecks Sterilisation einfach durch die Flamme gezogen wurden.

Pergament- und Filtrierpapier wird locker in ein weithalsiges Gefäß gestopft, dieses mit einem Wattepfropfen verschlossen und hierauf im strömenden Wasserdampfe sterilisiert.

Emulsionen.

Unter Emulsionen versteht man Mischungen von Wasser mit Substanzen, die als solche in Wasser unlöslich sind, durch Zusatz von eiweiß- oder gummiartigen Substanzen oder anderen Schutzkolloiden sich aber damit zu einer milchartigen Flüssigkeit zusammenmischen lassen, die durch längere Zeit das gleichförmige Aussehen bewahrt. Die Substanzen, welche zu Emulsionen Verwendung finden, sind fette Öle, Paraffinöl, Kreosotal, Lanolin, Balsame, Gummiharze, Kampfer, Salol und andere. Sie werden mit Wasser bei Gegenwart eines emulgierenden Mittels (Emulgens) zur Emulsion zusammengemischt. Als Emulgens findet in den meisten Fällen Akaziengummi, Traganth, seltener Eigelb (Vitellum ovi) Verwendung. Neben diesen Emulsionen kennt man auch noch Samenemulsionen, bei welchen das im Samen enthaltene fette Öl durch das vorhandene Pflanzeneiweiß mit dem zugesetzten Wasser emulgiert wird.

Die Herstellung der Emulsion erfordert Übung und Erfahrung. Für die Rezeptur der Hausapotheke ist davon wegen der verschiedenartigen Schwierigkeiten abzuraten. Erwähnt seien nur zwei häufiger verwendete Emulsionen, das sind die Emulsio oleosa und die Emulsio amygdalina.

Die Emulsio oleosa ist als Ölemulsion zu bezeichnen, welche nach der Vorschrift der Ph. A. VIII in dem Verhältnisse 10 Teile Öl, 5 Teile Akaziengummi, 165 Teile Wasser und 20 Teile Sirupus simplex zu bereiten ist. Bei der Emulsio oleosa wird dazu Mandelöl verwendet. Derartige Emulsionen können aber auch mit Lebertran, Rizinusöl, Paraffinöl hergestellt werden.

Zum Gelingen der Emulsion müssen nachstehende Vorschriften genau eingehalten werden. Man wägt zuerst in einer Patene das Öl (2 Teile) genau ab und bringt dieses mit Hilfe eines Kartenblattes vollständig in eine mit Ausguß versehene Porzellanreibschale; dazu bringt man die Hälfte (1 Teil) des Ölgewichtes an Gummipulver und mischt mittels des Pistills bis zur vollkommen gleichmäßigen Verreibung (Körnchen von zusammengeballtem Pulver dürfen auf keinen Fall vorhanden sein). In der Patene wird nun soviel Wasser abgewogen als der Hälfte des Gesamtgewichtes von Öl und Gummi (1½ Teile) entspricht und dieses ebenfalls vollständig, und zwar auf einmal, mit dem Kartenblatte der Ölverreibung zugemischt. Nun wird mit dem Pistill ohne Druckanwendung zuerst langsam, dann rasch das Flüssigkeitsgemisch verrieben. Allmählich bildet sich eine rahmähnliche, fadenziehende Masse. Das Gelingen der Verreibung gibt sich durch Schnalzen und Knacksen der Mischung beim Reiben mit dem Pistill zu erkennen. Um eine vollkommen homogene Verteilung zu erhalten, werden die dem Pistill und der Schalenwand anhängenden Teile mit einem Kartenblatt heruntergekratzt und mit dem am Boden der Reibschale befindlichen Gemisch gleichmäßig vermengt. Nun setzt man portionenweise (anfangs in kleinen, später in größeren Mengen) die restliche vorher im Arzneiglase abgewogene Wassermenge unter fortwährendem Umrühren hinzu. Es entsteht dabei eine milchige Flüssigkeit, die dann aus der Reibschale in die Arzneiflasche gegossen wird. Werden die angegebenen Gewichtsverhältnisse und auch die zu beobachtenden Manipulationen genau eingehalten, so ist ein Mißlingen der Zubereitung fast ausgeschlossen. Allerdings spielt dabei auch die Qualität des Gummis eine große Rolle und es kann bei Verwendung einer dazu nicht geeigneten Gummisorte vorkommen, daß die Emulsion trotz genauester Beobachtung der Versuchsbedingungen nicht die milchartige Konsistenz zeigt, sondern sich rasch in die einzelnen Flüssigkeitsschichten trennt.

Die S a m e n e m u l s i o n e n, von denen die Emulsio amygdalina die häufigst verwendete Vertreterin darstellt, werden aus gereinigten und wenn notwendig geschälten Samen im Verhältnis 1 : 10 hergestellt. Zur Bereitung der M a n d e l m i l c h werden die Mandeln zuerst mit heißem Wasser übergossen, einige Minuten stehen gelassen und dann von der Samenhaut befreit. Die nochmals mit kaltem Wasser abgespülten geschälten Mandeln (10 Teile) werden nun zusammen mit Zucker (5 Teile) in einem Mörser zu einer breiigen Masse angestoßen. Diese Masse wird nun unter beständigem Umrühren mit der vorgeschriebenen

Menge Wasser (100 Teile) angerührt und dann durch ein schütteres Koliertuch unter schwachem Auspressen koliert. Die kolierte Flüssigkeitsmenge betrage 100 Teile oder werde auf dieses Gewicht ergänzt.

Saturationen.

Als Saturationen bezeichnet man im pharmazeutischen Sinne Flüssigkeiten, in denen freie Kohlensäure, entstanden bei der Bereitung der Mixtur, gelöst enthalten ist, (die mit Kohlensäure saturiert sind). Die notwendige Kohlensäureentwicklung wird durch Neutralisation einer in den meisten Fällen organischen Säure mit Alkalikarbonaten bewirkt. Die Verordnung derartiger Arzneizubereitung ist heute bereits verhältnismäßig selten. Die Herstellung einer derartigen Mixtur kommt für den Hausapotheke führenden Arzt noch weniger in Betracht als die Emulsionen.

Feste Arzneiformen.

Unter Pulver verstehen die Arzneibücher zerriebene oder zerstoßene Arzneikörper von verschiedenem Feinheitsgrade. Der Feinheitsgrad des betreffenden Pulvers wird durch die Ausdrücke grob, mittelfein und fein oder durch die Bezeichnung Pulvis grossus, Pulvis subtilis, Pulvis subtilissimus unterschieden; diese Bezeichnungen finden sich auch in den Preislisten der Arzneimittellieferanten. Statt des Ausdruckes Pulvis subtilissimus findet sich auch öfters die Bezeichnung Pulvis alcoholisatus, womit aber ebenfalls eine möglichst weitgehende Zerkleinerung, also ein Pulvis subtilissimus gemeint ist. Der für die einzelnen Arten geltende Grad der Zerkleinerung ist durch die in den Arzneibüchern angegebene Feinheit des Siebes normiert.

Das deutsche Arzneibuch und die österreichische Pharmakopoe bestimmen folgende Siebnummern für die Herstellung der einzelnen Pulver. Sieb Nr. 4 für grobes Pulver (Pulvis grossus der Ph. A. VIII); Sieb Nr. 5 für mittelfeines Pulver (feines Pulver = Pulvis subtilis der Ph. A. VIII); Sieb Nr. 6 für feines Pulver (feinstes oder Staubpulver = Pulvis subtilissimus der Ph. A. VIII).

In manchen Fällen, häufig bei gemischten Pulvern, müssen Arzneimittel, die im Handel im kristallinischen Zustande vorkommen, vor ihrer Dispensation zu feinem Pulver zerrieben werden. Das Verreiben geschieht in der Reibschale. Grob kristallinische Substanzen werden in der Reibschale zuerst mit dem Pistill in kleinere Stückchen zerdrückt, diese dann zu feinem Pulver zerrieben. Beim Zerdrücken faßt man das Pistill mit der Faust und übt den notwendigen Druck senkrecht und seitwärts nur langsam und vorsichtig aus. Um dabei ein Verspritzen abgesprengter Stückchen zu vermeiden, bedeckt man die Reibschale mit einem reinen Tuch. Das Tuch wird dabei um das Pistill herumgeschlungen und dann sozusagen wie ein Mantel über die Reibschale gestülpt. Im Innern dieses Kegelmantels, durch dessen Spitze das Pistill hindurchgeht, ist es in der Reibschale frei beweglich. Um ein Hineinsinken des Tuches in die Reibschale zu vermeiden, hält, während die eine Hand das Pistill führt, die andere das Tuch fest. Die beim Abwägen von Pulvern zu beobachtenden Handgriffe wurden im Kapitel Handwagen (Seite 33) besprochen.

Neben einfachen Pulvern unterscheiden wir gemischte Pulver. Sowohl die einfachen, als auch die gemischten Pulver können unabgeteilt oder abgeteilt verordnet werden. Die Dispensation von ungeteilten Pulvern geschieht in der Kassenpraxis in Papiersäckchen, in der Privatrezeptur in runden Pulverschachteln.

Gemischte, ungeteilte Pulver.

Während die einfachen Pulver nur aus einem einzigen Arzneikörper bestehen, sind die gemischten Pulver innige Gemische von zwei oder mehreren Pulvern untereinander oder Gemische von einfachen Pulvern mit steifen Extrakten oder auch mit Flüssigkeiten in Form der aetherischen Öle, Tinkturen, Fluidextrakte usw.

Beim Zusammenwägen der einzelnen Bestandteile bei gemischten Pulvern gilt ebenfalls die Regel, daß zuerst die kleinsten Gewichtsmengen abgewogen und diese mit den größeren Mengen gemischt werden.

Sollen sehr kleine Mengen von starkwirkenden Arzneimitteln z. B. mit größeren Mengen Zuckerpulver verrieben werden, so gebe man von der abgewogenen Menge des Zuckerpulvers einen Teil in die Reibschale, gebe darauf die kleine Menge des starkwirkenden Arzneimittels und verreibe nun unter Vermeidung jedweden Druckes aufs innigste. Die noch übrige Menge Zucker wird unter fortwährendem Mischen eingetragen. Beim Mischen wird das Pistill mit Daumen, Zeige- und Mittelfinger der rechten Hand gefaßt und ohne Anwendung von Druck im Kreise von rechts nach links (also entgegengesetzt dem Laufe des Uhrzeigers) geführt. Man beginnt mit den kreisförmigen Bewegungen in der Mitte der Reibschale und schreitet damit allmählich bis an die äußereWandung der Reibschale fort. Während des Mischens werden die an Pistill und Reibschale haftenden Partikel mit einem flachen Pulverlöffel in die Mischung hineingekratzt. Gröbere Pulver oder kristallinische Substanzen werden zuerst für sich zu Pulver verrieben, dann erst sind die anderen Pulver beizumischen. Substanzen, die beim Verreiben sehr leicht an den Wandungen der Reibschale und dem Pistill haften und dadurch auch mit dem Löffel nur schwierig weggekratzt werden können, werden vorsichtig mit dem verschriebenen Zuckerpulver (Saccharum album oder Saccharum Lactis) oder einem anderen indifferenten Pulver verrieben. Es wäre hier besonders Hydrargyrum chloratum mite, Bismutum subnitricum zu nennen. Auch verschiedene spezifisch leichte Pulver wie Chinin, Magnesia usta zeigen das gleiche Verhalten, wenn beim Verreiben oder Mischen ein zu starker Druck auf das Pistill ausgeübt wird. Sind spezifisch leichte Pulver wie Magnesia usta, Magnesium carbonicum mit spezifisch schwereren zusammenzumischen, so wird das leichte Pulver zuletzt zugemischt. Dabei ist darauf besonderes Augenmerk zu richten, daß für derartige voluminöse Pulver entsprechend große Reibschalen verwendet werden. Um vollkommen gleichmäßige Gemische zu erhalten, muß das Mischen mit dem Pistill längere Zeit (3—5 Minuten) fortgesetzt werden. Bei Mischungen, die verschieden gefärbte Pulver enthalten, wird die Gleichmäßigkeit des Gemisches an der vollkommen gleichen Farbentönung erkannt, wenn man mit dem Pistill die Oberfläche des Pulvergemisches glättet. Größere Mengen von gemischten Pulvern, insbesondere solche, die spezifisch leichte Pulver (Magnesiumkarbonat etc.) oder grobkrümelige Pulver (Zinkoxyd) enthalten, sind zur Erzielung vollkommener Gleichmäßigkeit durch das Rezeptursieb durchzusieben und dann abermals zu mischen.

Für Pulvergemische, die starkwirkende Extrakte beigemischt enthalten, sind nach den Vorschriften der Arzneibücher Trockenextrakte oder auch Triturationen (Rezepturerleichterungen) zu verwenden. Sollen steife Extrakte (Extracta spissa) in geringen Mengen mit einem Pulver gemischt werden, so bringt man das auf einem kleinen Spatel oder einem Stückchen Wachspapier abgewogene Extrakt auf die Basis des Pistills und verreibt hierauf mit einer kleinen Menge des vorher in die Reibschale gebrachten, verordneten Pulvers. Nach gründlichem Verreiben werden die weiteren Mengen des Pulvers portionenweise eingetragen. Das sich besonders am Anfange des Verreibens zusammenballende Pulver muß dabei mit dem Spatel oder Pulverlöffel wiederholt von Reibschale und Pistill abgekratzt werden. In ähnlicher Weise werden Tinkturen oder Fluidextrakte vermischt; dabei wird die vorgeschriebene Menge dem Pulver tropfenweise zugesetzt. Bei zu großen Flüssigkeitsmengen wird der größte Teil der Flüssigkeit in der Reibschale mit etwas Pulver gemischt, unter Anwendung gelinder Wärme verdunstet und dann mit den weiteren Portionen der vorgeschriebenen Pulvermenge versetzt.

Elaeosacchara.

Häufigere Verwendung finden die sogenannten Ölzucker oder Elaeosacchara in Pulvergemischen als Geschmackskorrigens, z. B. als Elaeosaccharum Foeniculi in Magenpulvern, Elaeosaccharum Cinnamomi mit Pulvis Secalis cornuti u. dgl. m. Nach der Ph. A. VIII sind zwei Gramm Zuckerpulver mit 1 Tropfen des betreffenden Öles zu verreiben, nach dem D. A. B. 6 werden 1 Teil aetherisches Öl mit 50 Teilen mittelfeinen Zuckerpulvers gemischt. Zur Herstellung verreibt man die notwendige Menge des aetherischen Öles zuerst mit wenig Zuckerpulver, dann mischt man den Rest des Zuckers und schließlich das übrige Pulver hinzu. Elaeosacchara müssen immer frisch bereitet werden. Kurz sei hier betont, daß Secale-cornutum-Pulver wegen seiner Zersetzlichkeit nicht vorrätig gehalten werden darf. Im Bedarfsfalle ist dieses immer durch Durchreiben des Secale cornutum in toto durch eine Mutterkornmühle herzustellen. Die Mutterkornmühle ist analog der Kaffeemühle gebaut; übrigens leistet eine Kaffeemühle, wenn sie vorher und nachher gründlich gereinigt wird, dieselben Dienste.

Abgeteilte Pulver.

Während diejenigen Pulver, bei denen eine genauere Dosierung entbehrlich ist, als ungeteilte Pulver, sei es für innere

Zwecke mit roher Angabe der Einzeldosis (z. B. messerspitzweise) oder für äußerliche Zwecke (als Streupulver, Puder, Zahnpulver, zur Herstellung von Gurgelwässern etc.) in Papiersäckchen oder Pulverschachteln verabfolgt werden, müssen Pulver die starkwirkende Stoffe enthalten, genau in Einzeldosen geteilt verordnet werden.

Als abgeteilte Pulver kommen sowohl einfache, als auch gemischte Pulver in Betracht. Die Herstellung derartiger gemischter Pulver geschieht in der gleichen Weise wie vorher bereits mitgeteilt wurde. Für die Abteilung des Pulvers in die einzelnen Dosen ist von größter Wichtigkeit die Art der Verschreibung, ob die verschriebene Dosis als Einzeldosis oder als Gesamtdosis gemeint ist, zwecks Vermeidung von folgenschweren Irrtümern. Die beiden hier angewendeten Rezeptformeln sind ja „dentur tales doses Nr....“ und „divide in doses Nr....“. Bei Pulvern mit 0.01 Morph. hydrochl., ist mit Rp. Morph. hydrochl. 0.01, Sacch. 0.5, M. F. P. D. tal. dos. Nr. X, die Einzeldosis gemeint, dagegen bei Rp. Morph. hydrochl. 0.10, Sacch. 5.00, M. F. P. D. in dos. Nr. X, die in zehn Pulver zu teilende Gesamtdosis. In beiden Fällen wird man aber vom praktischen Standpunkte die Gesamtdosis als Pulvergemisch herstellen und in die vorgeschriebene Anzahl von Dosen abteilen. Im ersten Falle hat man daher die zehnfache Menge Morphium und Zucker innigst zu mischen und abzuteilen, im zweiten Falle bezeichnet die verschriebene Dosis bereits die zu mischenden und in zehn Dosen abzuteilenden Mengen.

Die Teilung der Pulver soll lege artis und besonders bei geringerer Übung mit der Zentigrammwage durchgeführt werden. Man bringt zu diesem Zwecke die Gesamtdosis auf ein Kartenblatt aus weißem, steifen Pergamentpapier und schüttet davon soviel auf die eine Wagschale bis die auf der anderen Schale aufgelegte, vorgeschriebene Gewichtsmenge erreicht ist, also Gleichgewicht herrscht. (Nachdem beim Entleeren aus der Reibschale immer geringe Mengen darinnen haften bleiben, wird die volle Menge nicht erreicht werden, wir wägen daher in unserem Falle 0.5 der Mischung pro Dosis ab und teilen den noch verbleibenden Rest auf die zehn Dosen auf.) Jede abgewogene Dosis schüttet man dann von der Wagschale auf ein Kartenblatt. Um die Kartenblätter leichter fassen zu können, werden sie mit den beiden Längsseiten gegen die Mitte zusammengebogen, so daß dadurch die Blätter der Länge nach rinnenförmig aufgebogen erscheinen.

Das Pulver wird als möglichst engbegrenztes Häufchen nahe dem vom Rezeptar entfernteren Ende des Kartenblattes aufgeschüttet. Die Verwendung von bedruckten oder schmutzigen Kartenblättern ist unzulässig. Beschmutzte Kartenblätter können mitunter durch Waschen mit Weingeist gereinigt werden. — Bei größerer Übung kann das Abteilen der Pulver auch ohne Wage nach dem Augenmaße durchgeführt werden. Zu diesem Zwecke legt man die notwendige Anzahl von Kartenblättern (nie mehr als zehn) in einer oder zwei Reihen auf den Rezepturtisch und schüttet von dem Kartenblatte mit der Gesamtdosis die voraussichtlich entsprechende Menge auf jedes der einzelnen Kartenblätter. Man ergreift dabei das Kartenblatt mit der Gesamtdosis mit dem Daumen und den drei letzten Fingern der rechten Hand an den etwas aufgebogenen Rändern und preßt zu einer flachen Rinne; mit dem freien Zeigefinger der rechten Hand klopft man nun an den Rand des Kartenblattes, bringt dadurch das Pulver ins Rutschen und läßt einen Teil davon auf jedes der für die Einzeldosen bestimmten Kartenblätter fallen. Ist die ganze Masse in die bestimmte Anzahl von Dosen aufgeteilt, so vergleicht man die einzelnen Portionen und korrigiert Ungleichheiten durch Wegnehmen des Gemisches von zu großen und Zufügen zu zu kleinen Häufchen. Unbedingt notwendig ist es aber auch bei dieser Methode sich durch Abwägen mehrerer Stichproben von der richtigen Dosierung zu überzeugen.

Ist die Gesamtdosis in mehr als zehn Dosen zu teilen, so wägt man mehrere aliquote Teile ab und teilt diese in eine bestimmte Anzahl von Dosen. Z. B. wäre die Gesamtdosis in 15 Pulver zu teilen, so teilt man die Gesamtdosis zuerst in drei gleiche Teile und dann jeden Teil in fünf Pulver.

Die in Einzelndosen ordnungsgemäß abgeteilten Pulver werden in die Papierkapseln gefüllt. Die Papierkapseln werden heute maschinell in verschiedenen Größen erzeugt und sind gewöhnlich aus weißem, halbsteifem Papier. Papierkapseln aus blauem Papier werden für das Alkalisalz (Natrium hydrocarbonicum oder Natrium hydrocarbonicum plus Kalium natrio tartaricum), bei Brause- und Seidlitzpulver verwendet. Hygroskopische Pulver oder Pulver mit starkriechender Substanz müssen in sogenannten Ceratkapseln verabfolgt werden, das sind ebenfalls Papierkapseln von verschiedener Größe, die aber mit Wachs oder Paraffin getränkt sind.

Um ein rasches Füllen zu ermöglichen, wird die notwendige Anzahl von Papierkapseln zuerst genau abgezählt und entweder einzeln oder bei größerer Geschicklichkeit zu mehreren übereinandergelegt, wie aus der Abbildung ersichtlich (Abbildung 27) eingeknickt. Die Kapseln werden nun geöffnet. Da das Aufblasen der Pulverkapseln vom hygienischen Standpunkte aus verboten ist, öffnet man sie mit einem zwischen dem vierten und fünften Finger der rechten Hand gehaltenen Löffelchen oder Messerchen. Da diese Manipulation etwas zeitraubend ist, sind auch Papierkapseln im Handel, die nur ganz wenig aneinandergeklebt sind, sich aber, wenn sie zu mehreren zusammengelegt sind, beim Auseinanderziehen wie eine Ziehharmonika öffnen

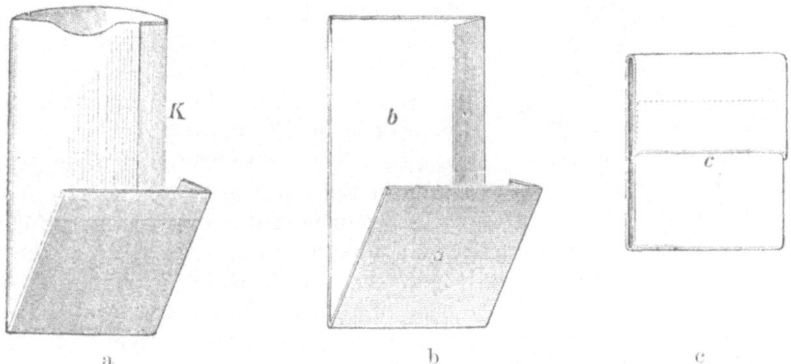

Abbildung 27. Einknicken der Pulverkapsel. *a* Kapsel *K* im unteren Teile geknickt. *b* In den geknickten unteren Teil *a* wird nach dem Füllen der Kapsel der obere Teil *b* geknickt hineingesteckt. *c* Pulverkapsel geschlossen.

lassen. In Apotheken sind auch Pulverkapsel-Aufbläser mit Druckball für diese Zwecke in Gebrauch. Die nebenstehende Abbildung 28 soll insbesondere die Haltung der linken Hand mit den zu füllenden Pulverkapseln zeigen. In jede einzelne geöffnete Pulverkapsel wird nun die Einzeldosis von den einzelnen Kartenblättern eingefüllt. Um dabei das Pulver ohne Verlust in die Kapsel zu bringen, faßt man das Kartenblatt mit der Einzeldosis ebenfalls wieder an den aufgebogenen Rändern mit dem Daumen und den drei letzten Fingern der rechten Hand (zwischen 4. und 5. Finger befindet sich nötigenfalls das zum

Öffnen notwendige Messerchen), achtet dabei darauf, daß das Ende mit dem Pulverhäufchen der Kapsel zugekehrt ist, und läßt das Pulver unter Klopfen mit dem Zeigefinger in die Kapsel hineinrutschen. Sind die einzelnen Dosen in die Pulverkapseln eingefüllt, so werden diese verschlossen. Man knickt sie zu diesem Zwecke ebenso wie vorher einzeln an der anderen Seite ein und verschließt, indem man die beiden Seitenteile ineinanderschiebt. Bei dem fertigen Pulver muß der Falz (die bei der Herstellung der Pulverkapseln an der Längsseite angebrachte doppelte Umknickung) in der Innenseite des geschlossenen Pulvers, das Ende des äußeren der ineinandergeschobenen Teile in der Mitte sein. Bei der Herstellung der Pulver ist auch darauf zu achten, daß sie möglichst gleiche Größe besitzen. Die rasche Herstellung der Pulver erfordert Übung. Die Technik kann auch nicht bis ins Detail beschrieben werden, sondern ist mehr oder weniger durch die praktische Einstellung des einzelnen bedingt. Die eingekapselten Pulver werden zum Schlusse geglättet. Hiezu werden sie nebeneinander auf einen Bogen Papier ausgebreitet, mit einem zweiten Bogen Papier bedeckt und dann mit einem Falzbein überfahren. Um ein Zusammenbacken des Pulvers in der Kapsel zu verhüten, ist allzustarkes Drücken zu vermeiden.

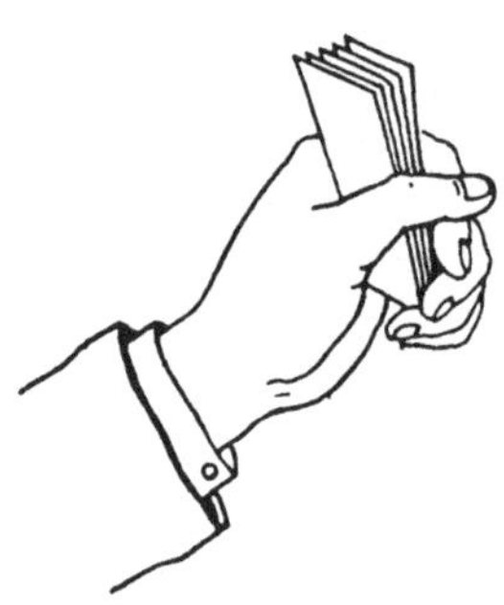
Abbildung 28. Haltung der linken Hand mit den zu füllenden Pulverkapseln.

Unangenehm schmeckende Pulver werden zur Verdeckung des Geschmackes in einfachster Weise vom Patienten in flache Oblaten eingehüllt. Diese quadratischen Stücke von ungefähr 6—8 Zentimeter Länge und Breite werden entweder aus größeren Oblatentafeln durch Zerschneiden mit einem scharfen Messer zugeschnitten, können aber auch aus dem Handel in den gewünschten Größen bezogen werden. Das Einhüllen des Pulvers in die flache Oblate geschieht in folgender Weise. Das Oblatentäfelchen wird in Wasser eingetaucht und auf die vorher gereinigte flache Hand gelegt. Das Pulver wird hierauf in die Mitte der Oblate geschüttet, die Ecken werden dann in der Weise umgelegt, daß ein vollkommen geschlossenes Päckchen entsteht.

In der Privatrezeptur werden die Pulver auch direkt in

Oblatenkapseln (Capsulae amylaceae) gefüllt. Heute werden nur mehr Oblatenkapseln verwendet, deren Verschluß auf trockenem Wege geschieht. Im Handel sind verchiedene Systeme von Verschlußapparaten und Oblatenkapseln zu haben (Abbildung 29). Alle diese sind mit der notwendigen Gebrauchsanweisung versehen, so daß hier nur das Prinzip erörtert werden soll. Die Oblatenkapseln sind entsprechend dem Apparate in verschiedenen Größen zu haben. Sie bestehen aus zwei Hälften, von denen die eine über die angere geschoben werden kann. Zwecks Füllung bringt man die Kapselhälfte mit dem kleineren Durchmesser in die entsprechende untere Platte des Verschlußapparates. Es erfolgt dann die Füllung der Kapselhälfte mit dem Pulver, indem man die mit korrespondierenden Öffnungen versehene Schutzplatte auflegt und mit Hilfe eines Trichters und Stopfers, die vorher auf

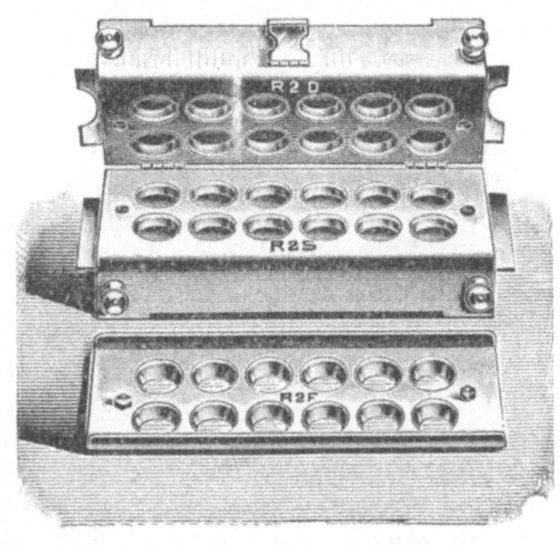

a

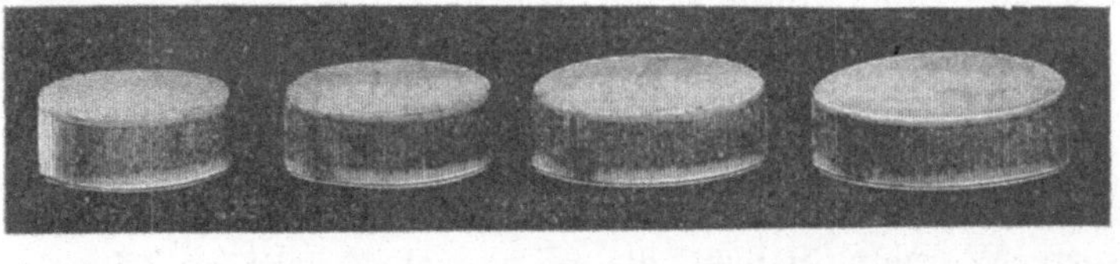

b

Abbildung 29. *a* Trockenverschlußapparat, *b* Oblatenkapseln, geschlossen.

Kartenblätter ausgeteilten Pulver einfüllt. Nun werden in die obere Platte des Verschlußapparates die Kapselhälften mit dem größeren Durchmesser eingeführt, die Schutzplatte entfernt, die obere Platte auf die untere Platte geklappt und dadurch die beiden Oblatenhälften ineinandergeschoben. Beim Abfüllen der Pulver in Oblatenkapseln wird man trachten, die Pulver zwecks leichteren Einnehmens in möglichst kleinen Kapseln unterzubringen, doch ist dabei darauf zu sehen, daß die Kapseln nicht durch überquellendes Pulver an der Außenseite beschmutzt werden. Die Abgabe der Oblatenkapseln kann in Papiersäckchen, Pulverschachteln, Pulverschubern oder eigenen Oblatenschachteln geschehen. Auch Oblatenkapseln werden am besten in der Art eingenommen, daß sie zuerst in Wasser getaucht und dann unter Trinken von etwas Wasser verschluckt werden.

Pulver, besonders aber schlecht schmeckende Flüssigkeiten, die die Gelatinehülle nicht lösen, z. B. Oleum Terebinthinae, werden auch in Gelatinekapseln gefüllt abgegeben. Zur Füllung im Bedarfsfalle verwendet man sogenannte Deckelkapseln (Capsulae operculatae). Diese stellen kleine, hohle 1—2.5 Zentimeter lange Zylinder von 0.5—1.0 Zentimeter Durchmesser dar, die auf einer Seite geschlossen sind; sie sind aus harter Gelatine verfertigt; dabei paßt ein Zylinder auf einen anderen wie die beiden Teile eines Futterals. Das Füllen der Kapsel geschieht durch vorsichtiges Hineintröpfeln der vorgeschriebenen Gewichtsmenge (für die die notwendige Tropfenzahl vorher festgestellt wurde) in den längeren Zylinder. Beim Verschließen wird der kürzere, darauf passende und als Deckel dienende Zylinder darübergeschoben. Um ein einwandfreies Schließen zu erreichen, wird die Innenseite des Deckels vor dem Darüberschieben mit etwas Gummilösung befeuchtet und diese eintrocknen gelassen. Zum Schlusse werden die Kapseln außen zwecks Reinigung mit Äther-Alkohol abgewischt.

Teegemische (Species).

Unter Teegemischen versteht man Mischungen von Drogen pflanzlicher Natur, besonders von Kräutern, Blüten, Rinden, Hölzern, Wurzeln, Samen, die im vorschriftsmäßigen Zerkleinerungsgrade gut gemischt und mitunter auch mit anderen pulverförmigen Stoffen versetzt oder inkrustiert sind. Sie dienen zur Bereitung von Aufgüssen, Abkochungen und Umschlägen, wobei die betreffende Arzneizubereitung vom Patienten gewöhnlich selbst hergestellt wird.

Die gebräuchlicheren Teegemische sind in den verschiedenen Arzneibüchern offizinell, z. B. Species pectorales, diureticae, aromaticae, laxantes usw. Für die Herstellung der Teegemische ist für die verschriebenen Substanzen ein bestimmter Zerkleinerungsgrad vorgeschrieben. Das Maß der Zerkleinerung wird hier ähnlich wie bei den Pulvern durch bestimmte Siebgrößen geregelt, womit die Droge hergestellt werden muß. Als Siebgrößen kommen nach dem D. A. B. 6 Sieb Nr. I für grobzerschnittene, Sieb Nr. II. für mittelfein zerschnittene, Sieb Nr. III für fein zerschnittene Drogen in Betracht. Die Ph. A. VIII verwendet Sieb Nr. I für Blätter, Blüten und Kräuter, Sieb Nr. I oder II für Hölzer, Rinden und Wurzeln, Sieb Nr. II oder III für Früchte und Samen, zur Bestimmung des Zerkleinerungsgrades. Teegemische, die zu Aufgüssen oder Abkochungen dienen, sind aus grob oder mittelfein zerschnittenen Pflanzenteilen, solche für Kräutersäckchen aus fein zerschnittenen, solche zu Umschlägen aus grob gepulverten Drogen zu bereiten.

Zur Herstellung eines Teegemisches wägt man die einzelnen, vorschriftsmäßig zerkleinerten Bestandteile mit der Handwage, ab, schüttet sie auf einen glatten Bogen Papier und mischt mit einem Kartenblatte, das man als Schaufel benützt, gründlich durch. Früchte und Samen werden vorher in einem Mörser zerquetscht (Fructus Juniperi) oder zerstoßen, ebenso lederartige Blätter (z. B. Folia Uvae Ursi). Staubige Drogen müssen vor der Verwendung durch ein Sieb für grobe Pulver gesiebt und auf diese Weise vom Staube getrennt werden.

Um Species in Einzeldosen abzuteilen, wird jede Dosis auf der Handwage abgewogen und in in kleines Papiersäckchen gegeben.

Die Abgabe der Teegemische geschieht analog wie bei ungemischten pflanzlichen Drogen in Papiersäckchen, für Privatparteien auch in runden Schachteln oder Faltkartons.

Bezüglich der Herstellung der Aufgüsse und Abkochungen aus derartigen Teegemischen gilt das bei den Infusen und Dekokten gesagte. Im allgemeinen wird man kräuterförmige Drogen und solche mit aromatischen oder schleimigen Inhaltsstoffen durch Infusion, Hölzer, Rinden und Wurzeln, sowie auch Blätter lederartiger Konsistenz (Folia Uvae ursi) durch Abkochen extrahieren.

Sollen die Teegemische zu Umschlägen verwendet werden, so müssen sie aus grob gepulverten Drogen hergestellt werden; die Medikation geschieht in der Weise, daß das grobe Pulver mit heißem Wasser zu einem Brei angerührt, in Leinensäckchen gefüllt und in noch warmem Zustande auf die betreffenden Körperstellen aufgelegt wird.

Pillen.

Pillen sind Arzneizubereitungen von Kugel-, selten Ei- oder Walzenform, die vorzugsweise zum inneren Gebrauche dienen. Die Größe der Pillen wird nach dem Gewichte berechnet und schwankt von 0.1—0.3 Gramm. Obwohl die Medikation zahlreicher Arzneimittel in Pillenform manches für sich hat, so muß dennoch dem Hausapotheke führenden Arzt von der Herstellung derartiger Arzneizubereitungen abgeraten werden, es sei denn, daß sich der eine oder andere die Übung in der Pillenbereitung in praktischen Kursen erworben hat. Doch ist es auch in diesem Falle mit der manuellen Fertigkeit allein nicht abgetan, denn bei dieser Arzneiform sind je nach den Inhaltsstoffen auch ganz verschiedene Methoden einzuschlagen. Nachdem es der Arzt aber in der Hand hat, seine Therapie entsprechend einzurichten, z. B. statt Eisenpillen Eisenpräparate in Tropfen oder Pulverform, Abführmittel in Form von Tabletten, Aufgüssen oder dgl. zu verordnen, so sei auf die verschiedenen Arten von Pillen nur hingewiesen und das Herstellungsverfahren ganz allgemein erörtert. Allerdings sind zahlreiche Arten von Pillen aus dem Handel fertig zu beziehen, doch ist in diesem Falle zu bedenken, daß alte, lange lagernde Pillen oft sehr schwer zerfallen und daß das D. A. B. 6 bei den offizinellen Arsenikpillen (Pilulae asiaticae) und Blaud'schen Pillen (Pilulae Ferri carbonici Blaudii) ausdrücklich die Forderung aufstellt, daß sie vor der Abgabe frisch bereitet werden.

Zur Herstellung von Pillen ist neben dem wirksamen Arzneimittel ein pulverförmiges Füllmittel und ein flüssiges oder halbflüssiges Bindemittel notwendig. Diese beiden Zusätze sind ihrer chemischen Natur nach abhängig von der Zusammensetzung der Pillen, und in ihrem Mengenverhältnis bedingt durch die Größe der einzelnen Pille und durch die Forderung, daß beim Verarbeiten eine plastische, im Verdauungskanal leicht zerfallende Pillenmasse erhalten werde. Pillen mit unzweckmäßigen Bindemitteln werden häufig nach einiger Zeit so hart, daß sie den Verdauungstrakt unverändert passieren und dadurch ihre Wirksamkeit vollständig einbüßen.

Gewöhnlich werden als Füllmaterial Pflanzenpulver wie Rad. Liqu. pulv., Rad. Gent. pulv. — Rad. Alth. pulv. ist für diese Zwecke weniger geeignet — Succus Liqu. depur., sowie Extractum Faecis (siehe D. A. B. 6) verwendet.

Als Bindemittel, die als mehr oder weniger dicke Flüssigkeit zu dem Zwecke zugesetzt werden, eine gleichförmige, bildsame Masse zu erhalten, wären die verschiedenen indifferenten dickflüssigen Pflanzenextrakte, besonders Extr. Liqu. spiss., sowie Gemische von Glyzerin und Wasser oder Zuckersirup zu nennen. Von der Verwendung von Gummischleim ist wegen der möglichen unangenehmen Folgeerscheinungen (chemische Veränderungen durch Oxydationswirkung eines vorhandenen oxydierenden Enzyms, rasches Hartwerden der Pillen, besonders bei Gegenwart von Pulvis radicis Althaeae) abzuraten. Eine gute Zerfallbarkeit wird nach den Angaben von Rapp erreicht durch Zusatz von Laminariapulver (etwa 10%) zur Pillenmasse. Bei jodempfindlichen Personen ist allerdings der Jodgehalt der Laminaria, der ungefähr 0.2% beträgt, zu berücksichtigen.

Füllmaterial und Bindemittel sind in solchen Mengen anzuwenden, daß die einzelne Pille ein ungefähres Gewicht von 0.1 bis 0.2 erreicht. Je nach der Beschaffenheit des flüssigen Bindemittels sind von diesem verschiedene Mengen notwendig. Bei Extrakten rechnet man je nach der Konsistenz auf 2—3 Gewichtsteile Pulver 1 Gewichtsteil Extrakt, um eine gut knetbare, plastische Masse zu erhalten.

Z. B.: Pilul. Ferri lactici F. M. B.: Rp.: Ferri lact. 3.0, Rad. Gent. pulv. 0.6, Extr. Gent. 1.8; M. f. pil. Nr. XXX. — Gesamtgewicht oder tota massa (t. m.) = 5.4, daher Gewicht der einzelnen Pille 0.18. Das Verhältnis von Pulver zu Extrakt beträgt 2 Gewichtsteile Pulver und 1 Gewichtsteil dickes Extrakt. In den öffentlichen Apotheken hat der Rezeptar, um im Wiederholungsfalle das Anfertigen der Pillen zu erleichtern, das Gewicht der fertigen Pillenmasse als tota massa (t. m. = 5.4) auf dem Rezepte zu vermerken.

Neben dieser Pillenart sollen nur erwähnt sein. Harzpillen und Aloepillen (Pilulae laxantes Ph. A. VIII, Pilulae aloeticae ferratae D. A. B. 6); sie werden unter vorsichtigem Zusatz von verdünntem Weingeist oder Seifenspiritus zur Pillenmasse angestoßen.

Pillen mit Balsamen oder ätherischen Ölen etc.; ihre Herstellung mit Wachs ist wegen der geringen Zerfallsfähigkeit unrationell. Empfohlen wurde auch das Anstoßen mit Pflanzenpulver, Magnesia usta und Glyzerin oder Glyzerinsalbe (z. B. Pilulae Kreosoti D. A. B. 6, hergestellt aus Kreosot, Pulv. rad. Liqu., Ung. Glycer.). Anzuraten sind jedoch in solchen Fällen

Gelatinekapseln, die mit derartigen Arzneistoffen in verschiedenen Dosierungen gefüllt und im Handel erhältlich sind.

Pillen mit leicht zersetzlichen Arzneimitteln, wie Silbernitrat, Jodsalzen, Quecksilbersalzen; sie können mit Bolus und Glyzerin verarbeitet werden. Das gleiche gilt für Pillen mit Kaliumpermanganat. Als Füllmaterial verwendet man hier ebenfalls Bolus, als Bindemittel Vaselin oder Wasser. Das Vaselin wirkt jedoch ebenfalls auf die Zerfallsfähigkeit der Pillen ungünstig ein, die Herstellung mit Wasser erfordert Übung und rasches Arbeiten. Bemerkt sei, daß bei leicht zersetzlichen Arzneimitteln nicht gewöhnliche Pillenmaschinen, sondern solche, wo die Schneideplatten aus Holz, Hartgummi oder dergleichen indifferenten Stoffen hergestellt sind, verwendet werden müssen.

Bei der Herstellung der Pillen, die aber vom nicht geübten Arzte am besten zu unterlassen ist, haben wir ganz allgemein zu berücksichtigen: die Herstellung der Pillenmasse, die Herstellung der Pillenstränge, das Teilen und Formen der Pillen, das Bestreuen und die Dispensation der fertigen Pillen.

Das Wichtigste für das weitere, leichte Arbeiten ist die Herstellung der Pillenmasse; sie muß gut knetbar sein und darf weder an den Fingern noch an der Pillenmaschine ankleben. Das Ankleben tritt bei zu weichen Pillenmassen ein, besonders bei solchen, die Harze enthalten. Zu harte Pillenmassen wieder lassen sich schwer formen, werden bröckelig und zerfallen beim weiteren Verarbeiten. Die richtige Konsistenz der Pillenmasse erkennt man bereits daran, daß sie sich vom Mörser und Pistill zusammenhängend ablöst und beim Kneten zwischen den Fingern weder bröckelt noch anklebt. Das Anfertigen der Pillenmasse geschieht in kleinen Mörsern, sogenannten Pillenmörsern aus Eisen oder auch in den gewöhnlichen, für die Herstellung der Pulver verwendeten Porzellanreibschalen. Zuerst werden die einzelnen Pulver (starkwirkende zuerst) wie bei den gemischten Pulvern aufs innigste gemischt und das Gemisch mit dem Bindemittel (Pflanzenextrakt, Glyzerin—Wasser, Zuckersirup etc.) angestoßen. Das Extrakt wird mit einem Spatel dem Standgefäße entnommen und an der Basis des Pistills abgestreift. Die voraussichtliche Menge des Bindemittels wird bei den Extrakten nur portionenweise, bei den Flüssigkeiten nur in geringen Mengen, zuletzt tropfenweise zugesetzt, um auf diese Weise ein Zuweichwerden der Pillenmasse von vornherein zu verhüten.

Zu weiche Pillenmassen müßten neuerlich mit pulverförmigem Füllmaterial versetzt und verarbeitet werden, ein Umstand der aber zu einer unnötigen Vergrößerung der Pillen führen würde. Durch fortwährendes, kräftiges Stoßen und Kneten wird nun das Pulver mit dem Extrakte oder der Flüssigkeit verarbeitet und zwecks gleichförmiger Vermischung das am Pistill und Mörser anhaftende noch nicht durchgeknetete Pulver und Bindemittel in die Masse hineingekratzt. Das Gelingen und die Beendigung der Manipulation gibt sich an der leichten gleichmäßigen Ablösbarkeit der Masse von Mörser und Pistill zu erkennen. So einfach

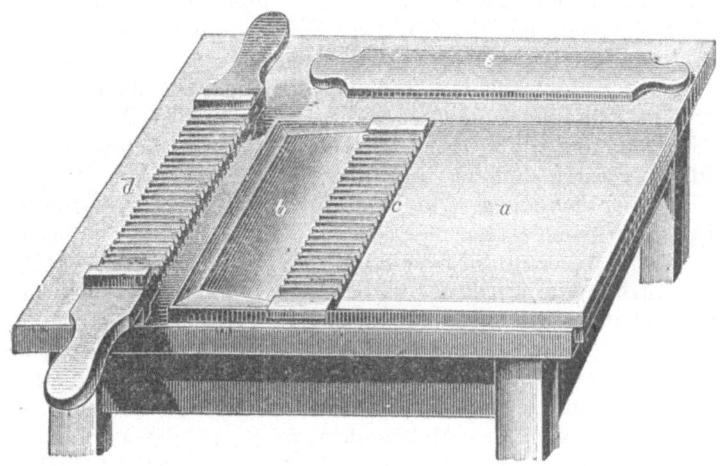

Abbildung 30. Pillenmaschine.

auch die Manipulation in der Beschreibung aussieht, sie fordert dennoch Übung und Erfahrung; besonders die Wahl der Menge des Bindemittels ist mehr oder weniger Gefühlssache, da ja die Konsistenz des Bindemittels dabei eine große Rolle spielt.

Die Verarbeitung der Pillenmasse bis zur fertigen Pille geschieht in eigenen Vorrichtungen, die als Pillenmaschinen bezeichnet werden (Abbildung 30). Wie aus der Abbildung ersichtlich ist, stellt die Pillenmaschine eine rechteckige hölzerne Platte dar, deren Ränder etwas erhöht sind und die bei ihrer Verwendung an den Rezepturtisch Kante an Kante angelegt wird. Auf der Rollplatte (a) wird die geteilte Pillenmasse in die notwendige Anzahl Pillenstränge mit den beiden Händen ausgerollt, allenfallsige Ungleichheiten im Pillenstrang werden durch Walzen des Stranges zwischen dem Rollbrettchen (e) ausgeglichen. Im oberen Drittel des Brettes ist eine Stahlschiene (bei Pillenmaschinen für leicht zersetzliche Substanzen eine solche aus Hartgummi oder Holz) als untere Schneideplatte (c) eingelassen, die 25 oder 30 parallel aneinanderstoßende halbzylindrische Rillen enthält. Die Kanten, mit denen die Rillen aneinanderstoßen, bilden eine Schneide. Die obere Schneideplatte (d), aus demselben Material, hat zwei seitliche Handhaben und besitzt ebenso wie die untere Schneideplatte auf jeder Seite eine bestimmte Anzahl von Rillen (gewöhnlich 30) für zwei Größen von Pillen. Die Rillen je einer Seite dieser beiden Platten passen infolge der an der Seite der Pillenmaschine und der oberen Schneideplatte vorspringenden Führungsschiene genau auf die Rillen der unteren Schneideplatte, so daß beim Aufeinanderlegen Schneide auf Schneide zu liegen kommt und die Halbzylinderrillen sich zu einem Zylinder schließen. Die Vertiefung b dient zur Aufnahme der abgeschnittenen Pillen. — Die meisten Pillenmaschinen ermöglichen die Anfertigung von 30 Pillen auf einmal. Um Pillen in einer Anzahl, die durch 25 teilbar (z. B. 100 Pillen) ist, herstellen zu können, macht man nach der 25. Rille einen Einschnitt in die Rollplatte (a), um auf diese Weise ein für allemal die für 25 Pillen notwendige Länge des Pillenstranges fixiert zu haben.

Die Teilung der Pillenmasse hängt davon ab, ob diese in 2 Teile oder ein Mehrfaches von 2 geteilt werden soll (z. B. 100 Pillen = 4 Stränge à 25 Pillen) oder ob die Teilung in einer ungeraden Zahl (z. B. 150 Pillen = 5 Stränge à 30 Pillen) durchzuführen ist. Bei Zweiteilung teilt man am besten mit Hilfe der Wage, jedoch ohne Berücksichtigung des Gewichtes in zwei gleichschwere Teile, welche dann in gleicher Art weiter geteilt werden. Sind jedoch drei oder fünf Teile zu machen, so rollt man die Masse zu einem gleichmäßig dicken, runden Strang von einer bestimmten Länge in Zentimetern und teilt dann durch Abschneiden gleich langer Stücke mit dem Federmesser (z. B. Länge 12 Zentimeter, daraus schneidet man 3 Stücke à 4 Zentimeter). Auch hier ist Nachwägen der einzelnen Stücke auf gleiches Gewicht empfehlenswert.

Nunmehr folgt das Teilen und Formen der Pillen. Aus den einzelnen Teilen der Pillenmasse werden nun die Pillenstränge in der notwendigen Länge für 25 oder 30 Pillen mit den reinen Händen unter Zuhilfenahme des Rollbrettchens zu gleichmäßig dicken walzenförmigen Strängen (Magdalions) ausgerollt. Die richtige Länge ergibt sich durch Abmessen an der unteren Schneideplatte. Den in der bestimmten Länge fertiggestellten Pillenstrang legt man auf die untere Schneideplatte (wobei darauf zu sehen ist, daß die beiden Enden des Stranges mit den Schneiden der ersten und letzten notwendigen [25sten oder 30sten] Rille zusammenfallen) und schneidet mit der oberen Schneideplatte die Pillen ab. Man bewegt dabei die Schneideplatte unter sanftem Druck einigemale über dem Strange hin und her, wobei der Pillenstrang durch die korrespondierenden Schneiden der Rillen in gleiche Teile geteilt wird. Durch langsam gesteigertes festeres Drücken und Hin- und Herbewegen werden in den zylindrischen Rillen die einzelnen Teile zu kleinen Kugeln

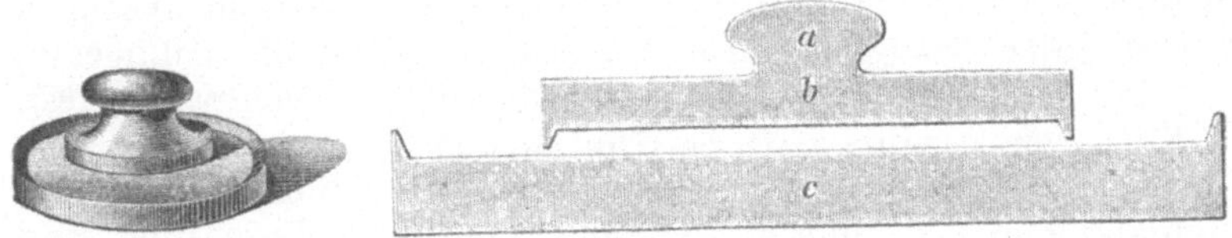

Abbildung 31. Pillenroller.

geformt und entweder vollständig zerschnitten oder aber zu einem perlschnurartigen Strange gepreßt, an dem die einzelnen Kugeln nur mehr lose aneinanderhängen und durch sanftes Drehen leicht voneinander abgelöst werden können. Um ein Anhaften der Pillenmasse an den Händen oder der Maschine zu vermeiden, wird die Maschine mit Pulver, Konspergationspulver benannt, bestreut. Nach den Vorschriften der Arzneibücher wird, wenn vom Arzte nichts anderes verordnet wird, als Konspergationspulver Lycopodium verwendet. Häufiger verordnete Konspergationspulver sind Pulvis corticis Cinnamomi, Magnes. usta, Pulvis radicis Liquiritiae.

Um den Pillen zum Schlusse noch eine gleichmäßige runde Form zu erteilen, werden sie mit dem Pillenroller (Abbildung 31) gerollt. Zu diesem Zwecke gibt man die nach dem Zerschneiden in der Vertiefung b vorübergehend aufbewahrten Pillen auf die Rollplatte (a), bestreut mit etwas Konspergationspulver, vereinigt die Pillen unter dem Pillenroller und bewegt diesen unter sanftem Drücken in rascher kreisförmiger Bewegung. Die fertigen

Pillen müssen gleichmäßig rund und von ein und derselben Größe sein.

Vor der Abgabe läßt man sie gewöhnlich auf einem Pillenteller oder auch in einer Patene durch einige Zeit austrocknen, um ein späteres Abplatten bei längerer Aufbewahrung zu verhindern. Die Abgabe der Pillen erfolgt entweder in einfachen Holzschachteln oder in der Privatrezeptur in niederen runden Pulverschachteln, den sogenannten Pillenschachteln. Um ein Zusammenbacken der Pillen in der Schachtel zu verhindern, wird diese vorher mit etwas Konspergationspulver beschickt und nach dem Eintragen der Pillen kräftig umgeschüttelt, um dadurch eine weitgehende Verteilung des Konspergationspulvers zu erreichen.

Weiche Arzneiformen.

Als Arzneiformen von weicher, salbenartiger Konsistenz gelten in erster Linie die Salben; den Übergang zwischen flüssigem Öl und Salbe bezüglich ihrer Konsistenz bilden die Linimente; als Arzneizubereitungen, die bei gewöhnlicher Temperatur fest, bei Körpertemperatur, z. B. bei Einführung in bestimmte Körperhöhlungen jedoch flüssig werden, wären die Suppositorien und Vaginalkugeln anzuführen. Von untergeordneter Bedeutung sind die Bacilli (Bougies) und die Pflaster. Alle diese Medikationen dienen zum äußerlichen Gebrauche, sei es zum Einreiben in die Haut, sei es zum Einführen in bestimmte Körperhöhlen oder aber zum Auflegen auf gewisse Körperteile. Auf Grund dieser Verwendungsweise ist die Gebrauchsvorschrift auf roter Signatur anzubringen.

Salben, Unguenta.

Salben sind nach der Definition des deutschen Arzneibuches Arzneimittel, deren Grundmasse in der Regel aus Fett, Öl, Wollfett (Lanolin), Vaselin, Zeresin, Glyzerin, Wachs, Harz, Pflastern und ähnlichen Stoffen oder aus deren Mischungen besteht. Sie sind von butterähnlicher Konsistenz und schmelzen beim Erwärmen, mit Ausnahme der Glyzerinsalbe. Mit diesen Ausführungen sind, was die Grundmasse anbetrifft, zum Teil die offizinellen Salben berücksichtigt, Arzneizubereitungen, die der Hausapotheke führende Arzt am besten aus verläßlicher Quelle, also aus einer öffentlichen Apotheke beziehen wird. Allerdings gelten auch für die bei der Rezeptur anzufertigenden Salben diese in den Arzneibüchern angeführten Gesichtspunkte.

Die Herstellung der Salben geschieht in Glas- oder Porzellanreibschalen, auch in Patenen oder wägbaren Emailreibschalen mit Fuß. Die Emailreibschalen eignen sich besonders bei solchen Zubereitungen, wo das Schmelzen eines oder mehrerer Teile der Salbengrundlage nicht zu vermeiden ist. Derartige Salbengrundlagen sind meistens Gemische von Wachs (Cera), Walrat (Cetaceum), Paraffin (Paraffinum solidum) mit Fetten (Axungia porci), Öl oder Harzen (z. B. Terebinthina), die durch Zusammenschmelzen erhalten werden. Das Zusammenschmelzen hat bei möglichst niederer Temperatur zu geschehen. Als Regel gilt, den am schwersten schmelzbaren Bestandteil für sich zu schmelzen und dann die leichter schmelzbaren als solche einzutragen, wobei bei fortwährendem Umrühren und nur ganz gelindem Weitererhitzen in kurzer Zeit vollkommenes Schmelzen eintritt, oder aber die leichter schmelzbaren Bestandteile ebenfalls für sich zu schmelzen und dann die beiden Schmelzen zu mischen. Derartige geschmolzene Salben müssen nach Zusatz der anderen Arzneimittel bis zum Erkalten mit dem Pistill gerührt werden. Die an den Wandungen der Schale und am Pistill erstarrten Salbenteile werden dabei mit Hilfe eines passend zugeschnittenen Kartenblattes wiederholt heruntergeschabt, der Salbenmasse zugegeben und mit dieser bis zum Erstarren verrührt. Derartige Gemische werden wohl in der Rezeptur seltener angefertigt; gewöhnlich handelt es sich um folgende Herstellungsarten:

Die Salbengrundlage ist Vaselin, Vaselin plus Lanolin (Ung. molle D. A. B. 6), Schweinefett oder ein Gemisch von Fett mit Wachs etc. wie derartige Salbengrundlagen als Unguentum simplex Ph. A. VIII und Ung. cereum D. A. B. 6 in der österreichischen Pharmakopoe und dem deutschen Arzneibuch aufgenommen sind. Diesen Salbengrundlagen können außer den bereits beim Schmelzen der Salben genannten Bestandteilen als wirksamer Arzneikörper noch folgende beigemischt werden: Feste Substanzen, die entweder in Wasser löslich oder unlöslich sind, Flüssigkeiten wässeriger oder alkoholischer Natur, Öle oder Balsame.

Bei Mischungen mehrerer Salben untereinander wird zuerst die abgewogene Menge der festeren Salbe in der Reibschale mit dem Pistill verrührt, hierauf wird die weichere Salbe hinzugemischt. Öle, Balsame, Ichthyol, Holzteer und ähnliche dickflüssige Substanzen, die sich mit der Salbe mischen lassen, werden am

Schlusse zugemischt. Substanzen, die in Wasser oder Alkohol leicht löslich sind, werden zuerst in der Reibschale in einer geringen Menge des Lösungsmittels gelöst und erst die Lösung mit der Salbengrundlage gemischt. Dabei ist darauf zu achten, daß die Flüssigkeit vollkommen von der Salbengrundlage aufgenommen wird. Die Aufnahmefähigkeit für Wasser ist bei Vaselin am geringsten (5—10%), etwas größer bei Schweinefett (bis 20%), am größten bei Lanolin. (In den Apotheken sind zwei Präparate von Lanolin (Adeps Lanae) vorrätig, das wasserfreie Wollfett (Adeps Lanae anhydricus), das die 2—3fache Menge Wasser aufnehmen kann, und das wasserhältige Wollfett (Adeps Lanae hydrosus), bei dem das reine Wollfett mit Wasser im Verhältnis 3 : 1 gemischt erscheint. (Dieses wasserhältige Wollfett wird als Salbengrundlage verwendet.) Das wasserhältige Wollfett wird im D. A. B. 6 als Lanolinum bezeichnet. Bei Salben aus Vaselin, die viel Wasser aufnehmen müssen, ist daher Zusatz von Lanolin anzuraten. Dabei wird die wässerige Lösung zuerst mit dem Lanolin bis zum Verschwinden der Flüssigkeit verrieben, dann erst das Vaselin hinzugemischt.

Pulver, die in Wasser unlöslich oder schwer löslich sind (Zincum oxydatum) werden mit wenig Öl (Oleum Olivarum oder Oleum Amygdalarum), wegen der chemischen Indifferenz vorteilhafter mit Paraffinum liquidum angerieben. Es genügen meistens nur wenige Tropfen des Öles oder Paraffins, das mit der gewogenen Substanz in der Reibschale auf das feinste verrieben wird. Kristallinische Substanzen sind selbstverständlich vorerst zu feinem Pulver zu zerreiben. Nach der Verreibung mit der Salbengrundlage dürfen in keinem Falle Körnchen zu sehen oder zu fühlen sein.

Besonderes Augenmerk bezüglich exakter Herstellung ist den Augensalben zuzuwenden. Die hier häufig gebrauchten Salben mit Quecksilbersalzen werden als Unguentum Hydrargyri oxydati albi pultiforme und Unguentum Hydrargyri praecipitati albi pultiforme in verschiedenen Prozentsätzen in den Handel gebracht und haben den Vorteil, daß hier das entsprechende Quecksilbersalz in frisch gefälltem Zustande, also im feinst verteiltem Zustande, einverleibt ist. Die Dispensation eines derartigen Präparates ist daher der selbstbereiteten Salbe unbedingt vorzuziehen.

Zur Herstellung von Jodsalben, die ebenfalls häufiger gebraucht werden, verreibt man die abgewogene Menge Jod mit

Jodkali zuerst zu einem groben Pulver, löst die Mischung in möglichst wenig Wasser und mischt dann mit der Salbengrundlage.

Zu bemerken ist, daß bei Quecksilbersalzen, Jod und ähnlichen Substanzen, die Metall angreifen, nur Hornlöffel beim Abwägen und Hornspateln beim Verarbeiten der Salbe Verwendung finden dürfen. Beim Abwägen einer derartigen Substanz schützt man außerdem die Hornschalen durch Einlegen von austarierten, rechteckig zugeschnittenen Papierstückchen.

Bei der Herstellung einer Salbe ist ganz allgemein folgendes Vorgehen anzuraten. Man wägt zuerst die dem Salbenkörper einzuverleibende Substanz (bei Pulvern mit der Handwage, bei Flüssigkeiten in einer kleinen Schale auf der Tarawage) ab, gibt sie in die Reibschale, löst feste Substanzen entweder in einigen Tropfen Wasser oder Alkohol oder verreibt sie in Pulverform mit Hilfe des Pistills auf das innigste mit einigen Tropfen Öl oder Paraffinum liquidum. Um ein Zuviel an Flüssigkeiten zu vermeiden, füge man diese vorsichtig nur tropfenweise hinzu. Das Hinzufügen des Salbenkörpers wird in verschiedener Weise durchgeführt. Geübtere Rezeptare wägen, wenn die Salbe in einer emaillierten Patene hergestellt wird, die Salbengrundlage direkt in die auf der Tarawage tarierte Patene oder wägen den Salbenkörper auf der Tarawage auf dem tarierten Spatel ab. Dieser Vorgang erfordert jedoch Übung im Abschätzen der für das bestimmte Gewicht notwendigen Masse, da ein Überwägen im ersten Falle bei der Entfernung des Überschusses ein Verunreinigen der überschüssigen Substanz nach sich ziehen könnte; im zweiten Falle aber würde die Manipulation umständlicher als der im Nachfolgenden geschilderte Vorgang. — Der weniger Geübte wägt am besten den Salbenkörper in einer austarierten emaillierten Patene auf der Tarawage ab und bringt die gesamte Salbenmasse mit Hilfe eines Spatels und eines entsprechend zugeschnittenen Kartenblattes in die Reibschale. Nun wird mit dem Pistille gemischt. Sind Flüssigkeiten in der Salbenmasse zu verrühren, so mische man vorsichtig, um ein Verspritzen der Flüssigkeit zu verhüten. Man versucht zuerst durch mehr knetende Bewegungen eine rohe Mischung von Salbenkörper und Flüssigkeit zu erzielen. Ist dies erreicht, so setzt man mit den kreisenden Bewegungen wie beim Mischen von Pulvern ein. Um eine gründliche Verteilung zu erzielen, werden mit Hilfe des Spatels und Kartenblattes die dem

Pistille und der Schalenwand anhaftenden Teile heruntergekratzt und in die Mitte der Salbenmasse gebracht. Das Mischen wird solange fortgesetzt, bis ein vollkommen gleichmäßiges Aussehen erreicht ist.

Zur Abgabe wird die Salbe in einen passenden Porzellan- oder Glastiegel mit Metalldeckel eingefüllt. Um eine Berührung der Salbe mit dem Metall des Deckels möglichst zu vermeiden, wird die Innenseite des Deckels mit Ceratpapier belegt. Um die genaue Größe der notwendigen Ceratscheibe zu erhalten, legt man ein Stückchen Ceratpapier auf den mit dem Rande nach oben stehenden Deckel und drückt durch leises Drücken mit der flachen Hand den kreisförmigen Rand in dem Papier ab. Schneidet man nun mit der Schere die Scheibe längs des abgedruckten Kreises aus, so erhält man die passende Größe der notwendigen Ceratscheibe. In der Kassenpraxis werden statt der Salbentiegel auch Holzschachteln verwendet; bei der Verabfolgung von Augensalben sind aber auch in diesem Falle Glastiegel zu verwenden.

Beim Einfüllen der Salbe in den Tiegel wird zuerst das Pistill von der anhaftenden Salbenmasse mit dem Kartenblatte gereinigt, das gereinigte Pistill weggelegt, die Salbe aber vom Kartenblatte in den Tiegel hineingestrichen. Aus der Reibschale bringt man den größeren Teil der Masse mit Hilfe des Spatels in den Tiegel; der Rest, der an der Schalenwandung und dem Spatel haftet, wird ebenfalls mit dem Kartenblatt abgekratzt und in den Tiegel gebracht. Um beim Einfüllen der Salbe in den Tiegel Hohlräume zu vermeiden, ist anzuraten, die Salbe von Beginn des Einfüllens mit dem Spatel bis auf den Boden zu drücken und durch leichtes Klopfen des Tiegels auf die mit einem Tuche bedeckte Tischplatte etwa gebildete Luftblasen zu entfernen. Zum Schlusse reinigt man die Ränder des Tiegels durch Abstreifen mit einem Stückchen reinen Papiers und bedeckt mit dem durch das Ceratpapier geschützten Deckel. — Die Verwendungsvorschrift wird, auf eine rote Signatur geschrieben, zum Schlusse auf den Tiegel geklebt.

Quecksilbersalbe in Einzeldosen für Schmierkuren wird in Pulverkapseln aus Ceratpapier verabfolgt. Man faltet zu diesem Zwecke die Kapseln auseinander, legt jede einzelne Kapsel auf die Tarawage und wiegt die notwendige Menge der Salbe auf das Papier. Die Salbenmasse soll dabei auf einen möglichst engbegrenzten Raum und auf die Mitte des Papiers zu liegen kommen. Die einzelnen Kapseln werden an den Rändern wieder zusammengefaltet und wie Pulverkapseln geschlossen.

Da die bei der Herstellung von Salben verwendeten Substanzen meistens fettartiger Natur sind, daher bei unachtsamem Arbeiten leicht Verunreinigungen an anderen Gegenständen durch Fettflecke entstehen können, ist bei diesen Arbeiten größtmögliche Reinlichkeit zu beobachten. Um den Spatel beim Herausnehmen der Salbengrundlagen aus den Vorratstiegeln nicht unnützerweise auch am Stiele zu beschmutzen, nimmt man nur mit dem breiten Ende des Spatels die beiläufig notwendige Menge heraus, streift sie zuerst am Rande des Vorratsgefäßes ab und nimmt sie nun durch Unterfahren so auf den Spatel, daß die Masse nicht am ganzen breiten Spatelende aufliegt, sondern in der Form eines mehr oder weniger kugelförmigen Knollens an einer Stelle aufsitzt. Dadurch kann dann leicht durch Klopfen auf den Spatelstiel das Stückchen beim Abwiegen zum Hineinfallen in die tarierte Patene gebracht werden. Spatel und Kartenblatt werden, wenn sie während des Arbeitens nicht gerade gebraucht werden, auf eine Papierunterlage gelegt; dasselbe gilt beim Weglegen des Pistills. Um ein Fortrollen des Pistilles auf den Boden zu verhindern, lege man immer das dickere Ende nach der Außenseite des Tisches.

Linimente.

Unter Linimenten versteht man zum äußerlichen Gebrauche bestimmte Arzneimittel, die entweder einfache Mischungen von Flüssigkeiten oder auch Lösungen von pflanzlichen Extraktivstoffen, Seifen etc. in solchen darstellen. Die Herstellung derartiger Arzneizubereitungen geschieht meistens durch einfaches Mischen der vorgeschriebenen Flüssigkeiten. Als Liniment, das besonders auch in der Volksmedizin verwendet wird und von gallertartiger Konsistenz ist, wäre das Linimentum saponato-camphoratum zu nennen (siehe Seite 78). Hingewiesen sei auf die leicht selbst herzustellenden Linimente des deutschen und österreichischen Arzneibuches.

Linimentum Calcariae D. A. B. 6 (Kalkliniment): Ol. Lini, Aq. Calcis, gleiche Teile werden durch kräftiges Umschütteln gemischt. Das Kalkliniment sei von gleichmäßiger, dickflüssiger Konsistenz und gelber Farbe. Vor der Abgabe frisch zu bereiten. Vor dem Gebrauche umzuschütteln.

Linimentum saponato-ammoniatum D. A. B. 6 (flüssiges Seifenliniment): Spir. saponat., Ammon pur. liquid. je 1 Teil, Aq.

destill. 2 Teile; werden kräftig geschüttelt, bis eine gleichmäßig schwach trübe Flüssigkeit entsteht.

Suppositoria, Globuli vaginales, Bougies (Bacilli medicati).

Dem Zwecke der Verwendung entsprechend werden diese Arzneizubereitungen aus einer Grundmasse bereitet, die, in Körperhöhlungen eingeführt, schmilzt. Die gleichmäßige Verteilung des wirksamen Arzneistoffes in der Grundmasse ist auch hier eine selbstvertändliche Voraussetzung.

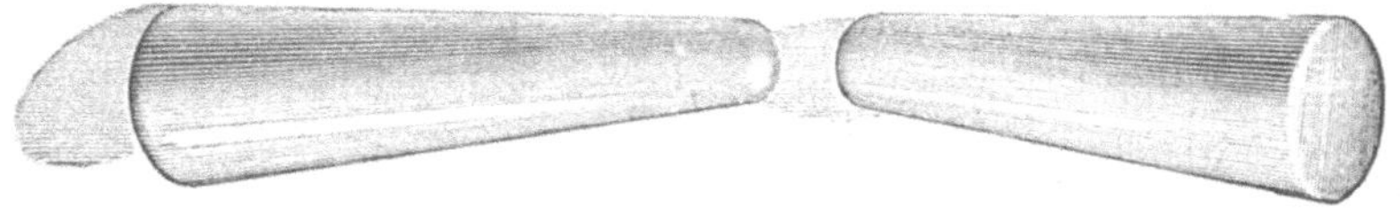

Abbildung 32. Suppositorien.

Suppositorien sind in der Regel von kegelförmiger, mitunter auch von zungenförmiger oder torpedoartiger Gestalt, von 2—3 Gramm Gewicht, 2.5—4 Zentimeter Länge und 1—1.5 Zentimeter Durchmesser (Abbildung 32). Als Grundmasse wird meist Kakaobutter, Glyzerin-Gelatine oder Stearinseife-Glyzerin (Suppositoria Glycerini) verwendet. Die Herstellung dieser Arzneiformen geschieht entweder durch Ausgießen der durch gelindes Erwärmen auf dem Wasserbade verflüssigten Masse oder durch Einpressen der durch Anstoßen bildsam gemachten Masse in Formen oder auch durch Ausrollen der angestoßenen Masse mit der Hand in die gewünschte Form. Diese aufgezählten, verschiedenartigen Eventualitäten erfordern zur richtigen Auswahl der rationellsten Arbeitsweise Erfahrung und zugleich manuelle Fertigkeiten, so daß entschieden abgeraten werden muß, derartige Arzneizubereitungen in der Hausapotheke selbst herzustellen. Die notwendigsten Typen können viel besser als geringer Vorrat aus einer öffentlichen Apotheke bezogen werden.

Das Gleiche ist auch über die Vaginalkugeln, besonders aber über die Selbstherstellung von Bougies (Bacilli medicati) zu sagen.

Vaginalkugeln sind kugelig, seltener eiförmig, 4—6 Gramm schwer. Sie bestehen zumeist aus Kakaobutter oder Glyzerin-Gelatine.

Die einfachste Herstellung dieser Arzneizubereitungen mit Kakaobutter geschieht auf kaltem Wege mit der Hand und kurz gesagt auf folgende Weise. Das wirksame Arzneimittel wird entweder im pulverförmigen Zustande in der Reibschale mit Kakaobutter gemischt oder es wird, wenn von dem wirksamen Arzneimitel nur geringe Mengen verordnet sind, dieses vorher mit einem indifferenten Pulver verdünnt. Man mischt z. B. das Arzneimittel in der Reibschale zuerst gründlich mit etwas Talk und verreibt dann erst mit der Kakaobutter. Das für diese Zwecke zu verwendende Oleum Cacao wird mittels eines Reibeisens geraspelt (Oleum Cacao raspatum). Dieses zerkleinerte Präparat gestattet ein gleichmäßiges Mischen mit dem Pulver unter der Voraussetzung, daß kein zu großer Druck dabei angewendet wird. Die Kakaobutter wird dabei zwecks gleichmäßiger Verteilung portionenweise zugefügt. In Wasser leicht lösliche Substanzen löst man in ganz wenig Wasser (schwerer lösliche kann man mit Öl anreiben) und fügt zur Bindung der wässerigen Lösung (wie bei Salben) Lanolin hinzu. Nachdem im einen Falle das Pulver mit dem Lanolin gemischt, im anderen Falle das Pulver zur Verreibung in die vorgeschriebene Menge Kakaobutter eingetragen ist, stoßt man das Gemisch in der Reibschale durch kräftiges Durchkneten der Masse mit dem Pistill zu einer gleichmäßigen, bildsamen Masse an. Ebenso wie bei der Salbenherstellung werden die am Rande der Reibschale und am Pistill haftenden Anteile wiederholt mit dem Spatel oder Kartenblatt in die Mitte der Masse hineingekratzt und durch kräftiges Durchkneten gleichmäßig verteilt. Die fertige plastische Masse wird auf einem Brett oder einer Unterlage von reinem, weißen Papier mit der Hand oder mittels eines Rollbrettchens zu einem gleich dicken Strange von ungefähr 1—1.5 Zentimetern Dicke ausgerollt. Der gleichmäßig dicke, zylindrische Strang wird nun mittels eines Messers oder Kartenblattes in die bestimmte Anzahl gleicher Teile geteilt.

Zäpfchen werden aus diesen zylindrischen Teilstücken dadurch hergestellt, daß man dem einen Ende durch Rollen mit den Fingerspitzen eine konische oder kegelförmige Form verleiht. Bei der Herstellung von Vaginalkugeln werden die Teilstücke zu Kugeln umgeformt. Bei heißen Händen ist besonders im Sommer das Formen dieser Arzneizubereitungen oft schwierig. Die Hände müssen dann in diesem Falle durch wiederholtes Eintauchen in kaltes Wasser abgekühlt werden. Zur Verhinderung des Anklebens der Masse an den Händen, dem Rollbrettchen, Papier usw. leistet leichtes Bestreuen der Hände und verwendeten Geräte mit Talk gute Dienste.

Die Abgabe der Suppositorien oder Vaginalkugeln geschieht entweder in Holzschachteln oder Pulverschubern, auch in eigenen Suppositorienkästchen, die mit Stanniol ausgeklebt sind und für jedes Suppositorium mit einem eigenen Fache ausgestattet sind. Diese Suppositorienkästchen sind natürlich für eine bestimmte Anzahl von Suppositorien berechnet und verhältnismäßig teuer. Die Holzschachteln oder Pulverschuber werden am Boden mit etwas Watte oder Ceratpapier ausgelegt. Zwischen die einzelnen Lagen der Suppositorien und Vaginalkugeln wird oben und unten ebenfalls Ceratpapier gelegt.

Irrationelle und inkompatible Mischungen.

Eine genaue Definition und Trennung der Bezeichnungen irrationelle (unzweckmäßige) und inkompatible (unverträgliche) Mischung zu geben ist dadurch erschwert, daß beide Begriffe ineinander übergehen. Es kann wohl gesagt werden, daß jede inkompatible Mischung irrationell ist, es muß aber damit nicht gesagt sein, daß umgekehrt jede irrationelle Medikation inkompatibel sein muß.

Als irrationell zu bezeichnen wären vor allem solche Arzneizubereitungen, die nach aller Voraussicht in kürzerer Zeit allmählichen Umsetzungen oder dem Verderben unterliegen, daher entweder unwirksam werden oder auch unerwünschte Nebenwirkungen hervorrufen können. In erster Linie spielt bei den leicht dem Verderben unterliegenden Mischungen der ökonomische Standpunkt eine Rolle, da die infolge der Zersetzung unverwendbare Arzneizubereitung nicht vollkommen aufgebraucht werden kann, obwohl der Preisansatz für die ganze Medikation errechnet wurde. In dieser Beziehung sei besonders auf leicht zersetzliche Mixturen hingewiesen, die speziell in den Sommermonaten entweder infolge allmählicher hydrolytischer Spaltung durch die vorhandenen Pflanzensäuren etc. in ihrer therapeutischen Wirksamkeit abnehmen, oder aber durch alkoholische, schleimige Gärung etc. eine weitgehende Zersetzung erleiden. Bei derartigen Medikationen ist vor allem darauf Rücksicht zu nehmen, daß sie in kürzerer Zeit aufgebraucht werden. Verabfolgen von größeren Mengen auf einmal ist daher zu vermeiden.

Von Flüssigkeiten wären in dieser Kategorie im weiteren Sinne auch die Schüttelmixturen zu erwähnen, wenn auf der Signatur nicht der ausdrückliche Vermerk: „Vor dem Gebrauche umzuschütteln“ angebracht wurde. Bei nicht sorgfältigem Aufschütteln der Arznei kann nämlich eine Anreicherung der unlöslichen wirksamen Stoffe im restlichen Teile beim teilweisen Verbrauche der Mixtur eintreten; nimmt nun der Kranke den Rest ein, so kann es infolge der erhöhten Dosis bei Giften zu Vergiftungen kommen.

Unrationell ist auch die Abgabe von hygroskopischen Pulvern in gewöhnlichem Papier, Papierkapseln oder Pappschachteln, da sie besonders in feuchter Luft sehr rasch Wasser anziehen und zerfließen. Sollen größere Mengen derartiger Pulver in Papiersäcken abgegeben werden, so legt man die Säcke vorher mit Ceratpapier aus, abgeteilte Pulver werden in Ceratkapseln gefüllt abgegeben. Am besten, jedoch teuer ist die Abgabe in bestverschlossenen weithalsigen Gläsern oder bei geringen Mengen in kleinen Phiolen.

Als Stoffe, durch die Arzneigemische direkt unwirksam und daher zwecklos werden können, sind die Adsorptionsmittel hervorzuheben. Werden z. B. selbst größere Mengen von Alkaloiden mit adsorbierenden Substanzen wie Tierkohle, Bolus in Pulvergemischen oder im Vereine mit Pflanzenpulvern in Pillen verarbeitet, so kann beim Obwalten passender Mengenverhältnisse das Adsorptionsgleichgewicht derart nach einer Seite verschoben werden, daß ein vollkommenes Unwirksamwerden der Mischung eintrit.

Den Übergang zu den unverträglichen Pulvergemischen bilden jene Arzneimittel, welche beim Verreiben miteinander klebrige oder flüssige Massen geben oder aber in Mischung eine allmähliche Zersetzung erleiden. In die Klasse der feucht werdenden Medikamente gehören unter anderen Antipyrin, Chloralhydrat, Menthol, Kampfer, Pyramidon, Salol und verschiedene andere Salizylpräparate; flüssig werden z. B. Mischungen von Antipyrin und Chloralhydrat, Chloralhydrat und Phenazetin, Camphora und β-Naphthol, Menthol und Salol, Pyramidon und Chloralhydrat, Pyramidon und Resorzin und viele andere. Als Vertreter der sich zersetzenden Medikamente seien Kalomel (Hydrarg. chlorat. mite) und Gummi arabicum hervorgehoben. In Verreibungen mit Rohrzucker setzt sich Kalomel allmählich in Sublimat (Hydrarg. bichlorat. corrosiv.) und metallisches Quecksilber um. Obwohl die Meinungen darüber derzeit geteilt sind, ist es doch angezeigt, von derartigen Mischungen dringend abzuraten. In Pulvergemischen verreibe man das Kalomel mit Saccharum Lactis, vermeide aber auch hier zu langes Aufbewahren, besonders an feuchten Orten. — Gummi arabicum zeigt infolge des Vorhandenseins einer Oxydase leicht oxydierende Eigenschaften. Als Salze, die infolge der Oxydation in ihrer Wirkung beeinträchtigt werden, wären Ferrosalze (z. B. Oxydation von Ferrosalz in Pillen beim Anstoßen mit Gummi zu Ferrisalz), sowie auch Morphinverbindungen und Morphium enthaltende Präparate wie Opium hervorzuheben. (Verschreibung von Mixtura gummosa mit Morphium mur., Verreibungen von Opiumextrakt mit Gummi arabicum.)

Die Zahl der irrationellen und inkompatiblen Arzneimischungen ist sehr umfangreich und es existiert über dieses Kapitel der Arzneibereitungslehre eine eigene Literatur. Es kann daher aus diesen zahlreichen Fällen nur eine geringe Auswahl herausgegriffen werden. Auf die bei Mixturen durch gegenseitige Fällung verschiedener Arzneimittel auftretenden Inkompatibilitäten wurde bereits hingewiesen. Besonders hervorgehoben seien noch die explosiblen Arzneimischungen, da bereits die Herstellung einer solchen Mischung bei der geringsten Unvorsichtigkeit zum Unheil für den Rezeptar werden kann. Besonders zu warnen ist vor Verreibungen mit Kalium chloricum und Verwechslungen von Kalium chloricum und Kalium chloratum. Mit der pharmazeutischen Bezeichnung versteht man unter Kalium chloricum das chlorsaure Kalium, unter Kalium chloratum das Kaliumchlorid.

Kalium chloricum explodiert beim Verreiben mit organischen Substanzen (Zucker, Gerbstoffen etc.), schwefelhaltigen Verbindungen, Kohle, Schwefel, Natriumhypophosphit Glyzerin, Tannin, Weingeist etc.

Jod oder Jodtinktur gibt explosive Mischungen mit Ammoniak durch Bildung von Jodstickstoff. Gewarnt sei daher vor Mischungen von Jod oder Jodtinktur mit Ammoniaklinimenten, vor dem Zusammenreiben mit Ammoniumsalzen, Hydrarg. bichlorat. ammoniat. Mit ätherischen Ölen reagiert Jod gleichfalls sehr heftig, oft unter Feuererscheinung.

Vorsicht ist ebenso beim Zusammenbringen starker Oxydationsmittel mit leicht oxydierbaren Substanzen zu beobachten. Als starke Oxydationsmittel sind zu bezeichnen: Salpetersäure und salpetersaure Salze, Chromsäure, Pikrinsäure, chlorsaure Salze, übermangansaure und doppeltchromsaure Salze. Als besonders leicht oxydierbare Substanzen wären hervorzuheben: Alkohol, Glyzerin, ätherische Öle (Oleum Terebinthinae), Kohle, Schwefel, Quecksilberchlorür (Kalomel).

In dem Abschnitt „Arzneimittel“ sind bei den einzelnen Mitteln die wichtigsten, häufiger in Betracht kommenden Unverträglichkeiten angegeben.

Verschiedene manuelle Fertigkeiten.

Reinigen von Gefäßen und Geräten.

Die in der Rezeptur verwendeten Flaschen müssen gründlich gereinigt und vollkomen trocken sein. Da häufig die vom Patienten zurückgebrachten Flaschen wiederholt verwendet werden müssen, so spielt ihre zweckmäßige Reinigung eine große Rolle. Mitunter erweist es sich als notwendig, auch Vorratsgefäße der Hausapotheke zu reinigen. Da die Reinigung von Flaschen eine gewisse Erfahrung erfordert, sollen im folgenden die wichtigsten Gesichtspunkte dargelegt werden.

Bei der Reinigung von Flaschen ist vor allem auf die Reste des ehemaligen Inhaltes Rücksicht zu nehmen; sie sind daher nach dem Inhalte geordnet, am besten gesondert zu behandeln.

Flaschen die noch ungebraucht, jedoch nicht gründlich gereinigt sind, ebenso gebrauchte Flaschen, die Überreste von wässerigen oder alkoholischen Flüssigkeiten enthalten, werden aus hygienischen Gründen vorerst mit Wasser ausgekocht. Zum Auskochen der Flaschen verwendet man am besten Regenwasser oder weiches Brunnenwasser. Harte Wässer werden zwecks Fällung der Kalksalze mit Soda versetzt, bis zum nächsten Tag stehen gelassen und erst dann verwendet. Das Entkalken des Wassers hat den Zweck, Abscheidungen von Kalksalzen auf den Flaschen zu verhindern. Kocht man nämlich die Flaschen mit hartem, also stark kalkhältigem Wasser, so scheidet sich auf dem Glase ein weißer Belag aus, der sich häufig (bei Gegenwart von viel Gips) sogar in Salzsäure (Waschsalzsäure) schwer löst. Bei den meisten Flaschen mit wässerigen oder alkoholischen Flüssigkeiten genügt meistens mechanische Reinigung durch wiederholtes kräftiges Ausspülen und nachheriges Auskochen. Zum Trocknen steckt man die gereinigten Flaschen mit dem Flaschenhals nach unten auf Auslaufgestelle, wodurch das Wasser rasch abfließt, und läßt trocknen.

Zur Reinigung fetter und harziger Flaschen wird das Wasser mit etwas Holzasche oder zur Not mit Waschsoda und gesiebter Steinkohlenasche versetzt und damit das Auskochen durchgeführt. Nach etwa halbstündigem Kochen läßt man etwas abkühlen und schüttelt die einzelnen Flaschen samt der Asche in möglichst heißem Zustande. Zum Schlusse wird mit warmem und dann mit kaltem Wasser nachgespült. — Man kann die Reinigung fetthaltiger Flaschen auch in folgender Weise vornehmen. Bei größeren Mengen noch vorhandenen fetten Öles läßt man durch Umstürzen der Flasche die letzten Reste austropfen, bringt dann in die Flasche eine Handvoll Sägespäne und soviel warmes Wasser, daß ein dünner Brei entsteht. Hierauf schüttelt man kräftig durch, um alle Gefäßwände mit dem Brei zu scheuern. Energischer wirkt diese Reinigung, wenn der Brei zugleich mit etwas Ammoniak versetzt wird. Man gießt den Brei aus und wiederholt den Vorgang solange bis das Flascheninnere vollkommen blank ist. Hierauf wird wie vorher die Flasche mit warmem und kaltem Wasser nachgespült.

Flaschen, die Rückstände alkoholischer Flüssigkeiten (von Harzlösungen etc.) enthalten, werden durch Schütteln mit einem dünnen Brei von Sägespänen und Brennspiritus gereinigt. Längeres Stehenlassen mit denaturiertem Spiritus ist für die Lösung der Rückstände von großem Vorteil. Zum Schlusse werden die Flaschen mit einer Aufschwemmung von Filtrierpapierabfällen und Wasser nachgewaschen.

Zur Entfernung von festen Rückständen aus Flaschen bedient man sich entweder der mechanischen Reinigung durch Schütteln mit Sand und warmem Wasser oder man verwendet Lösungmittel in Form von Alkohol (denaturierter Spiritus, der für diese Zwecke wiederholt verwendet werden kann) oder Säuren (gewöhnliche rohe Salzsäure).

Flaschen, denen nach dem Reinigen noch ein Geruch anhaftet, können von diesem befreit werden, wenn man die Flasche einige Zeit mit Wasser vollgefüllt stehen läßt. Vorheriges Ausspülen mit konzentrierter Kaliumpermanganatlösung ist oft sehr vorteilhaft. In anderen Fällen führt wieder Stehenlassen mit einem wässerigen Brei von Senfmehl oder Mandelkleie unter wiederholtem Umschütteln und Nachspülen mit Wasser zum Ziele.

Geräte, in denen Substanzen fettartiger Natur zwecks Herstellung von Salben, Pflastern etc. verrieben oder geschmolzen wurden, werden mit Sägespänen gereinigt. Man hält in einem

Kistchen Sägespäne vorrätig; die Reibschale oder Patene, sowie das Pistill werden in kaltem Zustande, bei höher schmelzenden Fetten oder Ölen (z. B. Kakaobutter) nach dem Anwärmen mit den Sägespänen ausgerieben. Allenfalls anhaftende Sägespäne werden mit einem reinen Tuche abgewischt. Die Sägespäne müssen selbstverständlich wiederholt erneuert werden. In der gleichen Weise werden Salbentiegel gereinigt.

Reinigung gebrauchter Korke.

Alte Korke, die sich im Laufe der Zeit angesammelt haben, können nach entsprechender gründlicher Reinigung für weniger empfindliche Arzneizubereitungen (für äußerliche Zwecke, z. B. Einreibung) Verwendung finden. Als einfache Methode der Reinigung wäre folgende zu empfehlen. Die Korke werden in einem Steingut- oder Emailtopfe mit kochendem Wasser, dem man für fette Korke etwas Soda zusetzt, übergossen und beschwert, damit sie von der Flüssigkeit bedeckt bleiben. Das heiße Wasser wird in kleinen Zwischenräumen gewechselt, bis es farblos abfließt. Hierauf werden sie mit kalter Chlorkalklösung übergossen und solange stehen gelassen, bis sie genügend gebleicht sind. Sodann werden sie gründlich mit Wasser ausgewaschen und getrocknet.

Verbinden von Arzneiflaschen.

Über das Verbinden der Medizinflaschen mittels Tekturpapier wurde bereits gesprochen (Seite 25). Salbentiegel ohne Deckel werden in ähnlicher Weise verbunden. Man legt auf den Salbentiegel zuerst Ceratpapier, um das Durchschlagen von Fett zu vermeiden, darauf Tekturpapier samt Unterlage und streift mit der linken Hand die Papierränder kräftig über den Rand des Tiegels, so daß das Papier über dem Tiegel straff gespannt ist. Nun bindet man das Papier in der Rille (Verbandreifen) des Tiegels fest, schneidet den Bindfaden nicht zu kurz ab, krempelt das Papier wie beim Verbinden der Medizinflaschen mit der Schere auf und schneidet im Kreise ab.

Der beim Verbinden der Tropffläschchen erwähnte Champagnerknoten kann auch zum Verbinden von mit einem Korkstopfen verschlossenen Flaschen verwendet werden. Zur Herstellung des Knotens legt man den Bindfaden zuerst in einen

Kreis mit Schlinge und zieht das eine Ende des Bindfadens in der Richtung des Durchmessers hindurch. Den den Kreis der Schlinge durchquerenden Teil des Fadens stülpt man nun in der aus der Abbildung 33 ersichtlichen Weise über den Kork, den kreisförmigen Teil der Schlinge legt man unter den Wulst des Flaschenhalses. Die beiden freien Enden des Fadens laufen dabei an den entgegengesetzten unteren Teilen der Schlinge durch. Durch Anziehen der beiden Fadenenden wird die Schlinge unterhalb des Wulstes festgezogen. Ist dies geschehen, so können die freien Enden des Fadens am oberen Teile des Korkes verknüpft werden. Dabei ist ebenfalls darauf zu sehen, daß die über den Kork laufenden Fadenteile stramm angezogen sind.

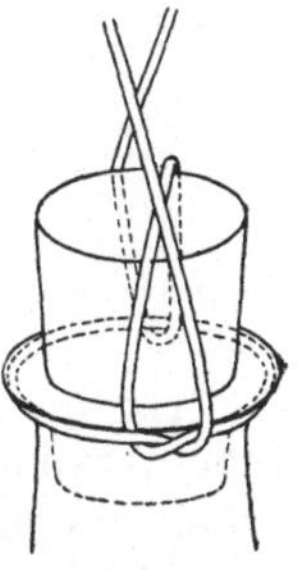

Abbildung 33. Champagnerknoten.

Öffnen eingeklemmter Glasstopfen.

Mitunter kommt es vor, daß bei Standgefäßen, die Salzlösungen enthalten, Glasstopfen in dem Flaschenhalse festgeklemmt oder eingetrocknet sind, so daß die Flaschen nicht geöffnet werden können. Um eine Zertrümmerung der Flasche oder des Stopfens hintanzuhalten, ist beim Öffnen vor allem Geduld notwendig. Zuerst versuche man, durch Hin- und Herwackeln des Stöpsels mit der Hand ihn zu lockern. Ist dies nicht möglich, so klopfe man sanft mit einem nicht zu schweren Holzstück (niemals mit Metall) daran. Ist auch dies erfolglos, so erwärme man den Flaschenhals und suche den Stöpsel durch fortwährendes Wackeln herauszubekommen. Das Erwärmen des Flaschenhalses kann vorsichtig (Vorsicht bei brennbaren Flüssigkeiten!!) unter fortwährendem Drehen mit der Gas- oder Weingeistflamme oder durch Hineinstecken des Flaschenhalses in heißes Wasser durchgeführt werden. Gefahrlos und allmählich angewärmt wird der Flaschenhals in folgender Art: Man wickelt um den Hals mehrere Male eine starke Schnur und zieht nun mit den beiden Enden die Schnur rasch hin und her. Durch die Reibung tritt alsbald starke Erwärmung ein. — Bei Deckelstöpseln kann man sich in hartnäckigen Fällen auch folgender Methode bedienen: Man legt zwischen den Flaschenrand und den Deckel des Stopfens trockene Holzspäne fest ein, bindet sie mit Bindfaden fest und gießt Wasser auf das Holz; das Holz quillt und hebt dadurch den Stöpsel heraus.

Arzneitaxen.

Als gesetzliche Richtlinie für die Berechnung des Preises einer Arzneizubereitung gilt sowohl für den öffentlichen Apotheker als auch für den eine Hausapotheke führenden Arzt die von der Behörde vorgeschriebene Arzneitaxe oder die von der Behörde genehmigte (z. B. Taxe der nicht offizinellen Arzneimittel des Apothekervereines). Die Arzneitaxe wird im Verordnungswege von der Behörde entweder fallweise ergänzt, in einzelnen Punkten der allgemeinen Marktlage der Arzneimittelpreise und der wirtschaftlichen Lage entsprechend abgeändert oder in neuer Auflage herausgegeben. Der eine Hausapotheke führende Arzt ist verpflichtet, sich mit den notwendigen Exemplaren des Taxbuches zu versehen, die Änderungen genau zu verfolgen und dessen Bestimmungen zu erfüllen.

Die deutsche Arzneitaxe bringt für Privatparteien und begünstigte Parteien die Preise sowohl der offizinellen als auch der gebräuchlicheren nicht offizinellen Arzneimittel in einer Zusammenfassung, enthält aber in besonderen Bestimmungen die Richtlinien für die Preisberechnung und die Abgabe von Arzneien auf Kosten begünstigter Parteien.

Der Verkaufspreis einer zur Abgabe hergerichteten Arznei setzt sich zusammen:

1. aus den Preisen der zu ihrer Herstellung erforderlichen Arzneimittel,

2. aus Vergütungen für die Arbeiten, die nach den im Einzelfall gegebenen Anweisungen zur Herstellung der abgabefertigen Arznei aufgewendet werden müssen,

3. aus dem Preise des zur Aufnahme der Arznei verwendeten Gefäßes und

4. aus dem Betrage der Umsatzsteuer.

Die Preise der häufiger verordneten Arzneimittel sind alphabetisch in einer Liste zusammengestellt, für die Berechnung der darin nicht angeführten Arzneimittel, ebenso über die Grundsätze bei der Aufstellung der Preisliste der Arzneimittel werden in einem eigenen Kapitel die notwendigen Direktiven gegeben.

In Österreich existiert für die Berechnung des Preises einer Arzneizubereitung eine Taxe für Privatparteien (Privattaxe) und eine für begünstigte Parteien (Krankenkassentaxe). Die Privattaxe enthält nach den Verordnungen über die allgemeinen Richtlinien betreffs des Arzneimittelverkehrs und der Rezeptur, den Grundsätzen über die Berechnung der Preisansätze der Arzneitaxe usw., die Preise der in der österreichischen Pharmakopöe und deren Elenchus angeführten Arzneimittel in alphabetischer Reihenfolge.

Das Schema der Berechnung des Preises der Arzneizubereitung für Privatparteien ist kurz gesagt folgendes: Es werden die Preise der einzelnen Arzneimittel samt dem des Gefäßes zusammengezählt, weiters wird zu dieser Summe ein bestimmter prozentueller Zuschlag aus der sich dabei ergebenden Summe, dann die Taxe für die Arbeit und die Dispensationsgebühr dazugerechnet. Für geringe Mengen billiger Arzneimittel, sowie für Aqua fontis sind Mindestpreisansätze vorgesehen.

Die Arzneitaxe für begünstigte Parteien (Krankenkassentaxe) enthält neben den Preisen der offizinellen Heilmittel noch jene von nicht offizinellen, die häufiger verordnet werden und auf Rechnung der begünstigten Parteien abgegeben werden dürfen. Das Schema der Preisberechnung gliedert sich in diesem Falle in Summe des Preises der Arzneimittel und des Gefäßes (jedoch ohne prozentuellen Zuschlag zu dieser Summe, wie es in der Privattaxe gestattet ist); dazu Arbeitstaxe und Dispensationsgebühr. Für die Bewertung der Arbeit, für Dispensationsgebühr und niederste Preisansätze sind in der Krankenkassentaxe niedrigere Werte als in der Privattaxe eingesetzt.

Auf weitere Einzelheiten wollen wir hier wegen der raschen Veränderungen in der Preisberechnung und wegen der zahlreichen Verordnungen, die für die Taxierung der Rezepte, besonders der begünstigten Parteien, eine Rolle spielen, nicht eingehen, da eine Vollständigkeit im Rahmen dieses Buches nie erreicht werden könnte.

Sachregister.

(C siehe auch K und Z.)

Abführender Tee 106
Abführendes Brausepulver 98
Abführpillen 97
Abgabe der Arzneien 21
Abgeteilte Pulver 142
Abkochungen 131
Absinth 71
Abzählen von Tropfen 38
Acetphenetidin 13, 93
Acetum Plumbi 81
— pyrolignosum crudum 18, **42**
— — rectificatum 42
— Sabadillae 14, **42**
Acetylin 42
Acetylsalicylsäure 42
Acidol 44
— -pepsin 44
Acidum aceticum dilutum 40
— acetylosalizylicum 16, **42,** 51
— arsenicosum 123
— boricum 15, **43,** 122
— carbolicum 14, 40, **93**
— — crudum 94
— diaethylobarbituricum 12, **43,** 119
— hydrochloricum 40, 44
— — dilutum 17, 40, **44**
— lacticum 17, **44**
— muriaticum 44
— phenylaethylbarbituricum 12, 81
— phenylchinolincarbonicum 14, **44,** 51
— salicylicum 16, **44**
— tannicum 16, **45**
— tartaricum 15, **46**
— — cristallisatum 46
— — pulverisatum 46
Adalin 14, **46**
Adeps lanae anhydricus 77, 158
— — hydrosus 19, **77,** 158
Adjustierung 23
Adrenalin **111**
— -lösungen 133
Adrenosan 111
Aether 18, 40, **46**
Aether aceticus 40
— pro narcosi 46
— sulfuricus 46
— -weingeist 108
Aetherische Öle 88
Aethylaether 46
Akaziengummi 70
Albumosesilber 51
Alcaloidum thebaicum **84**
Aloepillen 151
Alsol **46**
— solutum 78
Alte Flaschen 168
— Korke 170
Althaea officinalis **99**
Alumen 16, **46**
— plumosum 111
— ustum 47
Aluminium acetico-tartaricum **46**
— aceticum solutum 18, 78
Amerikanisches Wurmöl 88
Amidopyrin 61
Aminobenzoesäure-aethylester 47
Aminobenzoyl-diaethyl-amino-aethanolhydrochlorid 87
Ammoniak 78, 79
Ammonium chloratum 15, **47**
— -chlorid 47
— sulfo-ichthyolicum 19, 74
Ampullen 133
— -glas 133
Amylum Oryzae 16, **47**
— Tritici 16, **47**
Anaesthesinum 12, **47**
Anisölhältige Ammoniakflüssigkeit 78
Anthemis nobilis 67
Antipyrinum **13, 48,** 94
— salicylicum 13, 95
Apfelsaure Eisentinktur **114**
Apomorphinum 12, 126
— hydrochloricum **48**
— -hydrochlorid 48
— -lösungen 48
Apothekeneinrichtung 7

Apyrin 43
Aqua amygdalarum amararum 14, 40, **48**
— — — diluta 49
— Calcariae **49**
— Calcis 18, 49
— carbolisata 94
— Carmelitarum 108
— carminativa 18, **49**
— — regia 49
— chloroformiata 58
— cresolica 79
— destillata 18, 40, **49**
— fontis 18
— Goulardi 81
— laurocerasi 14, 40, 48
— phenolata 94
— Plumbi 81
Arabischer Gummi 70
Arctostaphylos uvae ursi 69
Argentum nitricum **50**
— — cristallisatum 12, 50
— — -flecke 50
— — fusum 12, 50
— proteinicum 12, **51**, 97
Aromatische Tinktur 112
Arretierung der Wage 35
Artamin 44
Artemisia Absinthium 71
Arzneiflaschen, siehe Flaschen
Arzneimittel, Aufbewahrung der 8, 20
—, starkwirkende 8
Arzneitaxen 172
— -vorräte, Ergänzung der 20
— -Zubereitungen 6, 21
Aspiphenin 93
Aspirin 7, 42, **51**
—, „löslich“ 43
Atophan 14, 44, **51**
Atropa Belladonna 51
Atropini sulfurici trituratio 11
Atropinsulfat 51
Atropinum sulfuricum **11, 51**
Aufbewahrung der Arzneimittel 8, 20
Aufbläser 144
Aufgüsse 130
Augensalben 24, 52, 158
Ausgießen 32
Austarieren 33
Axungia porci 157

Bacilli medicati 162
Bakteriumpräparate 7
Baldriansäure 101
— -tinktur 116
— -wurzel 101
Balsamum Copaivae 16, 40, **52**
— Peruvianum 17, **52**
Bärentraubenblätter 69
Basisches Wismutgallat 52
— — -salicylat 52
Belastung der Wage 35
Benzaldehydcyanhydrin 49
Benzoesaures Natrium 85
Beseitigung des Geruchs der Flaschen 169
Bestreuen der Pillen 152
Betain. salzsaures 44
Bindemittel für Pillen 151
Bindfaden 22
Bismutum subgallicum 15, **53**
— subnitricum 15, **53**
— subsalicylicum **53**
Bittererde 82
— -mandelwasser 48
— -salz 82
— -tinktur 112
— -tropfen 112
Blasentee 69
Blaubeeren 70
Bleiessig 81
Bleisalze 126
Bleischrot 32
Bleiwasser 81
Bleizucker 97
Bockshornsamen 103
Bolus 166
Borax 16, **54**
Borneol 101
Borsalbe 43, 117
— -säure 43
— -saures Natron 54
— -wasser 43
Bougies 162
Brassica nigra 104
Brausepulver 98
Brechnußtinktur 116
Brechwurzel 99
— -tinktur 114
Bromdiaethylazetylharnstoff 46

Brom-Kalium 75
— -Natrium 85
Bromoform 13, **54**
Bromural 14, **54**
Brunnenwasser 168
Brüssler Konferenz 39
Brustpulver 100
— -tee 106
Buchenholzteer 77
Butyrum Cacao 88

Cacaobutter 88
Calcium bicarbonicum 126
— carbonicum 16, **54**, 126
— chloratum 15, **55**
— — cristallisatum 55
— — fusum 55
— glycerino-phosphoricum 15, **55**
— lacticum 15, **55**
— sulfuricum 16, **56**
Calomel 72
Camphora 15, **56**
— trita 56
Capsulae amylaceae 147
— operculatae 148
Carbo animalis 56, 166
— ligni 56
— medicinalis 15, **56**
— — Merck 57
— sanguinis 56
Cassia 68
Cera 157
Ceratkapseln 144
— -papier 160
— -scheibe 160
Cetaceum 157
Champagnerknoten **26**, 170
Charta sinapisata 104
Chenopodium ambrosioides 88
China-Extrakt 64
— -Tinktur 113
Chininum bisulfuricum 126
— dihydrochloricum carbamidatum 57
— hydrochloricum 14, **57**
— muriaticum 57
— sulfuricum 126
Chloralum hydratum 13, **57**, **126**
Chlornatrium 85
Chloroform 14, 40, **58**
— pro narcosi 58
Chloroformwasser 58
Chlorsaures Kalium 75
Chlorsilber 126
Choleratropfen 115
Christolax 92
Claudenda 8
Claviceps purpurea 103
Clavipurin 65
Cocainum hydrochloricum 12, **58**
Cochenille 49
Codeinum hydrochloricum 59, 122, 123
— phosphoricum 12, **59**
Coffeinum 12, **59**
— -Natrium benzoicum 12, **60**
— -Natrium salicylicum 12, **60**
Collemplastrum **60**
— adhaesivum 60
— Zinci 60
Collodium 17, **61**
— elasticum 61
Collyrium adstringens luteum 120
Condurangin 132
Condurango-Extrakt **64**
— -Rinde 61, 132
Copaiva 52
Cortex Condurango 64
— Frangulae 19, **61**
— Quercus 20, **61**
Cremor tartari 111
Creosot, siehe Kreosot
Creosotal 77
Cresolum crudum 94
Cyankalium 50

D. A. B. 6 42
Darellische Tinktur 115
Darmol 93
Deckelkapseln 148
Decoctum Salep 116
— Senegae 101
Dekokte 131
Dekubitussalbe 78
Delegon-Stäbchen 98
Dermatol 15, 53, **61**
Desinfektionsmittel 7
Dessertlöffel 41
Destilliertes Wasser 49
Deutsche Arzneitaxe 172
Dextrin 124

Diaethylbarbitursäure 43
— malonylharnstoff 43
Digitalis purpurea 67
— -tinktur 112
Dimethylaminophenyldimethylpyrazolon 13, **61**
Diuretin 13, **62,** 112
Doppelkohlensaures Natrium 85
Dorsche 89
Dover'sches Pulver 98
Duotal 70

Eibisch 99
Eichämter 30
Eichenrinde 61
Eichstempel 30
Eichung 36
Einfache Pulver 140
Einfüllen der Salben 160
Eingeklemmte Glasstopfen 171
Einrichtung der Apotheke 7
Einsätze der Wage 31
Einspielen der Wage 31
Einzeldosis 42
Eisen 66
Eisenchlorid 79
— -oxychlorid 80
Eisenpillen 96
— -tinktur 114
Elaeosaccharum 142
— Cinnamomi 103, 142
— foeniculi 142
Emetin 99
Emodine 100
Emplastra **62**
Emplastrum adhaesivum 62
— cantharidum 62
— Hydrargyri 62
— Lithargyri 62
Emulgens 137
Emulsio 137
— amygdalina 138
— oleosa 137
Emulsionen 137
—, Samen- 137
Entharzte Sennesblätter 69
Epinephrin 111
Epirenan 111
Equisetum arvense 71
Erdnußöl 88
Ergänzung der Arzneivorräte 20
Ergotamin 65
Ergotin 65
Erythraea centaurium 71
Eserinum salicylicum 95
Essigsaure Tonerde 78
Essigsaures Blei 97
Essigweinsaure Tonerde 78
Eßlöffel 41
Etiketten 23
Expectorans-compositum-Compretten 99
Explosible Mischungen 167
Extracta **62**
— aetherea 63
— alcoholica 63
— aquosa 63
— fluida 62
— sicca 62
— spissa 62, 142
— tenuia 62
Extractum Belladonnae 12, 14, **63,** 122
— — trituratio 12
— Chinae aquosum 64
— — fluidum 17, **64**
— — spirituosum 64
— condurango 17, **64**
— Filicis maris **64**
— Fungi secalis 65
— Hydrastidis 17, **65**
— Laudani 65
— Liquiritiae fluidum 17, 109
— — venale 109
— Opii 12, **65**
— Secalis cornuti 13, **65**
— Thymi 17, **66**

Faex medicinalis 15, **66**
Faltentektur 25
Falz 146
— -bein 23, 146
— -kapseln 23
Farrenextrakt 64
Faulbaumrinde 61
Federweiß 111
Fenchelöl 89
Fermente 126
Ferrum carbonicum 66
— — cum Saccharo 66
— — saccharatum 15, **66**
— dialysatum 80

Ferrum hydrooxydatum 17, 80
— oxydatum 80
— reductum 15, **66**
— sesquichloratum 79
Fertigkeiten, manuelle 168
Feste Arzneiformen 139
Feuererscheinungen beim Mischen 167
Fiakerpulver 100
Fieberkraut 71
Filicin 64
Filmaron 64
Filtrierpapiersterilisation 137
— -trichter 29
Finarthrin 44
Fingerhutblätter 67
— -tinktur 113
Fischöl 89
Flachssamen 103
Flaschengeruch 169
Flaschenhals, Springen des 24
Flaschenreinigung 168
—, Verbinden der 170
Fliedertee **67**
Flores Chamomillae 20, **67**
— — Romanae 67
— Cinae 88
— Sambuci 19, **67**
— Tiliae 20, **67**
— Zinci 119
Fluidextrakte 63, 132
F. M. B. 42
Foeniculum vulgare 89
Folia Digitalis **67**
— — titrata 12, 67, 132
— Jaborandi 96
— Menthae piperitae 19, **68**
— Salviae 19, **68**
— Sennae 20, **68**
— — praeparatae 69
— — sine resina 69
— uvae ursi 19, **69**, 149
Folliculi Sennae 70
Formaldehyd solutus 14, 40, **69**
Formalin **69**
Formen der Pillen 154
Fowler 12
Frostbalsam 45
— -salbe 94
Fructus Juniperi 19, **69**, 106, 149
— Myrtilli 16, **70**
Fructus Sennae 19, 69, **70**
Füllmaterial 150
Fungus Secalis 13, 103

Gadus 89
Galläpfel 45
— -tinktur 114
Gärungsmilchsäure 44
Gebrannte Magnesia 82
Gebrauchte Flaschen **168**
— Korke 170
Gelatinekapseln 148
Gelidona antineuralgica 93
Gelodurat 89
Gemischte Pulver 140
Geräte zur Arzneizubereitung 22
Gerbsäure 45
Germaniaplast 60
Geruch der Medizinflaschen 169
Gewichte 30, 36
— -kasten 33
— -satz 36
Gewürztinktur 113
Gifte 8
Glas 25
— -sachen-Sterilisation 136
— -stopfen, eingeklemmte 171
— -tiegel 24
— —, braune 26
Gleichgewichtslage 31
Globuli vaginales 162
Glycerinum purum 17, **70**
Glycyrrhiza glabra 99
Glycyrrhicin 100, 109
Glyzerin 17, 40, **70**, 151
— -salbe 151, 156
Glyzerinphosphorsaures Kalzium 55
— -trinitrat 87
Gonorrhoe-Prophylaxe 51
Goulard'sches Wasser 81
Grammgewichtssatz 36
Granaten 32
Graue Salbe 118
Grübler 92
Guajacolsulfosaures Kalium 76
Guajacolum carbonicum 13, **70**
Gummi Acaciae 70
— arabicum 15, **70**
Gummihandschuhe-Sterilisation 136
— -stopfen-Sterilisation 136

Gynergen 65

Hager 40
Haltbarkeit der Arzneien 6
Haltung der Wage 35
Handwage 33
Harntreibender Tee 106
Hartes Wasser 168
Harzpillen 151
Hauhechel 100
Hebra'scher Seifengeist 109
Hefe 66
Heidelbeeren 70
Helfenberger Bandwurmmittel 64
Herba Absinthii 19, **71**
— Centaurii 19, **71**
— Equiseti 19, **71**
Herstellung der Arzneien 21, 121
— — Pillen 152
— — Salben 159
Hexamethylentetramin 15, **71**
Hexeton 4
Himbeersaft 105
Himmelschlüsselwurzel 100
Hoffmannstropfen 108
Höllenstein 50
Hollunderblüten 65
Holzessig, gereinigter 42
—, roher 42
Holzschachtel 24
Hornlöffel-Sterilisation 137
— -schalen-Sterilisation 136
— -spatel-Sterilisation 136
Hühneraugenkollodium 45
Hydrargyrum bichloratum 11, 12, **72**
— — ammoniatum 73
— — corrosivum 11, 12, **72**
— chloratum 12, 72
— — mite 12, 72
— — vapore paratum 72
— oxycyanatum 12
— oxydatum flavum 11, **73**
— — via humida paratum 11, **73**
— praecipitatum album **73**
— — flavum 73
Hydrastis 65
Hydrogenium hyperoxydatum 18, **73**
— peroxydatum 18, **73**
Hydropyrin 43
Hyoscyamin 63

Ichthyol **74**
Impfstoffe 7
Infundierbüchse 27, 28, 131
Infusum 130
— laxans 69
— Rhei 101
Injectio simplex 120
Inkompatible Mischungen 125, 129, **165**
Internationale Konferenz 39
Irrationelle Mischungen 125, **165**
Isländisches Moos 78

Jaborandi Folia 96
Jalapenpillen 96
Jod 12, **74**, 167
— -kalium 75
— — -lösung 50
— -natrium 86
Jodoform 12, **74**
Jodsalbe 158
Jodstickstoff 167
Jodtinktur 74, 114, 167
Johanniswurzelextrakt 64
Juniperus 106

Kaffeelöffel 41
Kakaobutter 88
Kalabarbohne 95
Kali-Alaun 46
— -Seife 102
— -Seifenspiritus 109
Kalium-Aluminiumsulfat 46
— bromatum 15, **75**
— carbonicum **75**
— -chlorat 75
— chloricum 16, **75**, 122, 167
— -chlorid 75
— hydrotartaricum 16, 111
— hypermanganicum 15, 76
— jodatum 15, **75**
— -Natrium tartaricum 106
— permanganicum 15, **76**
— sulfoguajacolicum 15, **76**, 105
— sulfuratum pro balneo 16, **76**, 110
Kalkliniment 161
Kalomel 72

Kalzium 54
— -chlorid 55
— -karbonat 54
— -laktat 55
— -sulfat 56
Kalkliniment 49
— -wasser 49
Kamillen 67
—, römische 67
Kampfer 4, **56,** 127
— -geist 108
— -öl 56
— -salbe 56
— -spiritus 108
Karbolglycerin 94
— -salbe 94
— -säure 93
— -spiritus 94
— -wasser 94
Karlsbader Salz 102
Karmelitergeist 108
Kartenblätter 22, 143
Kautschuk-Heftpflaster 60
— -Pflaster 60
Kinderlöffel 41
— -pulver 98
Kirschlorbeerwasser 48
Klebkraft 60
Kochsalz 86
Kochpfannen 27
Koffein 59, 60
Kohle 56
Kokain 58
Kolier-Tücher 29
Kollodium 61
Konferenz von Brüssel 39
Konspergation der Pillen 155
Kopaiva-Balsam 52
Korkreinigung 170
— -sterilisation 134
— -stopfen 24, 134
— -zange 23
Kramperltee 78
Kranewittbeeren 69
Krankenkassentaxe 173
Kräutersäckchen 149
Kreide 54
Kremel 134
Kreosotum 13, **77**
— carbonicum 14, **77**
Kresol 94
Kresolseifenlösung 79
— -wasser 79
Kurella'sches Pulver 100

Lac sulfuris 110
Lager der Wage 30
Lakriz 109
Laminaria-Pulver 151
— -Sterilisation 136
Lanolin 19, **77,** 158
Lapis 50
— -salbe 50, 52
Laudanum 91
Läuse-Essig 4
Laxin 93
Lebertran 89
Leinentücher 29
Leinkuchen 97
— -öl 89
— -samen 103
— — -kuchen 97
— — -mehl 97
Leucoplast 60
Lichen islandicus 20, 78
Lindenblüten 67
Linimentum 161
— Calcis 49, **78,** 161
— Capsici compositum 79
— saponato-ammoniatum 161
— — -camphoratum 17, **78,** 161
Linum usitatissimum 103
Liquor Alsoli 46
— Aluminii acetici 18, **78**
— — acetico-tartarici 17, **78**
— Ammonii anisatus 17, 40, **78**
— Ammonii caustici 14, **79**
— arsenicalis Fowleri 80
— Burowi 78
— Calcii chlorati 55
— Calcis 49
— Capsici compositus 17, **79**
— Cresoli saponatus 14, **79**
— Ferri oxychlorati 17, **79**
— — sesquichlorati **80**
— Kalii arsenicosi 12, 40, **80**
— Plumbi subacetici 18, **80**
Literprozente 38
Löffel 23, 41
Lösungen 124
—, sterile 133
Lugol'sche Lösung 74

Luminal 12, **81**
— -Natrium **81**
Luminetten 81
Lycopodium 155
Lysol 14, **81**

Maceratio Althaeae 99, 132
Magdalions 155
Magisterium Bismuti 53
Magnesia alba 81
— usta 82
Magnesium carbonicum 15, **81**
— oxydatum 15, **82**
— -perhydrol 82
— peroxydatum 15, **82**
— subcarbonicum 81
— sulfuricum 16, **82**
— — siccum 15, **82**
Mandelmilch 138
— -öl 88
Manganoxyd 76
Manna 15, **83**
— -sirup 105
Mannit 83
Manuelle Fertigkeiten 168
Maschenweite 29
Maschinenfalzkapseln 23
Maße 30
Material zur Arzneiherstellung 21
Matricaria Chamomilla 67
Maximaldosis 42
Mazeration 132
Medinal 43
Medizinalkohle 56
Medizinflaschen 25 (siehe auch Flaschen)
—, enghalsige 26
—, gelbe 25
—, grüne 25
—, runde 26
—, sechseckige 26
—, weiße 25
—, weithalsige 26
— -korke 24
Melissengeist 108
Mensur 27, 28, 37
Mentha piperita 68, 89
Menthol 14, **83**, 127
— -schnupfpulver 38
— -spiritus 83
— -vaselin 83
Merck 57, 73, 82, 92
Mercurius, siehe Hydrargyrum
Merkurichlorid 72
Merkurochlorid 72
Methylenblau 83
Methylenum caeruleum 15, **83**
Methylium salicylicum **84**
Migräne 59, 60
Migraenin 95
Milchsäure 44
Milchsaurer Kalk 55
Milchzucker 102
Mischungen 128
—, inkompatibel 125, **165**
—, irrationell 125, **165**
—, unverträglich 129, **165**
Mitilax 92
Mixtura gummosa 71, 128
— Pepsini 92
Mixturen 124, 128
Monobromisovalerianylharnstoff 54
Moos, isländisches 78
Morphinum hydrochloricum 12, **84**, 122, 123
— — trituratio 12
— muriaticum 84
Mucilago gummi arabici 71
— Salep 116
Mull 29, 131
Muriaticum, siehe hydrochloricum
Mutterblätter 69, 70
Mutterkorn 103
— -extrakt 65
— -mühle 142
Myrosin 104
Myrrhentinktur 114

Nähseiden-Sterilisation 136
Narkoseaether 46
— -chloroform 58
Natrium benzoicum 15, **85**
— biboracicum 54
— bicarbonicum 16, **85**, 126
— boracicum 16, 54
— -borat 54
— bromatum 15, **85**
— chloratum 15, **86**
— diaethylbarbituricum 43
— hydrobromicum 85
— hydrocarbonicum 85
— hydrochloricum 86

Natrium hydrojodicum 86
— jodatum 15, **86**
— phenylaethylbarbituricum 12, 81
— salicylicum 15, **86**
— tetraboracicum 54
— -thiosulfatlösung 50
Nitroglyzerin 13, **87**
— -Kompretten 87
Normaltropfglas 39
— — -pipetten 39
Normosal 86
Novocainum 13, **87**
Novolax 93
Nujol 92

Oblaten 146
— -schachteln 148
— -verschlußapparat 27, 147
Oemag 102
Offizin 7
Öffnen eingeklemmter Glasstopfen 171
Österreichische Arzneitaxe 173
Öl 90
— -emulsion 137
Oleum 87, 127
— Amygdalarum 17, 40, **87**
— Arachidis 18, **87**
— Cacao **88**
— — raspatum 16, 88, 163
— camphoratum 17, 40, 56
— Chenopodii 13, **88**
— Crotonis 40
— Foeniculi 16, **89**
— Gaultheriae 84
— Jecoris aselli 18, **89**
— Lini 18, **89**
— Menthae 16, 40, 83, **89**
— Olivarum 17, 87, **90**
— Paraffini 92
— phosphoratum 89
— Ricini 18, 40, **90**
— Santali 16, **90**
— Sesami 18, **90**
— Sinapis aethereum 13, 40, **90**
— Terebinthinae 17, **91**, 148
Olivenöl 90
Ononis spinosa 100
Opium 91, 124
— pulveratum 13, **91**
Opiumextrakt 65
Opiumtinktur 115
Opodeldok 78
— -korke 24
Orangenschalensirup 105
Organotherapeutische Präparate 7
Oxydationen 167
Oxydierende Substanzen 66, 166

P-Aminobenzoesäureaethylester 47
p-Aminobenzoyl-diaethylaminoaethanolhydrochlorid 87
Pankreatin 126
Papaverinum hydrochloricum 13, **91**
Papierkapseln 144
— -säckchen 148
— -sterilisation 136
Paraacetphenetidin 93
Paraffinöl 92
Paraffinum liquidum 18, 40, **92**
— solidum 157
Paranephrin 111
Pastilli Hydrargyri bichlorati 12, 72, **92**
— — oxycyanati 12, **92**
— Phenolphthaleini 15
— Santonini 16, 102
Patene 27, 28
Pepsinum 15, **92**, 126
Pergamentpapier-Sterilisation 136
Perhydrol 73
Pertussin 66
Perubalsam 52
Pfanne 29
Pfefferflüssigkeit, spanische 79
— -minzgeist 108
— — -kampfer 83
— — -Öl 89
— — -spiritus 108
Ph. A. VIII 42
Phenacetin 13, **93**
— -compositum-Compretten 93
Phenalgetin-Tabletten 93
Phenolphthaleinum 15, **93**
— -tabletten 15, 93
Phenolum liquefactum 14, **93**
Phenylaethylbarbitursäure 81
— — — -saures Natrium 81
— -chinolinkarbonsäure 44
— -dimethylpyrazolonum 13, 48, **94**
— — salicylicum 13, **95**

Phenylum salicylicum 16, **95**
Phosphorlebertran 89
Phosphoröl 89
Phosphorus solutus 89
Physiologische Kochsalzlösung 86
Physostigminum salicylicum 11, **95**, 126
Pillen 150
— -bestreuung 152
— -bindemittel 151
— -formung 154
— -füllmaterial 150
— -herstellung 152
— -konspergation 155
— -maschine 27, 152
— -masse 151
— mit Balsamen 151
— -mörser 152
— -roller 155
— -schachteln 24, 156
— -stränge 152
— -teilung 154
— -teller 156
Pilocarpinum hydrochloricum 13, **96**
Pilulae aloeticae 151
— asiaticae 150
— Blaudii 96, 150
— Ferri carbonici 15, **96**
— Ferri lactici 151
— Jalapae 16, **96**
— Kreosoti 77, 151
— laxantes 16, **97**, 151
— — fortes 97
Pinus 91
Pipette 39
Pistill 27, 141
Placenta Seminis Lini 20, **97**
Plumbum aceticum 13, 18, 81, **97**
Pohl 89
Polygala Senega 101
Pomeranzensirup 105
Porzellankörner 32
— -tiegel 24
— — -sterilisation 136
Präzisionsstempel 36
— -handwage 34
Preisberechnung 173
Primula elatior 100
— officinalis 100
Privattaxe 173
Prophylaxe der Gonorrhoe 52
Protargol 51, **97**, 126
— -Granulat 51, 97
Pulver 139
— -abteilung 143
— -arten 139
— -glas 9
— -kapseln 144
— -löffel 141
— -schachteln 24
— -schuber 24
— -siebe 139
Pulvis acidi borici 43
— aerophorus 19, **98**
— — laxans 19, **98**
— — Seidlitzensis 19, 98
— alcoholisatus 139
— corticis Cinnamomi 155
— dentifricius 54
— Doveri 98
— grossus 139
— gummosus 71
— infantium 98
— Ipecacuanhae opiatus 13, **98**
— Liquiritiae compositus 100
— Magnesiae cum Rheo **98**
— Opii praeparatus 91
— radicis Liquiritiae 155
— salicylicus cum talco 45
— subtilis 139
— subtilissimus 139
— zinci exsiccans 119
Purgen 93
Pyramidon 13, 61, **99**
Pyrazolonum 61, 94
— salicylicum 95

Quecksilberchlorid 72
— -chlorür 72
— oxycyanidpastillen 92
— -oxyd 73
— -praecipitat 73
— —, gelbes 73
— — -salbe 117, 160
— —, weißes 73
— -salbe 118
Quellwasser 125

Radix Althaeae 20, **99**, 132
— filicis maris 64
— Ipecacuanhae 13, **99**
— Levistici 106

Radix Liquiritiae 16, 20, **99,** 106
— Ononidis 20, **100,** 106
— Petroselini 106
— Primulae 19, **100**
— Rhei 16, 19, **100**
— Salep 15, 116, 132
— Senegae 19, **101**
— Valerianae 20, **101**
Ratanhiatinktur 115
Rationalität der Mischungen 128
Redestilliertes Wasser 135
Reduziertes Eisen 66
Regale 8
Regenwasser 168
Registernummer 7
Registrierte Spezialitäten 7
Reibschale 27
— mit Fuß 28
Reinigung der Gefäße und Geräte 168
— der Korke 170
— der Medizinflaschen 169
Reisstärke 47
Rezepturarbeiten 121
— -erleichterungen 36, 121
— -sieb 27, 29, 141
— -spagat 22
— -tisch 21
Rhabarber 100
— -haltiges Magnesiumpulver 98
— -tinktur 115
Rhamnus frangula 61
Rheum palmatum 100
Rhizoma filicis maris 64
— Rhei 16, 100
Rigalit 92
Rillen 154
Rizinusöl 90
Rohrzucker 101
Rollbrettchen 154, 155
Römische Kamillen 67

Sabadill-Essig 42
Saccharum 16, **101**
— lactis 16, 102
Sal Carolinum factitium 16, **102**
— thermarum Carolinensium 102
Salbei 68
Salben 117, 156
— -einfüllung 160
— -grundlage 157
Salbenherstellung 159
— -körper 159
— -masse 159
— -spatel 161
— -tiegel 26, 160
Salep 116
Salipyrin 95
Salol 95
Salizylkollodium 45
— -salbe 45
— -säure 44, 168
— — -methylester 84
— -saures Natrium 86
— -spiritus 45
— -streupulver 45
— -talg 45
Salmiak 47
— -geist 79
— -salz 47
Salvia officinalis 68
Salzsäure 44, 168
Salzsaures Betain 44
Sambucus nigra 67
Samenemulsion 137, 138
Sandelholzöl 90
Sandelöl 90
Santalum album 90
Santoninum 13, **102**
— -pastillen 102
Sapo kalinus 19, **102**
— — venalis 103
— viridis 103
Saturationen 139
Saures kohlensaures Natrium 8.
— weinsaures Kalium 111
Schachtelhalm 71
— -pulver 140
Schere 23
Schering 58
Schlechtes Ampullenglas 133
Schmierkur 160
Schmierseife 103
Schneiden 30
Schneideplatte 155
Schnellkochapparat 27
Schubladen 9
Schüttelmixturen 129
Schwarzsalbe 52
Schwefel 110
— -äther 46
— -bäder 110

Schwefelblüten 110
—, gefällter 110
—, gereinigter 110
— -leber 76, 110
— -milch 110
— -saure Magnesia 82
— — Zink 119
Sebum salicylatum 45
Secacornin 65
Secale cornutum 13, **103**, 142
— -extract 65
Seidensterilisation 136
Seidlitzpulver 98
Seifengeist 108
Seifenspiritus 108
Seignette-Salz 106
Semen Foenugraeci 20, **103**
— Lini 20, 97, **103**, 132
— Sinapis 20, **104**
— — album 104
— — nigrum 104
Senega 101
Senf 91
— -bäder 104
— -geist 119
—, grüner 104
—, schwarzer 104
—, weißer 104
— -mehl 104
— -öl 90, 104
— -papier 104
— -spiritus 109
— -teig 104
Sennesblätter 69
Separanda 8
Serotherapeutische Präparate 7
Sesamöl 90
Sesamum indicum 90
Shirting 60
Sidol 30
Siebe 29, 139, 149
— -einlagen 29
— -nummern 139, 149
Signatur 2
Silbernitrat 50
— -salbe 117
Sinigrin 104
Sirolin 105
Sirupe **104**
Sirupus Aurantii 19, **105**
— — corticis 105
Sirupus kalii sulfoguajacolici 18, **105**
— Mannae 19, **105**
— Rubi Idaei 19, **105**
— Sennae compositus 105
— — cum Manna 105
— simplex 19, 40, **106**
Solanaceen 51
Solutio 124
— arsenicalis Fowleri 12, 80
— Fowleri 80
— Morphini 13
— Natrii chlorati physiologica 86
— Suprarenini 111
Sorisin 105
Spanische Pfefferflüssigkeit 79
Spateln 26, 161
Species 106, 148
— aromaticae 148
— diureticae 20, **106**, 148
— laxantes 20, **106**, 148
— pectorales 20, **106**, 148
— St. Germain 106
Speckstein 111
Spezialitäten 5
—, registrierte 7
— -verordnung 7
Springen des Flaschenhalses 24
Spirituosa medicata **107**
Spiritus 18, 40, **107**
— aetheris 18, 40, **108**
— aromaticus 17, 49, 108
— camphoratus 18, **108**
— dilutus 18, 40, **107**
— Foeniculi 107
— Melissae compositus 17, **108**
— Menthae piperitae 17, 40, **108**
— peruvianus 52
— saponatus 18, **108**
— saponis kalinus 18, **109**
— sinapis 17, 40, **109**
— vini 18, 107
— — concentratus 107
— — dilutus 18, 107
Sprit 107
Standflaschen 9
— -gefäße 9
— -säule 33
Stärke 47
Starkwirkende Arzneimittel 8
Staubpulver 139

Steinbuch 133
Stellagen 8
Sterile Lösungen 133
Sterilisation der verschiedenen Arzneistoffe und medizinischen Gegenstände 134, 135
Sterilisierapparat 133, 134
Stichproben 144
— -wägung 144
Stränge der Pillen 154
Strophanthustinktur 115
Sublimat 72
— -lanolin 72
— -pastillen 72, 92
Succus Liquiritiae **109**
— — crudus 109
— — depuratus 109
Sulfonal 13, **110**
Sulfur **110**
— depuratum 16, 110
— lotum 110
— praecipitatum 110
— sublimatum 110
Suppositoria 162
— Glycerini 162
Suppositorienkästchen 164
Suprarenin **111**
Süßholz 99
— -extrakt 109
— -pulver 100
— -saft 109
Synonyma 2
Syrup siehe Sirup

Tabelle B 8, 11
— C 8, 12
Tabula I 8, 11
— II 8, 12
Tagesdosis 42
Talcum venetum 16, **111**
Tannalbin 15, **111**
Tannin 45
— -flecke 45
— -glyzerin 45
Tarawage 30
Tariergranaten 32
— -körner 33
Tartarus depuratus 16, **111**
Taxen 172
Taxierung 173
Teegemische 106, 148
— -löffel 41
— -tasse 41
Teilung der Pillen 154
— des Pulvers 143
Tekturkapseln 25
— -papier 25
Terebinthina 157
Terpentinöl 91
Theobromino-Natrium salicylicum 13, 62, **112**
Thiocol 76
Tiegel 24
Tierkohle 166
Tinctura **112**
— amara 18, 41, **112**
— — acida 113
— aromatica 17, **113**
— Chinae composita 17, **113**
— Cinnamomi 17, **113**
— — composita 113
— Darelli 115
— digitalis 13, 41, **113**
— ferri pomati 17, **114**
— gallarum 17, **114**
— Ipecacuanhae 14, 41, **114**
— Jodi 14, 41, **114**
— Laudani 115
— Myrrhae **114**
— nucis vomicae 116
— Opii 14, 41, **115**
— Pepsini 92
— Pomi ferrata 17, 114
— Ratanhiae 17, **115**
— Rhei vinosa 17, 41, **115**
— Strophanthi 14, 41, **115**
— Strychni 14, 44, **116**
— thebaica 115
— Valerianae 17, **116**
— — aetherea **116**
Tinte 45
T. M. 151
Tollkirschenextrakt 63
Tonerde, essigsaure 78
—, essigweinsaure 78
Tota massa 151
Tragkraft der Wage 33
Treupel'sche Tabletten 93
Tribrommethan 54
Trichter 27, 29
Trigonella foenum graecum 103

Trimethylxanthin 2, 59
Trinitrin 87
Trituratio Atropini 11
Triturationen 36, 123
Tropffläschchen 37
— -gläser 26
Tröpfeln 41
Tropfen 41
— -abzählung 38
— -gewichte 38, 40
— -zähler 39
Tubera Salep 15, **116**
Tyndallisation 133
Typen der Wagen 35

Übermangansaures Kalium 76
Überprüfung der Wage 30
Überrinnen 32
— -wägen 32
Umdrehen der Flasche 25
Umsatzsteuer 172
Unabgeteilte Pulver 140
Unguentum 117, 156
— acidi borici 19, 43, **117**
— Argenti colloidalis 18, **117**
— cereum 157
— Credé 117
— Hydrargyri album 18, **117**
— — cinereum 18, **118**
— — flavum 18, **118**
— — oxydati flavi 118
— — praecipitati albi 73, 117
— — — — pultiforme 117
— — — flavi 118
— molle 157
— simplex 157
— Zinci 19, **118**
Unverträgliche Mischungen 129, 166
Uragoga ipecacuanha 99
Urethan 57
Urotropin 16, 71, **118**

Vaccinium Myrtillus 70
Vaginalkugeln 162
Valeriana officinalis 101
Vaselinum album 19, **118**
— flavum 19, **118**
Venena 8
Veramon 62
Verbandreifen 26
— -stoffsterilisation 135
Verbinden der Arzneiflaschen 170
Vergütung für die Arbeit 172
Verkaufspreis 172
Verkorken 24
Veronal 7, 12, 43, **119**
Verreibungen **36**, **123**
— unverträgliche 166
Verschlußapparat 147
Verunreinigungen 25, 32
Viginti-Normaltropfglas 39
Volumgewichte 37

Wachholder 69
Wachs 157
Wagen 30
Wagebalken 30
— -belastung 35
— -fehler 123
— -irrtümer 31
— -kasten 31
— schalen 30
— -typen 35
— -zunge 33
Walrat 157
Waschsalzsäure 168
Wasser 168
—, Brunnen- 168
—, hartes 168
—, Regen- 168
Wasserbindung 77
Wassersterilisation 135
Wasserstoffsuperoxyd 73
Weingeist 107
Weinglas 41
Weinsaures Kalium-Natrium 106
Weinstein 111
Weiße Präzipitatsalbe 117
Weizenstärke 47
Wermuth 71
Wiechowsky 5
Windwasser 49
Wismuthsalze 53
Witte 92
Wollfett 77
Wortschutz 42
Wurmsamen 88
— -öl 88
WZ 42

Zentigrammgewichtssatz 36
Zimttinktur 113
Zincum oxydatum 16, **119**
— — crudum 119
— sulfuricum 13, **119**
Zinkliniment 119
Zinkoplast 60
Zinkoxyd 119
Zinksalbe 118
Zinksulfat 119
Zinkvitriol 119
Zinkweiß 119
Zinnkraut 71
Zucker 101
— -sirup 106
Zunge der Wage 31
Zyankalium 50

Therapie innerer Krankheiten. Von Geheimen Medizinalrat Professor Dr. A. Goldscheider. (Bildet Band 13 der „Fachbücher für Ärzte“, herausgegeben von der Schriftleitung der „Klinischen Wochenschrift“.) Etwa 500 Seiten. Gebunden etwa RM 28,80
Erscheint im Herbst 1929.
Die Bezieher der „Klinischen Wochenschrift“ erhalten die „Fachbücher“ mit einem Nachlaß von 10%.

Fortschritte und Probleme in der Therapie innerer Krankheiten. Von Priv.-Doz. Dr. Paul Saxl, Assistent der I. Medizinischen Universitätsklinik in Wien. V, 132 Seiten. 1926. RM 6,60

Handbuch der allgemeinen und speziellen Arzneiverordnungslehre für Ärzte. Mit besonderer Berücksichtigung der deutschen Arzneimittel-Gesetzgebung, zugleich als Pharmacopoea universalis. Fünfzehnte, gänzlich umgearbeitete Auflage. Auf Grundlage des Deutschen Arzneibuches 6. Ausgabe und zahlreicher ausländischer Pharmakopöen bearbeitet von Dr. G. Klemperer, Geh. Medizinalrat, Professor, Direktor der IV. Medizinischen Universitätsklinik im Städtischen Krankenhaus Moabit, Berlin, und Dr. E. Rost, Geh. Regierungsrat, nichtbeamteter a. o. Professor an der Universität, Mitglied des Reichsgesundheitsamtes, Berlin. XII, 944 Seiten. 1929.
RM 64,—; gebunden RM 67,40

Rezepttaschenbuch (nebst Anhang). Zweite, verbesserte Auflage. Bearbeitet von Professor Dr. Ernst Frey, Marburg, nebst Beiträgen von zahlreichen Fachgelehrten. (Zweiter Band der „Therapie des praktischen Arztes“, herausgegeben von Prof. Dr. Eduard Müller, Direktor der Medizinischen Universitäts-Poliklinik in Marburg.) XII, 661 Seiten. 1923. Gebunden RM 10,—

Rezeptur für Studierende und Ärzte. Von Dr. John Grönberger, Oberarzt und Apotheker. Mit einem Geleitwort von Dr. R. Heinz, Professor für Pharmakologie an der Universität Erlangen. Zweite, vermehrte und verbesserte Auflage. Mit 18 Textfiguren. VIII, 114 Seiten. 1920. RM 2,50

Die Wirkungen von Gift- und Arzneistoffen. Vorlesungen für Chemiker und Pharmazeuten. Von Professor Dr. med. Ernst Frey, Marburg an der Lahn. Mit 9 Textabbildungen. VI, 176 Seiten. 1921.
RM 5,—

Schlafmittel-Therapie. Von Dr. Albrecht Renner, Städtisches Krankenhaus Altona. (Erweiterter Sonderdruck aus „Ergebnisse der inneren Medizin und Kinderheilkunde“, 23. Band.) IV, 125 Seiten. 1925. RM 4,80

Die Saponine. Von Dr. med. et phil. et Mag. pharm. Ludwig Kofler, a. o. Professor für Pharmakognosie und Vorstand des Pharmakognostischen Institutes der Universität Innsbruck. Mit 7 Abbildungen und 19 Tabellen im Text. IX, 278 Seiten. 1927.
RM 18,80; gebunden RM 20,—